超声牙周刮治原理与技术　第2版

Ultrasonic Periodontal Debridement Theory and Technique

超声牙周刮治

原理与技术 第2版

Ultrasonic Periodontal Debridement

Theory and Technique

[美] 玛丽·乔治（Marie D. George）
[加] 达尼·博特比尔（Dani Botbyl）
[美] 蒂莫西·唐利（Timothy G. Donley）
[英] 菲利普·普雷肖（Philip M. Preshaw） 编著
闫福华 陈 斌 林 江 顾亚亚 主译

北方联合出版传媒（集团）股份有限公司
辽宁科学技术出版社
沈 阳

图文编辑

张　浩　刘玉卿　杨　洋　戴　军　张军林

This is the translation edition of Ultrasonic Periodontal Debridement: Theory and Technique, 2nd edition, by Marie D. George, Dani Botbyl, Timothy G. Donley and Philip M. Preshaw, ISBN 978-1-11983-104-4

Original edition first published 2024

著作权合同登记号：06-2024第06号。

图书在版编目（CIP）数据

超声牙周刮治原理与技术 ：第2版 / (美) 玛丽・乔治 (Marie D. George) 等编著 ; 闫福华等主译. -- 沈阳 : 辽宁科学技术出版社, 2025. 9. -- ISBN 978-7-5591-4221-4

Ⅰ. R781.405

中国国家版本馆CIP数据核字第2025SB6870号

出版发行：辽宁科学技术出版社

（地址：沈阳市和平区十一纬路25号　邮编：110003）

印 刷 者：河南瑞之光印刷股份有限公司

经 销 者：各地新华书店

幅面尺寸：170mm × 240mm

印　　张：16

插　　页：4

字　　数：320 千字

出版时间：2025 年 9 月第 1 版

印刷时间：2025 年 9 月第 1 次印刷

出 品 人：陈　刚

责任编辑：杨晓宇

封面设计：袁　舒

版式设计：袁　舒

责任校对：李　硕

书　　号：ISBN 978-7-5591-4221-4

定　　价：198.00 元

投稿热线：024-23280336

邮购热线：024-23280336

E-mail: irisin0120@163.com / cyclonechen@126.com

http://www.lnkj.com.cn

关注辽科口腔好书　　咨询客服

译者名单 Translators

主译

闫福华　陈　斌　林　江　顾亚亚

译者（按姓名首字拼音排序）

卞添颖（复旦大学附属口腔医院）

保　珺（南京大学医学院附属口腔医院）

陈　斌（南京大学医学院附属口腔医院）

程　群（杭州牙科医院）

顾亚亚（常州市天宁区红梅街道社区卫生服务中心）

黄圣元（首都医科大学附属北京同仁医院）

李丽丽（南京大学医学院附属口腔医院）

李　倩（首都医科大学附属北京同仁医院）

林　江（首都医科大学附属北京同仁医院）

倪　璨（南京大学医学院附属口腔医院）

钱　俊（南京大学医学院附属口腔医院）

王　敏（南京大学医学院附属口腔医院）

闫福华（南京大学医学院附属口腔医院）

张杨珩（南京大学医学院附属口腔医院）

张　倩（南京大学医学院附属口腔医院）

主译简介 Chief Translators

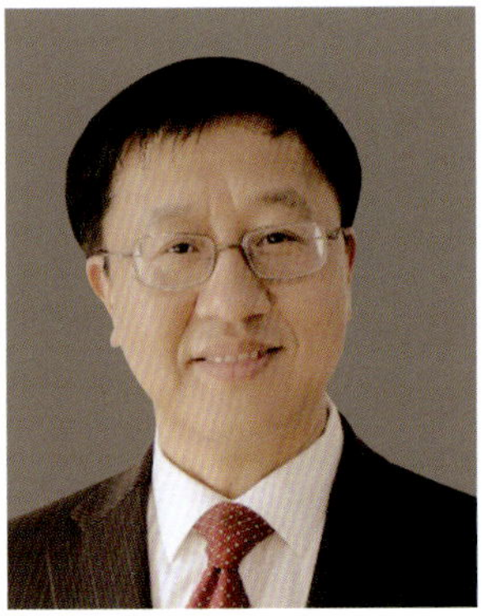

闫福华

南京大学口腔医学研究所所长，南京大学医学院附属口腔医院主任医师，教授，博士研究生导师。中华口腔医学会第七届牙周病学专业委员会主任委员，中国医师协会第五届口腔医师分会副会长。享受国务院政府特殊津贴专家，江苏省特聘医学专家、江苏省“双创计划”引进人才。“十三五”规划教材《牙周病学》第5版副主编，“十四五”规划教材《牙周病学》第6版主编。主要研究领域为组织工程与牙周再生治疗、牙周病与系统性疾病的关系、牙周病的种植修复治疗等。主持省部级及以上科研项目20项（其中国家自然科学基金项目9项），参与“十四五”国家科技重点研发计划项目1项。在《Chemical Society Reviews》《International Journal of Oral Science》《Journal of Dental Research》《Journal of Clinical Periodontology》《Journal of Periodontology》《Journal of Periodontal Research》《Biomaterials》《Applied Materials Today》《Theranostics》等学术期刊发表论文300余篇。主编（审）、主译学术专著29部。带领学科团队获国家临床重点专科、江苏省临床重点专科、江苏省重点学科、江苏省创新团队等荣誉。获教育部科技进步奖二等奖1项（排名第一）、江苏省医学新技术引进奖一等奖2项（排名第一）、中华口腔医学会科技奖二等奖1项（排名第二）、福建省科学技术进步奖二等奖1项（排名第一）、福建省教学成果奖二等奖1项（排名第二）。指导本科学生在全国大学生基础医学创新研究暨实验设计论坛全国总决赛中获金奖1项。培养毕业博士研究生30人、硕士研究生61人。作为合作导师指导博士后出站3人。现正指导博士后5人、在读博士研究生7人、硕士研究生7人。

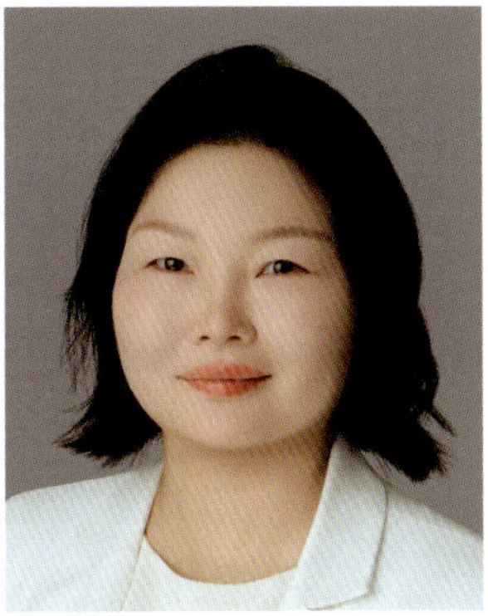

陈 斌

南京大学医学院附属口腔医院药物临床试验机构专业主任，副主任医师，副教授，硕士研究生导师。中华口腔医学会牙周病学专业委员会委员；江苏省口腔医学会第一届口腔激光医学专业委员会副主任委员。南京市“十三五”青年卫生人才。《口腔疾病防治》编委，《International Journal of Oral Science》等杂志审稿人。长期从事牙周病的临床和基础研究，擅长重度牙周炎诊疗和牙周再生治疗。主持国家自然科学基金等项目7项，参与科技部国家重点研发计划项目1项（项目骨干）及其他项目7项。在《International Journal of Oral Science》《Journal of Dental Research》《Journal of Clinical Periodontology》等学术期刊发表论文60余篇。主译专著4部，其中《临床牙周病学和口腔种植学》原著是牙周病学领域最经典的著作之一；参编专著3部，包括“十四五”规划教材《牙周病学》第6版（编委兼主编助理）和人民卫生出版社《中国医学教育题库住院医师规范化培训题库（口腔内科）》第2版（编者兼秘书）。以第一作者身份起草专家共识《Expert Consensus on the Diagnosis and Therapy of Endo-Periodontal Lesions》并发表于《International Journal of Oral Science》，参与制定中华口腔医学会团体标准《牙周龈下刮治和根面平整术操作规范》和《种植体周生物学并发症管理专家共识》。获江苏省医学新技术引进奖二等奖（第一完成人），教育部科技进步奖二等奖（参与）。

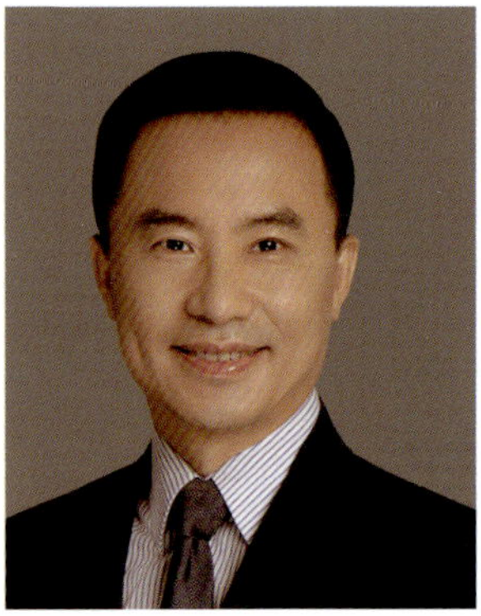

林 江

首都医科大学口腔医学系副主任，首都医科大学附属北京同仁医院口腔科主任、口腔教研室主任，教授，博士研究生导师。美国哈佛大学牙学院Forsyth研究所访问学者/博士后。中国老年学和老年医学学会口腔保健分会副主任委员，中华预防医学会继续教育委员会常务委员兼口腔学组召集人，中华口腔医学会第四届至第六届、第八届牙周病学专业委员会委员；北京口腔医学会常务理事，北京口腔医学会牙周病学专业委员会副主任委员，北京医师协会口腔专科分会常务理事，北京市经济开发区口腔质量控制和改进中心主任。国家自然科学基金委员会评审专家。《中华口腔医学杂志》通讯编委，《北京口腔医学》编委，《International Journal of Oral Science》《Journal of Periodontology》《BMC Oral Health》《Frontiers in Cellular and Infection Microbiology》《European Journal of Inflammation》等学术期刊审稿专家。先后主持国家自然科学基金项目3项，以及国家教育部归国留学基金、首都发展基金、省级自然基金、博士后基金等基金项目10项。研究方向为牙周病的骨免疫学研究、牙周病与全身健康的关系以及牙周病的药物靶向治疗。在《International Journal of Oral Science》《Infection and Immunity》《Journal of Periodontology》《Frontiers in Microbiology》等学术期刊发表论文60余篇。其中B细胞对于牙周炎免疫调节的相关研究多次发表于《Journal of Periodontology》和《Infection and Immunity》，并首次在国际上深入阐释牙周炎促进糖尿病性视网膜炎的机制，在《International Journal of Oral Science》作为封面文章以第一作者身份发表专家共识，规范了牙源性上颌窦炎的诊疗。以执笔专家身份参与编写国内专家共识或团体标准4项，主编《牙周器械操作技术基础》，副主编《中国老年口腔健康蓝皮书》，参编人民卫生出版社《中国医学教育题库住院医师规范化培训题库（口腔全科）》第2版。多次获省级科学技术进步奖和医疗新技术一等奖。以第一发明人身份获国家发明专利3项。主持省级教学课题2项。发表国家级和省级教学论文6篇。现正指导博士研究生6人、硕士研究生6人。

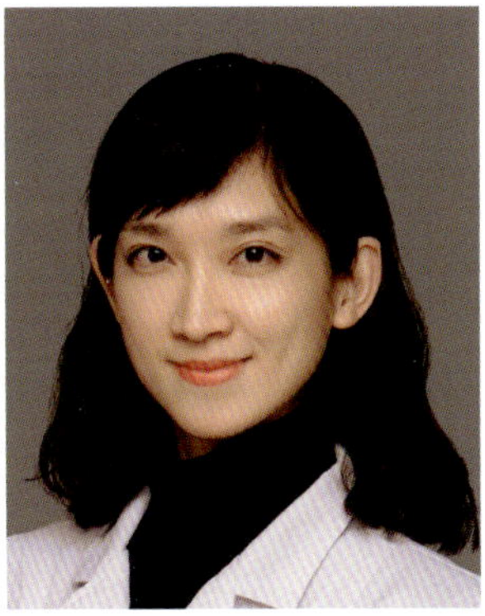

顾亚亚

常州市天宁区红梅街道社区卫生服务中心（常州市红梅口腔医院）副主任，副主任医师，江苏省医疗美容主诊医师，国家二级心理咨询师。江苏省口腔医学会第一届儿童口腔医学专业委员会委员，江苏省卒中学会基层医疗与慢病管理委员会委员。长期从事牙周病的临床工作，擅长中重度牙周炎的诊疗。作为示范应用医院的项目负责人，参与国家重点研发项目1项，发表期刊论文4篇，口腔科普书籍《齿健身安》编委。带领专科团队建设江苏省口腔医学基层孵化中心、远程诊疗中心，常州市基层重点特色科室。

编者简介 About the Authors

Marie D. George, RDH, MS

Marie George is a clinician, author, and educator, with a current academic appointment as Clinical Faculty at Westmoreland County Community College in Youngwood, PA. Her past academic appointments include Assistant Professor of Dental Hygiene and Clinical Research Coordinator, Department of Periodontics, at the University of Pittsburgh School of Dental Medicine. She received a Bachelor of Science Degree in Dental Hygiene from West Liberty State College (now West Liberty University) and a Master of Science Degree in Dental Hygiene from West Virginia University, where she was a two-time recipient of the Procter & Gamble/ ADHA Institute for Oral Health Fellowship. She has developed and presented evidence-based educational programs specific to ultrasonic instrumentation to dental hygiene, pre- and post-doctoral dental students and faculty, and practicing clinicians, nationally and internationally.

Dani Botbyl, RDH

Dani Botbyl is an educator, author, and researcher. She is registered as a dental hygienist in Canada and holds an active certificate of registration with the College of Dental Hygienists of Ontario. She has been a trailblazer for the advancement of ultrasonic instrumentation in dental hygiene practice and education in North America and abroad, lecturing globally on the integration of this technology in dental hygiene programs and in clinical practice.

She is credited with assembling and leading the first team of researchers to investigate the topic of ultrasonic instrumentation education. The culmination of her knowledge and research has produced multiple publications in industry and peer-reviewed journals. In 2018, with her co-authors, she was presented with the Canadian Journal of Dental Hygiene Research Award for Best Original Research Paper. She currently holds a professional education position with Dentsply Sirona.

Timothy G. Donley, DDS, MSD

Timothy Donley is currently in the private practice of Periodontics and Implantology in Bowling Green, KY and Adjunct Professor in the College of Health and Human Services at Western Kentucky University. After graduating from the University of Notre Dame, Georgetown University School of Dentistry and completing a general practice residency, he practiced general dentistry. He then returned to Indiana University where he received a Master of Science Degree in Periodontics. He has published numerous articles in peer-reviewed journals. He lectures throughout the world on topics of interest to clinical hygienists and dentists.

Philip M. Preshaw, BDS, FDS, RCSEd, PhD

Professor Philip Preshaw is Professor of Periodontology and Dean of Dentistry at the University of Dundee, United Kingdom. He received his dental degree from the University of Newcastle upon Tyne in 1991 and his PhD in 1997. He is a registered specialist in Periodontics and is a Fellow of the Royal College of Surgeons of Edinburgh. His main research interests are investigations of the pathogenesis of periodontal disease, and links between diabetes and periodontitis. He has been awarded a UK National Institute of Health Research (NIHR) National Clinician Scientist Fellowship, a Distinguished Scientist Award from the International Association for Dental Research, and a King James IV Professorship from the Royal College of Surgeons of Edinburgh.

序 Foreword

作为一名临床医生和教育工作者，我目睹了超声技术从辅助刮治工具发展成为公认的去除和破坏生物膜的标准治疗方法，成为牙周清创术的一部分。在口腔卫生学的课程中，超声技术的教学由课程后期学习内容变成课程前期学习重点。《超声牙周刮治原理与技术》为那些想要跟上过去10年变化的人提供参考资料。

在第2版中，我们引入气溶胶管理及超声治疗的医-患体位等新主题。

近几年的新型冠状病毒大流行，暂时中断了超声治疗的实施，使得牙科专业人士认识到气溶胶管理的重要性。编者提出的关于气溶胶管理这个主题的讨论是必读内容。临床实操中人体工程学的重要性我们怎么强调都不为过。在维持健康的过程中，没有什么比照顾自己更重要，因此在临床工作包括超声器械使用时，应该设法提高实践人体工程学的效率。

本书分为3个部分。第1部分讨论了龈下刮治和根面平整术的历史背景及其向牙周刮治的转变。提供了最新的关于龈下微生物群与免疫炎症反应之间双向关系的研究。通过全面回顾文献，对不同牙周治疗器械进行了比较，包括超声和手工器械的效率及疗效差异。在本部分内容中最有价值的是发生了以去除牙面沉积物为目的的思维模式的转变；解释了在牙周治疗中要根据不同需求选择合适的超声器械。也讨论了其他治疗方法，例如龈下喷砂、激光刮治。此外，还提出了患者评估和种植体维护，以便将理论融入实践。

第2部分增加了新的内容，也是超声器械操作的重要组成部分——气溶胶管理。首先，对气溶胶及其可能造成疾病传播风险的证据进行概括。其次，解释了为保证超声技术安全、有效的使用，需要净化气溶胶。最后，编者讨论了在超声治疗时会影响气溶胶颗粒捕获的各种因素。

第3部分探讨了“超声治疗的医-患体位”这一主题，引入了更多关于实施安全、实用的人体工程学的新内容。对在辅助装置下进行超声治疗的医生，以及在没有辅助装置下进行超声治疗的医生的体位进行详细的说明，并提供了图片。此外，考虑到身体、头部、手指支点的放置以及高通量吸引装置的使用，本章还对超声器械握持与临床医生直接、间接视野的关联进行了说明。提供了左利手和右利手术者在对口腔6个区段治疗时的体位照片。

最后，列举了3个临床病例。临床病例强调了牙周治疗中循证医学在病例决策中的应用。每个病例都提供了详细的口内照片及牙周探查表。每个病例都选择了合适的超声工作尖并提供了图片，方便读者将理论与实践联系起来。超声刮治术前及术后照片说明了使用超声器械的优点，并证明了超声技术的有效性。

Marie D. George、Dani Botbyl、Timothy G. Donley和Philip M. Preshaw出色地阐述了超声治疗理论并将理论与实践相结合。本书提升了行业超声牙周刮治的水平，无论是对教师、学生还是临床医生来说，都是很好的参考资料。本书阐明超声技术远不止去除牙石，而是将注意力转移到清除菌斑生物膜上，因此它会打破你的思维方式。就学习超声牙周刮治而言，本书实为首选！

Harold A. Henson, RDH, M.Ed., Ph.D.
Professor, Department of Periodontics and Dental Hygiene
Director, Center for Teaching and Learning
Program Coordinator, Master of Science in Dental Hygiene
UTHealth Houston School of Dentistry
The University of Texas System Distinguished Teaching Professor

前言 Preface

本书与第1版相同，旨在从超声牙周刮治的原理和技术方面为读者提供清楚、有循证证据的指导。

为了方便临床医生的学习，本书经过了彻底的修订、更新和扩展。首先介绍超声牙周刮治治疗的基本理论及背景，然后是对超声技术详细、准确的指导，最后以临床病例研究作为总结。

自2014年第1版出版以来，牙周病学领域取得了许多重大进展，包括2017年美国牙周病学会和欧洲牙周病学会联合举办的世界研讨会提出的2018年牙周病和植体周病新分类。种植学是牙周病学的重要分支，种植体周病的治疗在临床实践中变得越来越重要。

新型冠状病毒肺炎疫情也使人们关注牙科中气溶胶的产生，以及尽量减少气溶胶对患者和临床医生安全的重要性。第2版对上述主题进行了详细讲述，并在第1版的基础上进行了全面更新。

本书适合口腔医学生、口腔医生及相关从业者，并且被定位为所有口腔临床医生都可以参考、使用的资料书。本书能促进读者对超声刮治术作为控制牙周炎核心治疗方法原因的理解，也能增强了他们对操作实用性的理解。

超声器械成为全世界口腔医生最常使用的器械，是牙周治疗从刮治和根面平整（SRP）向超声牙周刮治转变的基础。SRP是用刃状器械去除牙根面牙石和牙骨质（目前认为这个治疗目标不再合理），而超声牙周刮治的目的是在破坏和去除菌斑生物膜的同时保存牙齿结构。这种思维模式的转变贯穿全书的核心内容。超声器械的原理和使用与手工器械完全不同，本书全方位地为如何正确使用超声进行牙周刮治提供了详细的指导。

本书旨在提供牙周超声治疗相关的全面教学资源；为教师和学生提供一个初级教程，帮助进行超声治疗理论和操作技术的实际教学；调整教学课程，以适应当前以循证为基础的牙周刮治术的治疗方法。本书与牙科临床医生的整个职业生涯息息相关，可提高他们对超声刮治治疗技术理论知识的理解和掌握。

Marie D. George

Dani Botbyl

Timothy G. Donley

Philip M. Preshaw

中文版前言 Preface

随着牙周治疗理念的更新，超声器械以高效、精准、微创等优势，逐渐成为牙周刮治最常用的器械之一。然而，在中国现阶段的牙周病学教学体系中，尚缺乏系统的关于超声牙周治疗的专业书籍，许多医生错把手工器械的原理当作超声器械的原理使用。为了让广大口腔医生更全面、规范地开展超声牙周治疗，我们翻译了超声牙周治疗专著《超声牙周刮治原理与技术》。

2014年，在辽宁科学技术出版社的支持下，《超声牙周刮治原理与技术》第1版出版了。时隔10年，我们迎来了第2版。非常高兴能再次翻译这一超声牙周治疗的经典著作。相较于第1版，第2版全面更新理论知识，优化技术细节，增强图文展示，并细化患者管理，提供了更实用、更具科学依据的临床指导，以满足临床实践的最新需求。第2版吸收了近年来在牙周刮治和超声应用方面的最新研究成果，包括新发现的微生物学机制和牙周病理学的新理论，帮助读者更好地理解牙周治疗中的生物学变化；更新并补充了不同病例处理的临床研究和对比数据，使书中的建议建立在更加坚实的循证证据基础上；增加了对操作细节的具体描述，尤其是超声设备的调试、工作尖的选择与应用，以及不同牙周情况的处理技巧，为临床操作提供更具指导性的细化方案。每一个章节、观点都经过精心的梳理和论证，为读者呈现了一个完整而清晰的超声牙周治疗知识体系。

在翻译过程中，我们秉持严谨、细致的态度，力图忠实再现原著的专业内涵，确保读者能够充分理解原著的核心内容。同时，还结合中国的临床实际，适当增加了相关注释，以帮助中文读者更加顺畅地掌握本书的学术精髓，从而实现超声牙周治疗技术的规范化推广应用。

本书中文版的出版无疑为中国牙周病学领域的发展注入了新的活力。它不仅提供了专业化、系统化的参考，还为今后的牙周临床诊疗工作提供了指导与思路。相信通过本书的推广和应用，中国牙周病学领域将迎来更加规范化、精细化和微创化的发展新时代。

在此，我要感谢所有参与本书翻译和出版工作的同仁。正是你们的辛勤付出和无私奉献，才使得这部优秀的译作呈现在读者面前。最后，我们深知翻译工作永无止境，尽管已尽了最大努力，但书中仍可能存在一些不足之处，敬请各位专家和广大读者批评、指正。

闫福华

2025年5月1日于南京

致谢 Acknowledgments

第2版的内容反映了科学的现状，科学家、研究人员、工程师和临床医生以及那些不被内部和他人认可的工作人员的工作证明了这一点，他们的贡献推动了牙周科学和超声技术的不断发展及进步。

我们衷心感谢John Wiley & Sons团队，特别是执行主编Erica Judisch、策划编辑Susan Engelken、副主编Katherine King、主编Oliver Raj在整个出版过程中给予的耐心指导。

感谢美国匹兹堡大学牙学院牙周病学系Ali Seyedain博士（DMD，MDS）。我们对您提供的封面照片的巧妙构思表示赞赏。

最后，真心感谢我们的家人和朋友，尤其是Susan、Jack、Amy（编者Philip M. Preshaw）与Scott、Devon、Elise（编者Dani Botbyl），感谢他们在本书编写期间给予的无尽支持。

Marie D. George

Dani Botbyl

Timothy G. Donley

Philip M. Preshaw

目录 contents

扫码获取
在线资源

扫码查看
参考文献

第1部分 基本概念

第1章 牙周病的治疗

从“龈下刮治和根面平整术”到“牙周刮治术”的转变

本章目标
1. 了解牙周治疗中器械概念的历史发展进程。
2. 内毒素的发现，如何使得根面平整术成为去除牙石和牙骨质的治疗方法之一。
3. 认识菌斑生物膜在牙周炎症中的作用，以及牙周组织破坏中宿主炎症反应的重要性。
4. 阐述对牙周病发病机制的理解，以及其对现代牙周治疗方法的影响。
5. 以综述的方式总结支持从根面平整术（一种破坏性的牙周治疗）到牙周刮治术转变的循证医学证据，从而达到破坏并清除生物膜的同时保护牙骨质的目的。

牙周病并不是新的疾病。考古学家在距今70万年的人类遗骸上发现牙槽骨破坏，证实了牙周炎的存在（Dentine等，2013）。对现在称为“牙周炎”的描述可追溯到一系列古老医书、手稿当中，如Albucasis（963—1013，Moorish Spain）所著的医疗百科全书《al-Tasrif》，其中还包括对去除牙石器械的描述。该书在12世纪被翻译为拉丁文，至17世纪，一直是欧洲大学里基本医学书籍之一。

经过了几个世纪，尤其是近几十年来，随着对牙周病的理解有了显著进步，用于控制相关症状的治疗方法也取得了相应进步。为了帮助临床医生选择最适合的治疗方法，我们对牙周病学的最新进展做一简要回顾。因为在过去的数年里，科学的进步对临床实践中选用的治疗方案已经有了较大影响。

牙周病发病机制的早期认识

牙石的刺激

想象一下生活在中世纪的人们可能出现的口腔状况，如在Albucasis生活的

Ultrasonic Periodontal Debridement: Theory and Technique, Second Edition. Marie D. George, Dani Botbyl, Timothy G. Donley, and Philip M. Preshaw.

Companion Website: www.wiley.com/go/george/ultrasonic

年代，我们会联想到这样一幅画面：牙石大量堆积、牙龈组织炎症、牙龈出血和口臭。早期的口腔医生将堆积的牙石视为问题的起因是可以理解的，他们致力于研究去除牙石沉积物的方法。许多世纪以来，在牙周病的发病机制中，牙石作为病因是毫无疑问的。在美国，临床先驱Riggs医生（1810—1885）把牙石视为牙周病的病因，尝试通过从牙周袋中细致地清除牙石、软组织的刮治术（稍后解释）和口腔卫生指导来治疗牙周病（Dentino等，2013）。

微生物学作为一个学科的出现，伴随着显微镜检查技术的进步，引发了人们对菌斑中细菌组成的研究。19世纪末，“牙槽溢脓”这一概念被提出，用于描述以下情况：牙周袋或龈袋形成，导致细菌感染并破坏牙周组织，从而形成牙槽溢脓的症状。在这一时代，局部因素在牙周病病因中的重要性是毫无争议的，牙石被认为是牙周炎患者组织破坏的最直接因素。这一认识直接导致清除牙石成为牙周治疗的重点。

菌斑的作用

20世纪60年代，试验研究证明，菌斑是引发牙龈炎症的主要因素。受试者停止口腔卫生措施3～4周后，堆积的菌斑导致牙龈炎的发生（图1.1）。恢复口腔卫生措施、清除菌斑后，这种情况得到逆转（Loe和Silness，1963；Loe等，1965）。这些研究具有革命性的意义，因为它们将人们的注意力从牙石转移到了菌斑上，将其视为牙周病的主要致病因素。

但是，菌斑是如何引起牙周病的？多年来，基于当时的流行观点建立了各种理论。例如，非特异性菌斑学说认为，牙周病（包括龋病）是由大量菌斑

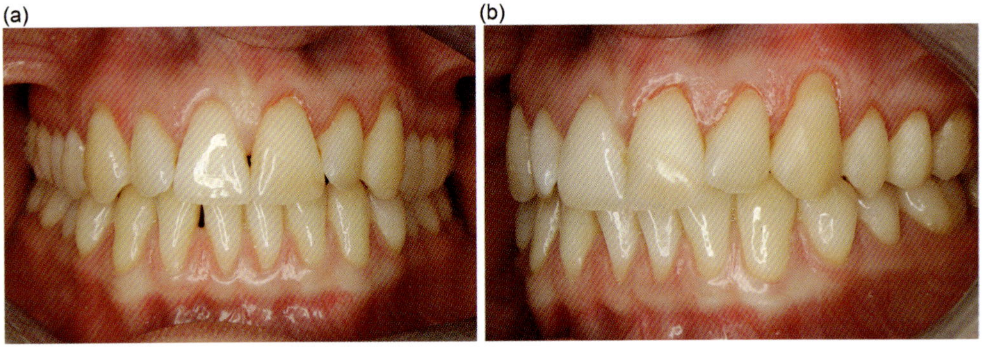

图1.1 20岁男性志愿者的试验性牙龈炎。（a）正面观。（b）颊面观。暂停左上象限的口腔卫生措施3周（其余牙的口腔卫生正常进行）。注意左上象限牙龈边缘发生的牙龈炎（与其他牙相比）。

中释放的有害物质及其产物造成的。根据这一学说有如下假说：（1）这些物质的影响存在一个阈值，超过这一临界值则发生牙周病，而低于临界值则不会发生牙周病；（2）菌斑中细菌的数量是导致疾病的决定性因素。也就是说，患者牙面堆积的菌斑量越多，其牙周病越严重。然而临床医生发现，事实并非总是如此：有些患者口腔卫生措施较差，具有较多的菌斑，但并没有发生严重的牙周炎；相反地，有些患者口腔卫生措施较好，菌斑水平较低，却发生了严重的牙周炎，甚至可能在年轻时就发生严重的牙周炎。

进一步的微生物学研究促进了特异性菌斑学说的形成（Loesche，1976）。这一学说认为，只有特定类型的菌斑可以导致疾病的发生，因为这些特定的菌斑包含可能引起疾病的特异性菌斑微生物。例如，特异性的菌斑微生物释放内毒素、硫化氢、乳酸和细菌性胶原酶，可以导致牙周组织的破坏。值得注意的是，非特异性菌斑学说和特异性菌斑学说均认为，牙周病是由菌斑微生物释放的有害物质直接引起的。

内毒素

内毒素最初是用来表示细菌细胞中的有毒成分，可在细菌死亡之后释放出来。目前，内毒素又称为“脂多糖”（LPS），是革兰阴性菌细胞壁的成分之一。内毒素包含一个与类脂共价的多糖链，对于维持细菌胞壁结构的完整性具有重要意义。在高阶物种，如人类和其他脊椎动物中，内毒素可诱导强烈的免疫和炎症反应，而免疫炎症反应在一系列疾病的发病机制中发挥着重要作用，其中就包括牙周炎。由于内毒素存在于革兰阴性菌中，而且其存在就预示着这些细菌的存在，因此内毒素可以引起强烈的免疫炎症反应。换句话说，高等物种已经进化出可以识别内毒素的能力并对其产生免疫反应，因为内毒素意味着这些细菌（革兰阴性菌）的存在。

20世纪60年代至20世纪70年代的研究表明，发生牙周炎时，牙骨质表面有内毒素的存在（Daly等，1980）。该理论认为，内毒素的存在将影响牙周治疗的预后。即使清除根面的菌斑和牙石，内毒素仍然存在于牙骨质表面，持续刺激牙周组织，影响牙周治疗的预后。这一假说导致“根面平整术”的出现。根面平整术经常与龈下刮治术联合应用，称为“龈下刮治和根面平整术”（scaling and root planing，SRP）。

龈下刮治和根面平整术（SRP）

清除牙石、内毒素和“病变牙骨质”这一观点的盛行，使SRP一度成为牙周治疗新理念。其理论基础如下：牙骨质外层被沉积其上的菌斑产生的内毒素侵蚀，称为“病变牙骨质”。通过平整根面，能有效去除表层牙骨质（就像刨一个尺寸过大的门使它更平整，使之更好地适合门框），从而清除内毒素。

SRP的目的

首先，SRP是指“刮治”和“根面平整”两种单独的治疗技术。在20世纪早期，根面平整术已经作为一种临床治疗方法被使用（Hartzell，1913；Stillman，1917）；此后，关于SRP，牙周学界提出许多不同的定义。1953年（第1版）Glickman的《Clinical Periodontology》一书中认为，刮治能去除牙石，同时通过清除软化、病变牙骨质能使根面变光滑（Glickman，1953）。另一种治疗方法——袋内壁刮治术（curettage）被认为是刮除牙周袋壁的内表面，从而强行清除（用刮匙）牙周袋衬里上皮，在牙周袋内壁形成出血面，因为以往人们认为这样可以获得更好的组织愈合。袋内壁刮治术是将刮治器置于袋内，向上提拉刮治器的同时用手指在袋外（即游离龈处）加压，从而剥脱牙周袋上皮。然而，由于牙周袋内壁刮治术可引起疼痛和组织损伤，此外，研究也证实SRP后进行牙周袋内壁刮治术与单纯的SRP疗效一样（Echeverria和Caffesse，1983），牙周袋内壁刮治术已被弃用多年。

尽管刮治术和根面平整术这两种治疗的目标不同，为了增加牙周治疗术语的覆盖性，有的时候也用刮治（curettage）来指代根面平整术（root planning）。专栏1.1给出了这些术语的解释，专栏1.2描述了牙周治疗的MeSH主题词。如前所述，首选的治疗方法是牙周清创术，牙周清创术指用器械破坏和去除龈下生物膜并去除牙石，但不刻意去除牙骨质。

根面平整术的合理化

既往观点认为，牙石是牙周炎的

专栏1.1 本书中用到的牙周治疗术语

龈上洁治/龈下刮治术（scaling）：用器械清除龈上和龈下沉积的牙石，但不损伤牙齿表面（译者注：国内的龈上洁治和龈下刮治术，其内涵不仅包括对牙石的去除，还包括对菌斑和龈上色素的去除）。

根面平整术（root planing）：用器械清除龈下牙石和感染牙骨质（从而清除内毒素）。

袋内壁刮治术（curettage）：用器械清除牙周袋软组织衬里（过时的治疗策略）。

牙周清创术（periodontal debridement）：用器械破坏、清除龈下生物膜，清除牙石，但不刻意清除牙骨质。

专栏1.2　描述牙周治疗的MeSH主题词（来源：National Library of Medicine / Public Domain）

MeSH主题词

MeSH主题词是医学主题词，由National Library of Medicine创建，用于检索期刊论文和书籍的一系列定义。与牙周治疗有关的主题词包括：

龈上洁治术／龈下刮治术（scaling）

从牙冠方向向龈缘方向/从根尖方向向牙周袋龈缘方向清除牙面堆积的菌斑和牙石（1991年创建，更新自1972年的概念）。

根面平整术（root planing）

龈下刮治术后使粗糙根面或牙骨质表面变平滑的一种治疗方法，是牙周病治疗的一部分（1992年创建）。

袋内壁刮治术（subgingival curettage）

清除牙周袋内变性坏死的上皮及其下方的结缔组织，试图将慢性溃疡性创面转变为急性手术创面，从而确保创面愈合、附着形成、上皮黏附及龈缘退缩（1965年创建）。

牙周清创术（periodontal debridement）

清除或破坏牙面及牙周袋内的软垢和容易导致菌斑滞留的牙石，而不像根面平整术和根面刮治术一样刻意清除牙骨质。其目的是为了保存牙骨质，帮助维持或重建一个健康的牙周环境以及通过轻柔的刮治力和非手术治疗（如超声、激光）消除牙周炎（2011年创建）。

编者点评

这些MeSH主题词的定义与本书中使用的术语（专栏1.1）非常一致。重要的是，MeSH对牙周刮治术的定义强调不刻意清除牙骨质，可与根面平整术相区分。简单地说，就是使粗糙的根面变平滑，MeSH主题词对根面平整的定义没有恰当地表达它破坏性的本质。最后，如专栏1.1所示，袋内壁刮治术这种治疗方法已经过时了。

术语摘自National Library of Medicine。
网站：https://www.nlm.nih.gov/mesh/meshhome.html（2023年5月访问）。

主要病因，因此牙周炎的治疗策略旨在彻底清除牙石。正如1953年认定的那样——“必须清除牙面上的每个污点”（Glickman，1953）。然而，我们现在认识到，尽管牙石会导致菌斑滞留并影响口腔卫生（也不美观），但它不是牙周炎的主要病因（Akcali和Lang，2018）。此外，很难做到完全去除牙石。许多研究都致力于解决这个问题。纳入11位牙周炎患者共690个根面的研究表明，超声器械治疗后有32%的根面有牙石残留，手工器械刮治后有27%的根面有牙石残留，同时使用两种器械治疗后有17%的根面有牙石残留（Gellin等，1986）。同时，研究人员发现治疗后深牙周袋内残留的牙石更多。另一研究表明，同时用超声和手工器械治疗101颗离体牙共476个根面，临床检测到19%的根面有牙石残留，显微镜下观察到57%的根面有牙石残留（Sherman等，1990）。对21位拔牙患者，拔牙前进行龈下刮治和根面平整术，用体视显微镜观察没有龈下牙石的根面所占的比例（Caffesse等，1986）。结果发现，4～6mm的牙周袋中，只有43%的根面在SRP治疗后没有牙石，大于6mm的牙周袋中，只有32%的根面治疗后没有牙石。牙石残留的比例与探诊深度直接相关，在釉牙骨质界、根面凹陷、根分叉区残留牙石的比例最高（Caffesse等，1986）。

总之，大量研究表明，治疗能有效减少根面牙石，却难以彻底清除根面牙石，尤其是对深牙周袋而言，治疗后更易残留牙石，3%～80%的根面治疗后有牙石残留（Claffey等，2004）。

此外，临床医生很难判断牙石是否被完全去除（图1.2）。例如，在此前描述的研究中，临床上认为没有牙石的根面在显微镜下可观察到牙石，假阴性率达77%（Sherman等，1990）。该研究显示，判断龈下刮治是否彻底非常困难。由于牙周袋解剖环境复杂，因此探查牙石极具挑战性。龈上牙石可以通过直视和吹干的方法发现，而对龈下牙石的识别更具难度，除非龈下牙石非常大，使用牙周探针或普通探针能探查，或者通过翻瓣发现。影像学的方法检测牙石同样不可靠，有报道称影像学上检测牙石的灵敏度只有44%（即临床认为，有牙石的根面只有44%能用影像学的方法检测到）（Buchanan等，1987）。

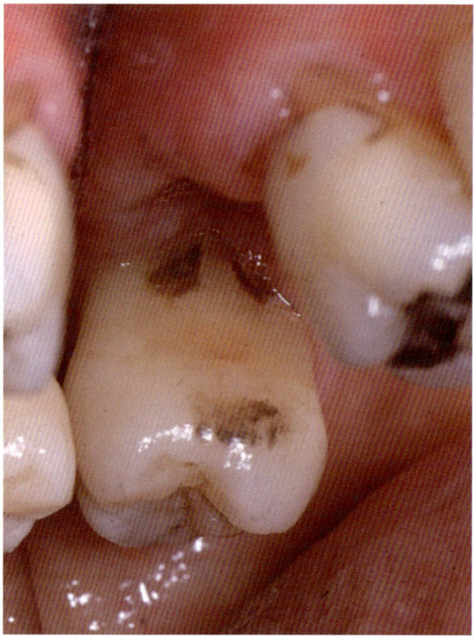

图1.2 （镜像图）牙周治疗后残留的牙石。该患者曾接受过多次全口牙周治疗，现处于牙周维护阶段。14（FDI 26）因牙髓病拔除，拔牙创愈合后，15近中（FDI 27）牙龈退缩，暴露牙周治疗残留的牙石（近龈缘的两个深棕色区域）。

除了清除牙石，根面平整术的另一个目标是清除牙骨质，从而达到清除内毒素的目的（有时称为“清除病变牙骨质”）。早期研究认为，内毒素存在于牙周炎患牙的牙骨质内，对细胞生物学活性具有抑制作用（Aleo等，1974）。进一步的研究表明，成纤维细胞不会附着在病变根面，除非清除根面病变牙骨质或用化学方法清除内毒素（Aleo等，1975；Assad等，1987）。这些研究结果表明，要想获得牙周治疗的成功，需要彻底清除根面病变牙骨质和内毒素。另有研究表明，通过平整根面能显著减少内毒素的量，几乎能完全清除根面内毒素，这项研究进一步证实了上述观点（Jones和O' Leary，1978）。有人认为，清除内毒素能促进更具“生物相容性”或更“有益创口愈合”的根面形成，关于这些概念，教材并没有给出明确定义（大多数观察清除内毒素影响的研究都是实验室研究，例如清除牙骨质/内毒素对成纤维细胞在根面定殖的影响）。这些研究得出结论，根面平整术是一种有效的治疗方法，能清除病变牙骨质和内毒素。但是，到底清除多少牙骨质合适，清除过量的牙骨质是否有副作用，这些问题都没有被充分厘清。

根面平整术的副作用

如前所述，根面平整术有两个目的：（1）清除龈下牙石；（2）清除表层牙骨质（从而清除内毒素）。为了达到以上目的，根面平整术旨在用锐利器械清除表层牙骨质和嵌入牙骨质内的牙石。根面平整术最大的不足是会机械性地清除牙体组织，造成牙本质敏感。根面平整术的其他不足在于，刮治时需要较大力量，产生明显的刮擦感（scraping sensations），患者的舒适度较低。此外，有报道称根面平整术能引起明显的治疗后疼痛，许多患者的疼痛症状需通过治疗才能缓解（Pihlstrom等，1999）。另有报道称根面平整术能引起非常严重且持续的疼痛，许多患者的疼痛症状需通过治疗才能缓解（Pihlstrom等，1999）。根面平整术需进行局部麻醉，费时长（增加了成本），同时让人觉得疲惫（不管是患者还是医生）。

根面平整术去除牙骨质的量取决于许多因素，例如器械的锐利程度、器械与根面的贴合程度、刮治次数和刮治时侧压力的大小。手工或者超声治疗导致牙体组织破坏的问题将在第2章详细讨论。临床上很难判断治疗时清除多少牙骨质合适。然而，有人认为，临床上经过10年以上牙周治疗的患者（例如长期进行牙周维护的患者）缺损深度达0.5mm（即清除牙骨质累计达0.5mm）是可以接受的（Flemmig等，1997，1998a，1998b）。在此基础上，假定同一根面每年都接受一次治疗，每年清除牙骨质的量不能超过50μm（即每年0.05mm）。如果每年进行一次维护治疗，每次治疗清除牙骨质的量不能超过50μm。如果每年接受4次牙周治疗，要使总量不超过50μm，每次治疗清除牙骨质的量不能超过12.5μm。然而，

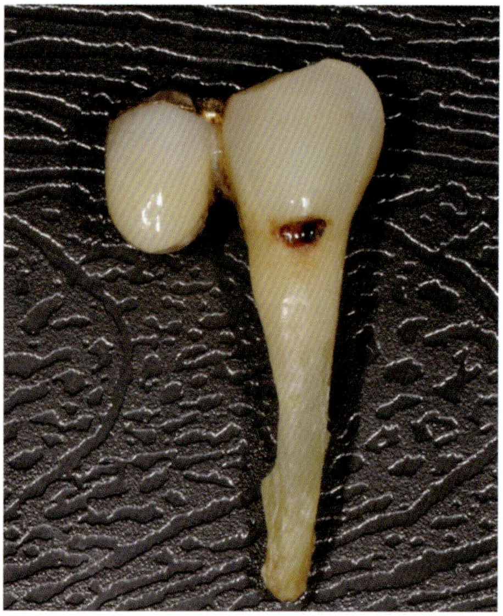

图1.3 此下颌前磨牙是单臂固定桥的桥基牙，重度牙周炎导致该牙极度松动和敏感而被拔除。该患者在之前的医生那里经历过多次根面平整术，导致远中根面所有的牙骨质和部分牙本质被清除，继而导致牙髓病变。（来源：Ian Dunn医生）

有研究表明，根面平整术清除的牙骨质量很容易超过这个范围（见第2章）。尽管这个观点很重要，但我们必须意识到：实际上我们并不能控制每次进行根面平整术时清除的牙骨质量。

根面平整术有可能会导致根面所有的牙骨质被清除（图1.3），继而造成根面敏感，但这曾被认为是牙周治疗的理想目标（牙周治疗的终点是清除所有病变牙骨质）。在一项狗的实验性牙周炎研究中观察了清除所有牙骨质是否具有临床疗效，该研究采用手术方法暴露牙根面（Nyman等，1986）。实验象限的牙齿刮除根面所有的牙骨质，反之，对照象限的牙齿用抛光杯和抛光膏抛光根面。2个月后，组织学评估显示，不论是否清除牙骨质，所有象限的愈合相似。这一结果表明，为了消除内毒素而清除根面牙骨质对创口愈合无额外益处。

随后，进行了一项相似的临床研究，对11位患者实施了分区手术。通过根面平整术清除其中两个象限牙表面所有的牙石和牙骨质，而另两个象限的牙只清除牙石（Nyman等，1988）。对患者进行为期24个月的监测，发现两种治疗方式疗效（探诊深度减少和附着获得）相似。这表明清除所有的牙骨质并没有额外好处，使得我们进一步质疑之前的治疗理念，即根面平整术必须清除“感染”的牙骨质（Nyman等，1988）。

内毒素松散地附着于牙骨质表面

研究表明，内毒素紧密地附着在牙骨质上，这不利于创口愈合，这是提倡根面平整术的历史依据（Aleo等，1974，1975；Assad等，1987）。含内毒素的牙骨质被认为是“被感染的”、是“坏死的”或是“被污染的”。这是根面平整术的理论基础，其目的是通过清除表层牙骨质以清除内毒素（Jones和O'Leary，1978；O'Leary，1986）。

然而，后来的研究显示了相反的证据，这就使得大家对通过根面平整术来清除内毒素的必要性产生了质疑。研究证实内毒素没有完全渗入牙骨质（它位于牙骨质表面），大多数发现的内毒素与根面的软垢和细菌有关（Hughes和Smales，1986，1990；Hughes等，1988；Ito等，1985）。此外，对离体牙的研究表明内毒素是表浅地（即松散地）与牙骨质结合，可以通过刷牙清除。由此，可以得出这样的建议：通过根面平整术来清除牙骨质是没有指征的。例如，一项对因重度牙周炎拔除的离体牙的研究表明，轻轻用水冲洗1分钟，可以清除牙骨质内39%的内毒素；刷牙1分钟，可以清除牙骨质内60%的内毒素（Moore等，1986）。换言之，通过相对温和的方法可以清除99%的内毒素。进一步的研究证实，仅用手工器械刮治15次即可明显减少根面内毒素的量，表明牙周治疗时过度的根面平整是没有根据的（Cheetham等，1988）。进一步的体外实验也证实，内毒素与牙骨质有关，但不是紧密结合在牙骨质上，该研究将离体牙浸泡于内毒素中2～12周，然后进行观察。结果发现，无论是健康的牙齿，还是有牙周炎的牙齿，内毒素都没有渗透到牙骨质内部，而是松散地附着在牙骨质表面（Nakib等，1982）。

简言之，尽管内毒素明确存在于牙周炎患牙的牙骨质内（Maidwell-Smith等，1987；Wilson等，1986），但是，大多数内毒素位于牙骨质表面，而不是与牙骨质本身紧密结合，它主要与龈下菌斑生物膜有关。存在的内毒素可以通过用水冲洗或抛光根面的方法清除，因此，鉴于根面平整术会造成牙根面损伤，为了清除内毒素而进行根面平整术是不合理的。

牙周病发病机制的现代观点

在斯里兰卡进行的经典研究（译者注：即著名的“斯里兰卡茶场试验”），使我们对牙周病发病机制的理解更加深入。两个茶园共480位男工在15年内定期接受牙周评估（Loe等，1986），这些人没有机会进行口腔保健，终生没有接受过牙周治疗。由于这些参与者没有进行过传统的口腔卫生保健，因此，他们的牙面上布满了大量菌斑和牙石。然而，尽管所有参与者都有大量的菌斑和牙石，但并不是所有人都患牙周炎。事实上，可以将这些人分为3组：（1）快速进展的牙周炎（大约占总人数的10%）；（2）中等速度进展的牙周炎（占80%）；（3）有牙龈炎但没有进展为牙周炎（占10%）。在快速进展组，牙周附着丧失平均每年进展0.1～1mm，中等速度进展组每年进展0.05～0.5mm。这项研究表明，尽管菌斑微生物无所不在，但并不是所有的人都会因此罹患牙周炎（图1.4）。

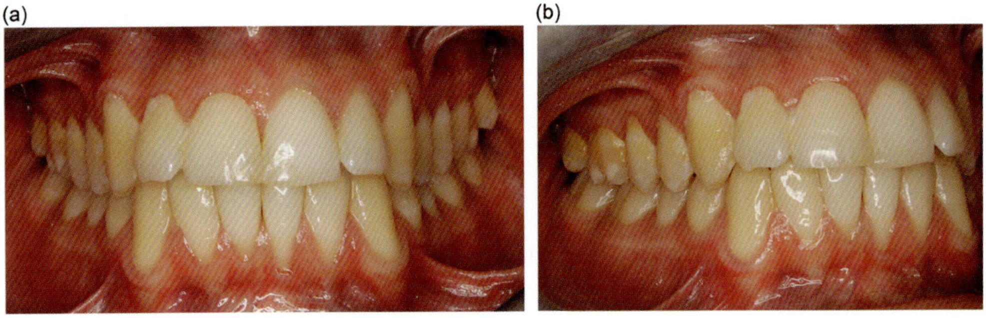

图1.4 19岁男性志愿者的试验性牙龈炎。（a）正面观。（b）颊侧面观。暂停右上象限的口腔卫生措施3周（其余牙的口腔卫生正常进行）。可以注意到尽管存在大量的菌斑沉积，并且已经发生了牙龈炎症，但牙龈炎症程度相对较轻（与图1.1的患者进行比较，后者菌斑数量较少但牙龈炎症更明显，这表明该患者更容易患牙周病）。

菌斑生物膜：牙周炎症的始动因素

将菌斑描述为菌斑生物膜更为准确。生物膜由被高分子细胞外基质如多糖、蛋白质、核酸包裹的微生物（如细菌）构成（Jakubovics等，2021）。生物膜的结构根据环境条件的变化而变化，但大多数生物膜有一些共同的特定结构。例如，存在排泄代谢废物和输送新鲜养分到生物膜深层的水通道。生物膜表面的叶状结构能消除液体在其表面流动时产生的能量（使其免受机械剪切力）。根据局部环境，细菌菌落可能存在于生物膜较深的部位，从而形成陡的化学梯度（例如氧化还原电位或pH），最终导致在生物膜内产生截然不同的微环境。

菌斑生物膜的形成可分为3个阶段：（1）获得性膜形成；（2）细菌黏附和共聚；（3）细菌多样化、成熟阶段。获得性膜是覆盖在口腔所有软硬组织表面的有机物。唾液中的蛋白质和糖蛋白不断吸附到牙齿表面，形成获得性膜。它们与口腔微生物相互作用，充当细菌的黏附位点。

在数分钟内，细菌开始黏附到获得性膜表面，早期定殖菌（即那些最初黏附到获得性膜表面的细菌）表面有“黏附分子”，可以帮助它们附着在获得性膜表面。在健康人群中，革兰阳性球菌和杆菌占主导地位。放线菌属（革兰阳性杆菌）如内氏放线菌，是最早在牙齿表面定殖的细菌之一。它们可以与链球菌等其他早期定殖菌聚集，形成早期菌斑生物膜。其他革兰阳性菌在健康状态下也很常见，包括血链球菌、口腔链球菌、中间链球菌、戈登氏链球菌和微链球菌。革兰阴性菌也存在于早期生物膜中，例如小韦氏菌、非典型韦荣氏菌、黄褐二氧化碳嗜纤维菌和牙龈卟啉单胞菌。

此外，在健康人群中也发现了革兰阴性杆状具核梭杆菌，这进一步表明革兰阳性和革兰阴性菌在健康人群中都存在（Curtis等，2020）。

早期定殖菌提供了新的黏附位点，使那些不能黏附到获得性膜表面的其他细菌也可以黏附。此外，早期定殖菌的代谢活动也影响生物膜局部微环境。例如，早期定殖菌群消耗氧，导致局部含氧量降低，为更多厌氧菌的生存提供有利条件。多种细菌共聚到获得性膜上使得菌斑生物膜变得成熟、复杂。随着牙龈炎症的发展，小韦氏菌、放线菌、具核梭杆菌、轻链球菌和普氏菌的数量越来越多，革兰阳性菌减少和革兰阴性菌增加的同时也伴随着生物膜细菌数量的增加。

随着牙周炎的发展，龈下生物膜的组成发生了进一步变化，其特点以革兰阴性菌为主，包括那些原来称为“红色复合物的菌种”（牙龈卟啉单胞菌、福赛坦氏菌和齿密螺旋体），与健康人群相比，这些细菌在重度牙周炎患者的深袋中更为常见（Socransky等，1998）。牙周炎位点还含有丰富的密螺旋体、中间普氏菌、齿密螺旋体和普拉梭菌。发生牙周炎时，龈下生物膜的组成发生了重大变化，主要表现为革兰阴性厌氧菌增加（Abusleme等，2021）。与牙龈炎类似，发生牙周炎时除了生物膜复杂性增加，同时也伴随着细菌总量的大幅增加（Curtis等，2020；Sedghi等，2021）。

因此，与疾病相关的菌斑生物膜是高度复杂的环境，多种细菌共栖于细菌产生的基质中共生。基质是细菌生物膜的特征，通常含有蛋白质、碳水化合物、核酸、肽聚糖和脂质（Jakubovics等，2021）。基质为生物膜在牙面黏附以及维持基质中的细菌环境稳态起着关键作用（Hobley等，2015）。细菌之间的交流是通过生物膜实现的，这个过程称为“细菌密度阈值感应系统”。例如，当细菌达到一定阈值时，就会分泌某种信号分子，这些分子在局部累积，并引发一系列反应，例如某些特定基因的表达。换言之，当细菌达到一定的数量，或者达到一定的密度时，才会触发细菌间感应。

重要的是，在进行口腔清洁和牙周治疗时，由于基质的物理特性，菌斑能够在一定程度上抵抗机械清除。基质中的细胞外蛋白质、多糖和大分子使生物膜能够抵抗变形和清除，再加上牙齿和牙根表面的复杂解剖结构，导致菌斑在一些解剖位置（例如龈下）更容易积聚。

随着对菌斑复杂性认知的增加，我们对它在疾病发病机制中所起作用的理解也在不断提高。因此，如前所述，我们已经从非特异性菌斑学说发展到特异性菌斑学说，然后发展到生态菌斑学说（Marsh，1994；Marsh等，2011）。这一学说认为，菌斑的总量及其特定的微生物组成都有助于疾病的发生和发展。

健康状态下，菌斑微生物组成相对稳定，处于一个动态平衡的状态（或“微生物稳态”），与牙龈组织中稳定的低水平的免疫/炎症反应平衡（但在这个阶段没有临床症状）。如菌斑数量增加，或宿主因素的改变（例如怀孕期间激素水平的改变），或环境因素的改变（例如吸烟）会导致宿主反应紊乱，从而导致稳态被破坏。菌斑生物膜的堆积导致牙龈组织炎症增加（出现牙龈炎的临床症状），反过来，炎症反应也会改变生物膜环境。例如，龈沟液（GCF）量增加，会促进以龈沟液作为营养物质并与疾病相关的特定细菌的生长（例如，发生生态转变）。组织降解、龈沟液增加和炎症本身都能导致微生物种群的改变，促进与重度牙周炎有关的厌氧菌生长。

在这些理论的基础上，进一步认识到生物膜生态失调的重要性。生态失调的特征是生物膜中存在的细菌种类不平衡，微生物群的分布及其功能和代谢活动发生变化，以及微生物稳态被打破。随着生物膜在龈缘堆积，会触发炎症反应，导致龈沟液量增加，进而促进可以代谢龈沟液成分的特定细菌生长。生物膜厚度的增加会改变氧含量，并促进厌氧菌的生长。龈下组织分解破坏和血细胞的渗出使生物膜中利用血红素（来源于血红蛋白）作为铁来源的细菌量增加。随着生物膜的持续生长，特定细菌增殖本身也会导致进一步的生态失调。

例如，已证实牙龈卟啉单胞菌能通过抑制和解除宿主免疫炎症反应失能和失调来影响生物膜的组成，从而创造一个允许其他病原菌进一步聚集的环境（Hajishengallis等，2012）。

已经逐步明确了龈下环境与生物膜的数量和组成之间存在直接联系。换句话说，生物膜堆积会引起炎症反应，反之，炎症反应也会影响生物膜的组成。在健康状态下，炎症反应和龈下微生物组处于平衡状态（稳态）。而在疾病状态下，则发生生态失调和失衡（图1.5）。通过牙周治疗和改善口腔卫生来破坏和去除生物膜，不仅可以控制组织炎症，还可以逆转生态失调（Curtis等，2020）。

牙周炎是一种炎性疾病

如前所述，牙周炎曾经被认为是由菌斑内的细菌释放的毒性产物引起组织损伤造成的。然而，现在我们知道大多数组织降解起因于宿主对生物膜的免疫炎症反应（Van Dyke，2008）。牙周炎是一种复杂的炎症性疾病，有多种致病因素，存在能启动和维持免疫炎症反应的微生物失调和致病性生物膜，其特点受先天、后天和环境因素（例如吸烟或糖尿病）以及行为因素（例如患者依从性）和位点特异性（例如影响生物膜生长的解剖因素）的影响。牙周炎的特点是牙周结缔组织中广泛但预后欠佳的

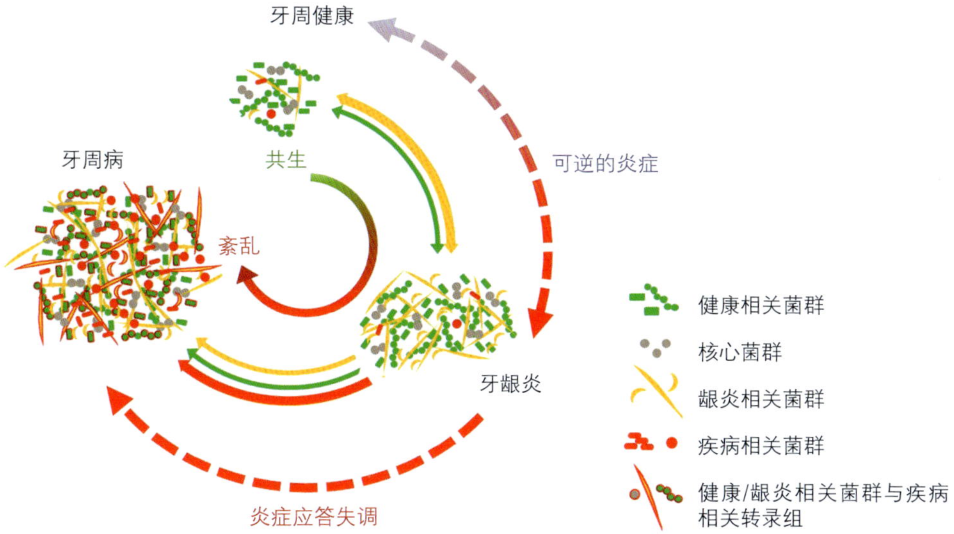

图1.5　龈下微生物群与免疫炎症反应之间的双向关系。在健康状态下，微生物群主要由健康相关细菌（绿色）和少量的疾病相关细菌（黄色、红色）组成，构成共生关系。在牙龈炎时，龈炎相关细菌剧增（黄色），生物膜总量增加，炎症加重（在这个阶段是可逆的）。在牙周炎时，微生物群变得越来越失调，健康相关细菌（绿色）减少，疾病相关细菌（黄色、红色）增加，生物膜总量增加（绿色、黄色和红色箭头）。因此，免疫炎症反应增加，炎症在组织中进一步扩展。随着牙周炎进展和组织破坏，微生物群变得越来越失调。

慢性（非自愈）炎症，导致组织破坏和疾病临床症状的进展（Chapple，2009；Meyle和Chapple，2015）。

宿主免疫炎症反应是导致大多数组织降解的原因，这种认识有助于解释为什么有些人更容易患牙周炎，为什么牙周炎似乎有家族遗传性（因为免疫和炎症反应可能是由基因决定的），以及为什么尽管有人菌斑控制不好也有牙龈炎症，但却不容易发生牙周炎。

有证据表明，即使在临床健康的组织中，在组织学水平也存在（亚临床）炎症。由于龈下细菌的影响，有持续（少量）的龈沟液、少量嗜中性粒细胞从牙龈组织毛细血管迁移到龈沟内。当菌斑数量增多，牙龈炎的临床症状与病理学变化都发生改变，例如血管扩张、血管通透性增加、龈沟液增加，以及组织中白细胞（尤其是嗜中性粒细胞与淋巴细胞）浸润增加。显微镜下观察，由于血流增加和血管通透性增加，液体（和细胞）渗出增多，组织变得红肿。当发生菌群生态失调、炎症确立以后，结缔组织内炎性细胞增加，金属基质蛋白酶（MMPs）释放增加，中性粒细胞释放溶酶体增多，胶原降解（导致胶原蛋白耗尽），同时结合上皮根向移位以保证上皮屏障的完整性。当炎症向下方的结缔组织进展时，会发生牙槽骨吸收，以“退避”进展性炎症前沿。因此，牙周炎的临床症状是牙龈结缔组织与牙周膜内胶原纤维降解、结合上皮根方移动（导致探诊深度增加）及牙槽骨吸收的结果。细胞因子间复杂的网络作用、降解性酶及其他炎症介质在炎症过程中发挥关键作用。过度、长时间的炎性反应失调是造成大多数组织损伤的原因（Kinane等，2011；Preshaw和Taylor，2011）。

牙周清创

鉴于对牙周微生物学及其发病机制的认知不断发展，解读这些信息非常有助于我们在临床上为患者制订最好的治疗方案。龈下生物膜导致了牙周炎症的发生和持续存在。炎症反应导致大多数组织降解，从而引起牙周炎的症状。定期破坏和清除生物膜可以促进有益细菌重新定殖，并减轻炎症（Meyle和Chapple，2015）。炎症消退、恢复更有利于健康的生物膜，有助于实现细菌共生及正常（非炎性）组织功能的恢复。生物膜清除有助于实现细菌共生，而疾病易感性会影响生物膜清除的程度。对于某些对牙周炎易感的个体，即使少量的生物膜也可能引发破坏性免疫炎症反应和组织损伤（即疾病复发），而对另一些不易感个体，尽管有生物膜存在却不容易发生疾病。因此，考虑到患者的依从性、疾病的严重程度、风险因素的存在及患者对治疗的反应，临床上对牙周炎患者应开展个性化诊疗。

牙周炎的治疗包括牙周积极治疗（active periodontal therapy，APT），可以归纳为一系列治疗步骤（Sanz等，2020）。治疗的基本前提是告知患者诊断结果，以个性化的方式解释病因和疾病相关风险因素的作用，并讨论治疗方案及治疗的风险和益处。本次讨论将为制订个性化护理计划和开始治疗做准备。如表1.1所示，治疗的第一步包括改善患者口腔卫生、明确及改变风险因素（例如戒烟）、行为改变（例如与改善口腔卫生或降低风险因素有关），以及去除龈上菌斑生物膜和牙石。第二步旨在破坏和清除龈下菌斑及牙石，并评估患者对治疗的反应。第三步旨在对那些无反应位点［牙周袋≥4mm且BOP（+）或牙周袋≥6mm］进行进一步治疗，可能包括反复进行龈下菌斑的破坏和清除，或者进行手术干预。应评估患者对第三步治疗的反应，如果患者达到理想的治疗效果［无＞4mm且BOP（+）的牙周袋或无≥6mm的牙周袋］，则可以进入牙周维持治疗阶段（尽管人们认识到并不是所有患者都能达到理想的治疗效果）。第四步为牙周支持照护（supportive periodontal care，SPC）（译者注：曾称为“牙周支持治疗”），旨在根据临床情况，通过持续进行第一步和第二步中确定的牙周预防及治疗措施，

表1.1　牙周炎治疗步骤

第一步	行为改变和动力	• 解释疾病、风险因素、治疗选择及治疗风险与益处（包括不治疗） • 向患者说明菌斑控制的重要性，并建议行为改变以改善口腔卫生 • 减少风险因素，包括支持行为改变（例如戒烟）和去除菌斑滞留因素（例如牙石、悬突） • 龈上菌斑和牙石清除（牙周洁治）
第二步	龈下牙周清创	• 继续加强口腔卫生、降低风险因素和行为改变 • 龈下菌斑和牙石清除（牙周刮治） • 评估治疗反应（通常在约3个月后）
第三步	无反应位点的治疗	• 继续加强口腔卫生、降低风险因素和行为改变 • 确认无反应位点［牙周袋≥4mm且BOP（+）或牙周袋≥6mm的位点］ • 在无反应位点再次进行龈下菌斑和牙石清除（牙周刮治术） • 特别是对于较深的无反应位点（例如牙周袋≥6mm），考虑对治疗无反应的其他原因，以及是否需其他干预和/或转诊，包括手术方法（翻瓣手术、切除手术或再生手术） • 评估治疗效果，如果达到治疗终点［BOP（–）且牙周袋＞4mm，无≥6mm的牙周袋］，患者可以进入牙周支持照护（尽管人们认识到并非所有患者都能达到这一终点）
第四步	牙周支持照护（SPC）	• 根据临床情况，持续提供口腔卫生指导、降低风险因素和行为改变 • 如果发现疾病复发，定期进行有针对性的龈上和龈下菌斑生物膜及牙石清除（牙周刮治术），并去除菌斑滞留因素 • 应根据临床需要定期约诊患者（每3～12个月1次）

维持已经进行牙周治疗的患者的牙周稳定。应根据患者需要定期进行牙周支持照护，在任何牙周支持照护复诊时，如果发现牙周炎复发，可能需要重新进行治疗。在整个治疗过程中都需要加强患者口腔卫生清洁。在治疗的任何阶段，对预后无望的牙齿，都可以考虑拔除（Sanz等，2020）。

这种结构化的“分步”牙周治疗方法使临床医生在为患者提供治疗时能够牢记治疗的最终目标。对于大多数牙周炎患者而言，牙周支持照护需要终身加强口腔卫生、定期牙周复诊，如果牙周炎复发，则可能需要重新进行牙周治疗。重要的是让患者在治疗过程中意识到这一点。菌斑控制（即患者改善口腔卫生）和生物膜破坏及去除（即临床医生进行治疗）是减少生态失调和减轻牙周炎症的手段，从而促进共生关系的恢复、炎症的消退及牙周组织的稳定。与持续探诊出血的深牙周袋相比，炎症减轻导致出血减少和牙周探诊深度减少更有利于维持牙周稳定，也不容易发生疾病进展。探诊深度减少，也将引起牙周袋内环境的改变，有利于生物膜中有益细菌的生长。

龈下刮治（牙周清创）是牙周治疗步骤中的关键部分，可以单独或联合使用手工或电动（声波/超声波）器械进行处理（Sanz等，2020）。我们认为超声器械特别适合牙周刮治术，因为它们能有效破坏和去除菌斑生物膜与牙石，同时最大限度地保存牙齿结构。

现代牙周刮治的目标与我们现在对牙周病进程的理解相符合，包括：

- 破坏和清除龈下菌斑生物膜
- 清除菌斑滞留因素（如牙石）
- 保存牙体组织
- 建立一个具有生物相容性的根面
- 消除炎症

这些目标在专栏1.3里进行了详细阐述。广义上讲，牙周治疗的总体目标是消退炎症、恢复生态平衡。因为持续未控制的炎症将导致持续的组织损伤（即牙周炎进展）。患者口腔卫生的改善以及临床医生对生物膜的破坏和清除仍然是牙周治疗的基础。减少生态失调、生物膜中有益菌的富集以及牙周组织炎症的减轻导致牙周袋变浅（炎症消退），牙周袋变浅更有利于患者和医生进行维护。

专栏1.3 牙周刮治的目标

破坏和清除龈下菌斑生物膜

龈下菌斑生物膜引发了牙周组织的炎症反应，并使炎症反应持续化，从而导致大部分组织降解发生牙周炎。牙周治疗旨在破坏和去除生物膜，以改变袋内环境、减少生态失调、有效减轻炎症。这将对临床有益，因为浅的牙周袋更利于临床医生和患者进行维护。

清除菌斑滞留因素（如牙石）

牙石并不引起牙周病。但是牙石很不美观并能导致菌斑滞留，因此应清除肉眼可见及临床能探查到的牙石。然而人们意识到并不能清除所有的牙石，这也不是治疗的唯一目的。

保存牙体组织

过量去除牙体组织会导致牙齿敏感，牙周治疗引起的沟槽易导致菌斑滞留。因此，牙周刮治技术应该将对根面的损伤降到最低，并保存牙体结构。知道这一点尤其重要，即对多数牙周病患者而言牙周支持照护是一个终生的过程，他们可能终生要接受许多次牙周治疗。

创建一个具有生物相容性的根面

生物相容性的根面指治疗后的根面不应该阻碍炎症消退或组织愈合。它没有菌斑滞留因素（例如可见或可探测到的牙石），并经过治疗来破坏、减少和去除生物膜。

消除炎症

牙周刮治的总体目标是消除炎症，是通过实现上述目标实现的，同时也需要患者很好地控制菌斑。

并不能通过根面平整术实现专栏1.3列举的牙周刮治目标，根面平整术的目标是清除根面牙石和感染的牙骨质。内毒素没有渗到牙骨质深层，而是松散地黏附于根面，这种认识导致了牙周炎治疗概念的转变。这种方法由Kieser的研究团队开创，他们提出根面刮治（RSD）这一概念，认为通过轻柔、温和的治疗手法，可促进菌斑清除，还能保留牙骨质（Moore等，1986；Smart等，1990）。由于超声的生物物理学特征（将在本书后面讨论），超声不仅能促进生物膜破坏，还能保留牙骨质，因此，根面刮治术与超声治疗非常吻合。

对因牙周炎拔除的没有肉眼可见牙石的牙进行超声治疗，用约50g的力，平均每个根面用时78秒，采用“叠瓦式”的方法进行刮治。结果显示，这些患牙内毒素可以减少到与健康对照牙相似的水平（Smart等，1990）。这个团队随后的研究显示，即使有牙石存在时，用较轻的力量进行超声刮治，刮治时有重叠，能使每个根面内毒素从治疗前1900～29200ng，平均减少到治疗后＜22ng（相对而言，没患牙周炎的对照牙，内毒素水平在15～28ng间变动）（Chiew等，1991）。尽管治疗并没有完全清除牙石，内毒素水平仍然能减少（面积评估显示清创前牙石覆盖率为74%，清创后为34%）。研究者指出牙周治疗的疗效源于清除菌斑，而非去除牙骨质或牙石。

Kieser提出牙周治疗应分阶段进行，采用牙周刮治的方法（与根面平整术相反），仅用较小的压力进行根面刮治，刮治时各部位有重叠。根面刮治的目的是清除菌斑，使清除的牙骨质量减到最少。治疗的成功与否不是通过治疗后的根面特征（根面是“平整”还是“粗糙”，或者是“软”还是“硬”）来评估的，而是通过治疗后的软组织反应来评估的。衡量根面治疗成功与否的主要指标是生物学改变，即炎症是否消退、组织是否愈合。Kieser提倡在治疗后3个月再进行探诊深度的测量，对持续存在探诊出血的位点应进行进一步治疗。超声治疗允许进行多次操作以破坏和减少菌斑生物膜，尽可能使炎症消退，但不引起组织过度破坏或过度去除牙骨质。刮治和根面平整术与牙周刮治术的主要不同点在表1.2中进行了概述。

经过积极的牙周治疗后，牙周炎患者进入牙周支持照护阶段。如果牙周炎复发，则可能需要再次进行牙周治疗。因为牙石容易导致菌斑滞留，治疗时应清除牙石，但仅清除牙石不再被视为治疗的终点。根面平整术不是一种合理的治疗方法，因为：（1）它对根面造成不必要的损伤；（2）它的目标结果（去除牙石和牙骨质）不能被验证；（3）没有必要为了清除内毒素而平整根面。相反，我们认为超声牙周刮治是现代牙周非手术治疗的首选方法。

表1.2 刮治和根面平整术（SRP）与牙周刮治术的主要不同点

SRP	牙周刮治术
从前，非手术治疗的方法是SRP（龈下刮治和根面平整术），为什么？	根据现在对疾病过程的理解，为什么选择牙周清创？
答案：牙石被认为是牙周病的病因，因此应最大限度地清除牙石	答案：牙周病起因于龈下生物膜和宿主的炎症反应之间复杂的相互作用，牙石不引起牙周病（尽管牙石是菌斑滞留因素）
而且，研究表明，内毒素似乎是嵌入牙骨质内的，应该清除表层牙骨质	而且，已经证实内毒素只是松散地黏附在牙骨质上，因此没必要清除牙骨质。此外，清除牙骨质对根面是有害的，也会引起疼痛和敏感反应（尤其是多年内不断重复）
结果：用刃状器械尽量清除牙石和牙骨质以创造一个平整、坚硬的根面	结果：指出用超声器械进行根面刮治，破坏和减少生物膜，清除牙石，但不造成潜在的牙骨质清除。根面刮治是一种更温和、破坏性更小的治疗方法，能获得相同的临床疗效，且不引起组织损伤。同时，效率更高，适合长期进行牙周维护治疗使用

第2章　使用不同器械进行牙周刮治的比较

本章目标
1. 回顾手工器械、超声器械和/或龈下喷砂器械和激光设备等可用于牙周刮治的方法。
2. 比较手工器械与超声器械在术中对根面损伤情况的差异。
3. 评估手工器械与超声器械在实现牙周刮治治疗目标方面的差异。

正如第1章所述，目前的治疗理念并不一味地强调根面平整，新时代牙周刮治术的目标是破坏生物膜并保存牙骨质。生物膜的破坏可以通过机械方法（手工器械、超声器械和/或龈下喷砂器械）和激光设备（Cobb，2017）实现。基于对现代牙周刮治术目标的认识（专栏2.1），我们需要关注目前使用的器械技术实现该目标的效率、优势和局限性。

关于沉积物清除的观念转变

牙周刮治是为了实现牙周稳定性，将病变位点转化为符合牙周健康特征的位点。牙周稳定是指通过控制局部与全身因素成功控制牙周炎、降低炎症程度、改善探诊深度/附着水平和无进行性破坏的一种状态（Lang和Bartold，2018）。因此，有效的牙周治疗应该建立一个美观、功能完善、长期相对无炎症且可维护的牙列（Cardoso等，2018）。

专栏2.1　现代牙周刮治术的目标	
• 破坏和清除龈下菌斑生物膜	• 创建一个具有生物相容性的根面
• 清除菌斑滞留因素（例如牙石）	• 消除炎症
• 保存牙体组织	

Ultrasonic Periodontal Debridement: Theory and Technique, Second Edition. Marie D. George, Dani Botbyl, Timothy G. Donley, and Philip M. Preshaw.

Companion Website: www.wiley.com/go/george/ultrasonic

正如第1章所述，细菌形成复杂的生物膜后启动宿主反应，从而导致牙周组织破坏。沉积的牙石有助于生物膜的滞留。生物膜是微观的，只有当生物膜积累并生长到临床可见的程度时，它才被识别为菌斑。此外，不是所有的生物膜都会发展成菌斑，不是所有的菌斑都会形成牙石，也不是所有已形成的牙石都是临床可视或可探及的。虽然去除临床可查及的菌斑和牙石是牙周刮治的重要组成部分，但仅去除临床上能明显检查到的菌斑和牙石并不足以最大限度地解决牙周炎症。

破坏牙齿表面的菌斑生物膜是消除炎症的必要条件（González等，2018）。将微观细菌负荷降低到炎症/疾病的个体阈值水平以下是理想的治疗终点（Suvan等，2020）。因此，龈下治疗器械必须破坏/减少龈下微生物群，并将临床明显可查及的沉积物清除，达到与健康相适应的水平（Heitz-Mayfield和Lang，2013）。消除炎症需要去除的沉积物的量具有个体差异，这取决于宿主免疫系统，以及是否存在牙周病相关的风险因素。因此，与其力求完全去除沉积物，倒不如使用可靠的措施尽量去除病原菌和临床致病因素，确保充分降低每位患者的牙周沉积物。

对于临床医生，尤其是实习医生来说，区分牙周刮治的终点和非手术治疗的终点或目标很重要。根据2020年欧洲牙周病学会（EFP）提出的Ⅰ～Ⅲ期牙周炎治疗S3级临床指南，龈下器械治疗的目标是去除沉积物，而非手术治疗的真正终点是牙周袋闭合，其标准为：探诊深度（PD）≤4mm且BOP（–）（Sanz等，2020）。

临床可查及的沉积物（主要是牙石）的去除/残留通常被用作对口腔医学生临床技能水平或牙周刮治完成度的有形评估。在现代牙周病学中，这种对牙石清除的关注是一种不可靠的评估方法，并且可能会误导口腔医学生，使他们误以为清除牙石是治疗的终点。

也就是说，在研究中，不同龈下刮治方法的有效性是根据它们各自去除菌斑、去除牙石和/或解决疾病的能力来评估的。下面我们将对各种器械技术的治疗效果展开讨论。有了这些知识，临床医生就可以确定哪种刮治方法可以最大限度地达成有效清创的目标。

手工刮治 vs 超声刮治

在过去的40年里，大量的研究和系统综述表明，无论是单独还是联合使用，在疾病控制（治疗终点）或去除生物膜和牙石（器械治疗的目标）方面，手工刮治和超声刮治之间没有临床表现上或统计学上的差异（Drisko，2000；Krishna和De Stefano，2016；Suvan等，2020；Tunkel等，2002）。

生物膜和牙石的清除

研究证实，手工器械和超声器械对去除菌斑及牙石具有类似的治疗效果，超声器械可能在去除根分叉区域的牙石方面具有更多的优势。

在临床中，为了加强生物膜的机械破坏，特别是在微观水平上，无论使用何种类型的器械，都需要器械的有效工作端（有可能破坏生物膜的部分）最大限度地接触牙齿表面。在这一方面，超声器械固有的作用机制和尖端设计提供了比手工器械更明显的优势。

手工器械设有一个刃状边缘（图2.1），主要用于去除根面钙化沉积物并平整根面，附带去除菌斑。使用刃状器械去除生物膜而不去除牙骨质，这本身就比较困难，还要不断地调整器械角度，以便直的切割刃充分适应根面的曲度，而最终也只能破坏与工作刃接触位置的生物膜。为了实现最广泛的接触，器械的切割刃必须始终与牙面接触。与牙体、沉积物或修复体表面接触过程中，切割刃的完整性会发生改变。在超微水平上，可观测到切割刃和根面不能接触而出现空隙，从而导致实质上牙根的某些部分只接受了极少的刮治。

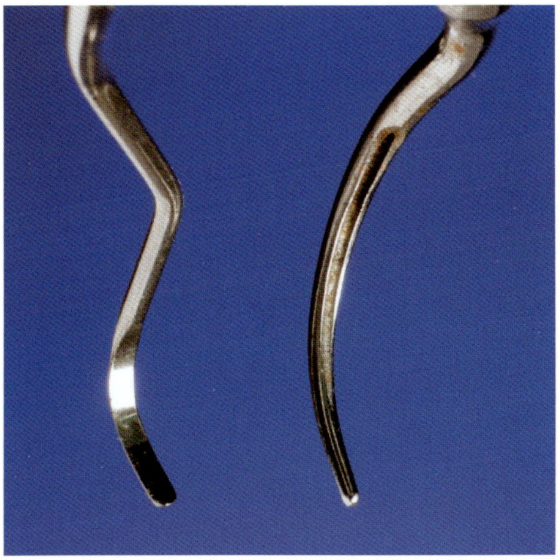

图2.1　手工器械带刃的线形工作端（左）与超声器械圆钝的工作端（右）的比较。

相反，与手工器械的线形切割刃相比，超声工作尖的钝的圆柱状外形（图2.1）对清除生物膜有更好的力传导性，因为它能很自然地与牙面贴合（见第6章）。空穴效应和微声流效应的生物物理力使得对生物膜的破坏扩大到工作尖直接接触部位以外（见第5章）。

超声器械的上述优势，在根分叉区刮治时表现得最为明显。临床医生有一个基本共识：器械在根分叉区发挥作用更加困难。值得注意的是，对牙根形态的研究显示，根分叉入口的宽度常常小于刮治器工作刃的宽度（Hou等，1994），这将严重限制手工器械进入根分叉区域进行彻底刮治。

一项比较手工器械和超声器械对根分叉区刮治效果的早期临床研究显示，纳入33颗磨牙进行根分叉区刮治，超声器械（标准直径#10尖端）和手工器械（Gracey刮治器）在减少Ⅰ度根分叉病变的微生物量（通过暗场显微镜观察）方面效率相当。然而，在减少Ⅱ度和Ⅲ度根分叉病变的炎症及微生物方面，超声器械具有显著优势（Leon和

Vogel，1987）。因此，对根分叉区域或存在牙根形态异常的区域进行刮治时，应选择超声器械（Oda和Ishikawa，1989；Patterson等，1989；Takacs等，1993）。

总之，尽管手工器械与超声器械都能充分破坏生物膜和牙石，但超声工作尖的设计使其具有更好的（牙面）贴合性，结合超声刮治的机制（振动和生物物理力），提升了对生物膜的破坏效果。

疾病的消除

评估牙周病是否存在或进展的经典指标包括探诊深度（PD）、临床附着水平（CAL）和炎症程度（常通过BOP评估）。大量研究已证实，无论是超声器械刮治还是手工器械刮治，都可以改善这些指标。考虑到已有数据显示，手工器械与超声器械在清除根面沉积物上的效率相当，我们可以推测，两种方法都可以获得相似的临床改善。

牙周袋变浅使临床医生和患者更易清洁龈下区域，这一点毋庸置疑。机械刮治和患者日常卫生维护都更容易到达相对浅的牙周袋根面，因此，探诊深度的降低是一个值得认可的治疗目标，因为它降低了牙周病复发的可能性。然而，仅依赖于降低探诊深度来控制牙周病是不够的。

对于衡量已发生的牙周组织破坏量，

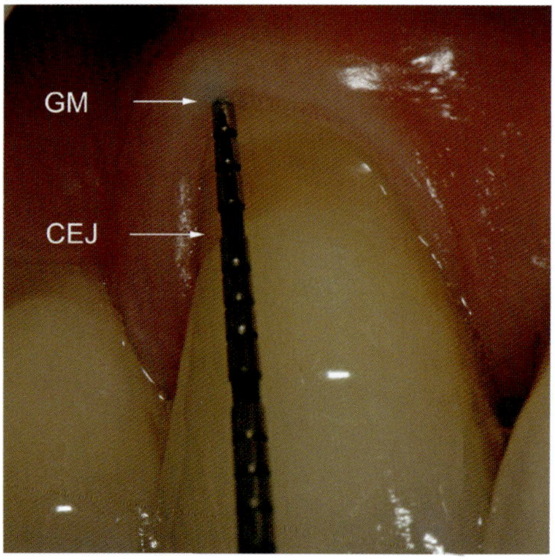

图2.2 探诊显示PD=1mm，牙龈退缩4mm；因此CAL=5mm。GM：龈缘；CEJ：釉牙骨质界。

与探诊深度相比，临床附着水平是更准确的指标（图2.2）。治疗后，检查者可通过CAL判断探诊深度的改善是由于牙周附着的获得还是仅仅由于软组织的退缩。

Suvan等（2020）的系统综述表明，在临床治疗结果（PD减少和CAL增加）方面，手工和超声龈下器械之间没有显著差异，与先前发表的研究一致（Drisko，2000；Krishna和De Stefano，2016；Tunkel等，2002）。因此，手工器械和超声器械都有可能既减少了牙周袋深度，又实现了临床附着的增加。

牙体结构的保存

在前文中，我们已经确定手工器械与超声器械在清除根面沉积物和控制疾病方面同等有效。但那只是牙周治疗的一部分，牙周治疗的目标是消除疾病并尽可能保存牙骨质。所以，下一个问题是：哪种方法最适于完成牙周治疗的目标，同时避免过度治疗？

如前所述，手工器械的设计多年来并无大的变化，设计有一个切割刃，目的是在牙-牙石交界处破坏牙石，并去除（平整）被认为已污染的牙骨质。根据手工器械的设计和去除牙面沉积物的机制，刮治过程可能去除大量根面组织。

大量研究一致显示，与超声器械相比，使用手工器械进行根面平整会去除更多的牙骨质，并且可以导致去除的牙骨质量远远超过建议的每年最多50μm（Flemmig等，1998a，1998b），这是临床可接受的长期牙周支持照护治疗患者的最大牙骨质累计去除量（推断10年内最大缺失量为0.5mm，见第1章）。例如，在一项评估4种刮治方法的研究中（图2.3），用适宜的力对90颗拔除的下颌切牙的360个位点刮治12下后，使用手工器械时平均牙骨质去除量为108.9μm，使用超声器械时为11.6μm（Ritz等，1991）。

另一项包含48颗牙的研究中，手工器械刮治30下后，牙骨质去除量为33.2μm，相同条件下超声器械为21.6μm（Vastardis等，2005）。当用3N（小于临床常规用力）的力使用手工器械时，刮治40下后平均累计的牙骨质去除量为148.7μm。使用8.5N的力刮治40下后，牙骨质去除量将增至343.3μm（也就是大于1/3mm）（Zappa等，1991）。但是目前尚不清楚使用不同的手工器械治疗后，牙根缺损程度是否也有所不同。

此外，如果多次进行根面平整，那么牙骨质就有一个累计去除量，最终可能导致牙骨质被完全去除（见第1章，图1.3）。

手工器械的最大劣势是造成牙齿结构（也就是牙骨质）被物理性去除，从而导致牙本质敏感（译者注：其实，

治疗方法	侧压力（p）	刮治12下后平均牙骨质去除量（μm）	每下刮治导致的牙骨质去除量（μm）
超声刮治器	100	11.6（8.0~15.1）	1.0
气动刮治器	100	93.5（84.2~102.7）	7.8
细的手工刮治器	500	108.9（101.8~116.7）	9.1
金刚砂车针	100	118.7（114.1~123.4）	9.9

图2.3 不同器械治疗后牙骨质去除量。（来源：Ritz等，1991）

过度刮治甚至有可能去除部分牙本质）。尽管已有报告提出根面平整术可形成一层玷污层，能够降低其下方牙本质的通透性（Fogel和Pashley，1993），但这层玷污层在酸性环境中是不稳定的，所以根面平整可能最终导致牙本质通透性增高，从而导致牙本质敏感、细菌侵入牙本质小管和牙髓激惹。

已有研究证明，与超声刮治相比，声波刮治导致根面粗糙度和/或牙骨质去除量显著增加（Jacobson等，1994；Jotikasthira等，1992；Ritz等，1991；Schmidlin等，2001）。根面变化增加是由于更长冲程的振荡（更高的位移振幅）产生更大的力，而且声波刮治器的工作尖可能使其更加严重，因为常用的声波刮治器的工作尖直径更宽。尽管在去除牙石（Jotkasthira等，1992；Lie和Leknes，1985）和消除牙周病临床症状（Christgau等，2006；Laurell和Pettersson，1988；Loos等，1987，1989）方面，声波刮治器与超声器械和手工器械有相近的功效，但它所造成的根面损伤是不可接受的，这种损伤程度显示，声波刮治器用于根面刮治是不当的，其临床使用应仅限于去除牙冠表面的牙石。

机械治疗的效率

与手工器械相比，超声器械的另一个优势是缩短治疗时间。正如第1章和本章前面所述，机械治疗完成时不可能立即判定它是否成功。机械治疗要进行到清除所有临床可查及的沉积物方可终止。这个过程成功与否，只能在足够的恢复时间后，通过评估软组织对治疗的反应来判定。影响治疗时间长短的因素包括：牙根形态、根面沉积物的特性、所用器械的类型和临床医生的技术水平。因此，不可能确定对一颗牙进行“刮治和根面平整”所需的实际时间。然而，评估不同方法所需治疗时间（并且治疗成功）的研究让我们了解到，为获得临床可接受的疗效，不同方法所需的时间有所不同。已有多项研究显示，与手工器械相比，应用超声器械时所需刮治时间可能更少（Dahiya和Kamal，2012；Johnston等，2020）。Johnston等（2020）观察到，超声器械全口刮治的平均总治疗时间为（75.4 ± 17.8）分钟，而手工器械的平均总治疗时间为（96.9 ± 23.5）分钟。此外，手工器械的治疗时间与疾病严重程度相关，而超声器械的治疗时间与疾病严重程度相关性较弱。因此，在疾病较严重的情况下，超声治疗可以提供更高的效率。

表2.1总结了超声与手工器械在实现牙周刮治治疗目标方面的差异。

其他清创方法

喷砂

与早期的牙科超声技术一样，喷砂

表2.1　总结了超声与手工器械在实现牙周刮治治疗目标方面的差异

目的	效率更高的方法	评论
破坏和去除龈下生物膜	**超声**	尽管两种方法能力相同，但超声工作尖的设计提供更好的入路，而且其工作原理增加了破坏生物膜的可预测性
去除菌斑滞留因素（如牙石）	**相同**	尽管两种方法去除牙石能力相同，但推荐超声器械，因为超声器械不会过度损伤根面
牙体结构保存	**超声**	正确使用时，超声器械治疗导致的牙骨质去除量显著较小
建立生物学上可接受的根面	**相同**	虽然这两种方法都同样能够实现不阻碍炎症控制或愈合的根面，但使用手工器械很难避免根面损伤
消除炎症	**相同**	尽管两种方法都有利于消除炎症，但使用手工器械很难避免根面损伤
效率	**超声**	研究显示，与手工器械相比，超声器械为达到期望的临床疗效需要的治疗时间更少

装置（air polishing devices，APD）最初是为了帮助治疗龋齿而设计的。下一代APD采用碳酸氢钠去除龈上菌斑。碳酸氢钠的磨蚀性及其对根面和修复体边缘完整性的不良影响阻碍了其在龈下的使用。最近，使用各种磨料颗粒较少的APD已被推广为手工和超声器械的替代品，用于根面和种植体表面的生物膜破坏与清除（图2.4）。

APD可以通过喷射含有水和磨料颗粒的压缩空气来去除牙面、根面或钛表面的生物膜。中等强度的证据表明，APD甚至可以破坏仅在显微镜下可见的生物膜，并改善牙周临床指标，类似于超声刮治（Nascimento等，2021）。

虽然APD经常被建议使用，以减少临床治疗时间，减少患者不适和疼痛，但重要的是，我们要认识到APD并不能清除牙石。在已经有可能清除牙石和生物膜的常规刮治疗程中，增加APD需要更多的治疗时间，而不是更少。在牙周

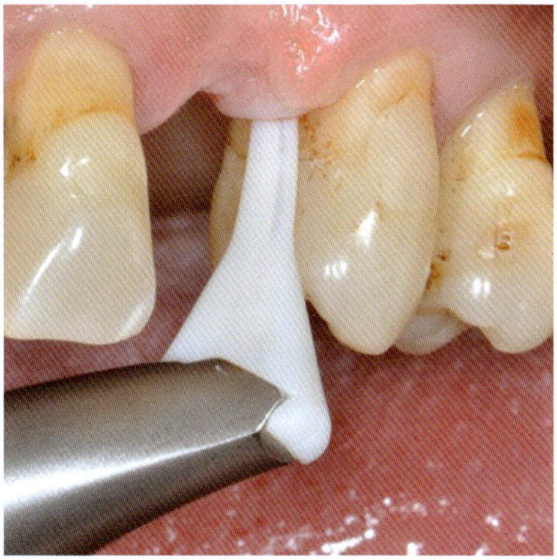

图2.4　使用Perio-Flow®喷嘴在牙周袋中进行龈下喷砂抛光，EMS Electro Medical System S.A.，Nyon，Switzerland。（来源：Cardosa等，2018；经John Wiley&Sons Inc.许可转载）

支持/维持治疗期间，作为破坏生物膜的一种替代方法，在传统清创方法疗效不理想的部位使用APD可能是有益的（Cobb等，2017）。需要注意的是，不推荐将APD作为单一疗法使用。

对于使用APD来破坏龈下生物膜，喷砂粉类型、器械性能及龈下递送方法都会影响治疗效果。要想充分破坏龈下的生物膜，选择的喷砂粉应以足够的力量冲击牙根或种植体表面，以达到满意的效果。另外，牙周袋内环境的不断变化也是影响APD可预测性的因素之一。

虽然APD对钛表面生物膜破坏及去除的有效性和安全性已被认可（Nascimento等，2021），但对于通过APD递送的不同喷砂粉对钛纳米颗粒释放的潜在影响（这可能会在钛附近的软组织中导致炎症反应）尚未进行研究（Fretwurst等，2018）。

由于缺乏对各种APD递送系统、喷砂粉的深入研究，以及难以通过有效的实验设计来比较各种不同超声清创装置/喷砂头的临床疗效差异，因此难以评估APD的真正临床效用。

激光

激光破坏菌斑生物膜的能力一直是牙周病学的热门课题。“Laser”（激光）是“light amplification by stimulated emission of radiation”（受激辐射式光频放大器）的首字母缩略词。激光器是一种能将电能或化学能转化为光能的设备。激光典型的命名方式是：根据产生能量束的活性元素命名。已证明对牙周治疗有益的最常见激光包括半导体、Nd:YAG、Er, Cr:YSGG、Er:YAG和CO_2（图2.5）。

激光类型	波长（nm）
半导体	809~980
Nd:YAG	1064
Er,Cr:YSGG	2780
Er:YAG	2940
CO_2	10600

图2.5 应用于牙周治疗的激光波长。

当激光对准生物组织时，目标组织会大量吸收激光能量，吸收的光能被转化成热能，导致组织升温、凝固或气化切除。产生的高温也有杀菌潜能。组织吸收的程度一部分取决于激光的各种特性，包括发射光波长、能量（瓦特）、波形、脉冲时长、能量/脉冲、能量密度、曝光时间、脉冲峰值功率、能量传递尖到靶平面的角度。另一部分取决于靶组织的特性，因为水、色素、羟磷灰石会或多或少地吸收每个波长的激光，因此牙周靶组织的特性也将决定激光能量对组织的影响。总之，短波长的激光（半导体和Nd:YAG）对有色组织亲和性更高，而对水的亲和性低，因此它们能穿透到深部软组织中。当激光能量射向牙周组织时，其他可能影响结果的因素包括组织炎症和血管的分布，干细胞参与愈合过程的有效性（Cobb，2006）等。

激光用于袋内壁刮治

由于激光能有效破坏生物膜或清除牙石，多种激光已被用于牙周治疗，但不同波长的激光对牙周组织的影响不同。特定的激光能量可用于靶向特定的牙周组织，例如衬里上皮。然而，如第1章所述，反复的研究表明，通过任何手段进行袋内壁刮治术都无显著疗效。不足为奇的是，对现有证据的回顾并不支持在牙周刮治术中使用激光诱导去除上皮袋衬里（Cobb等，2010；Karlsson等，2008）。

激光用于牙周清创

不管作为一种单独的治疗方法还是作为超声刮治术的辅助治疗方法，就牙周治疗而言，激光刮治术是否有优势，这个问题还有待研究。如果激光能量可以干扰细菌和/或根面沉积物而不损伤组织，那么激光将成为一种有效的牙周治疗方法。由于对不同激光能量杀菌能力的早期研究是在体外进行的，这可能与临床上牙周菌斑生物膜的发展缺乏关联。实验室模拟牙周菌斑生物膜的复杂结构具有挑战性。比较不同激光的刮治效能也有难度，因为不同的研究中，激光能量的传导方式（例如，来回移动还是静态地将能量导入牙周袋内）、使用的功率或能量密度、脉冲方式（单脉冲还是多脉冲）、与根面的照射角度不同（Cobb，2006）。现有的证据表明，激光和SRP联合应用，其减少龈下微生物负荷的能力是不可预知且不一致的，但优于单独SRP的效果（Cobb等，2010；Karlsson等，2008；Schwarz等，2008）。

激光用于去除牙石

如果使用激光去除牙石，那么所选的激光波长应不仅能有效去除牙石，而且要避免邻近牙髓和牙根组织的热损伤，以及健康牙根组织结构的不必要去除。在现有的激光中，Er:YAG激光似乎是最好的选择，因为它对矿化组织穿透性很小。尽管有证据提示，通过激光能量去除钙化沉积物是可能的（Schwarz等，2008），但区分牙骨质与临床可查及的牙石，甚至是仅在显微镜下可视的牙石，是一个很有挑战性的工作；尤其是在非手术治疗过程中，这种区分更有难度。当然，关于激光能否在去除牙石的同时不伴随邻近组织损伤，未来还需要进一步研究。不同参数的激光对牙石、牙骨质、牙本质破坏的敏感性不同（即使在同一颗牙中），因为同一颗牙样本的不同位点在颜色、厚度、组成、结构和含水量上有可能不同，这使选择理想的激光参数更加复杂（Cobb，2006；Radvar等，1995）。

尽管激光被越来越多地纳入临床牙周治疗方案，但仍然不能得出明确的循证结论。因为现有证据的质和量不能满足循证方法的要求（Cobb，2017；Forrest和Overman，2013）。尽管激光在牙周治疗中有发挥作用的潜能，但尚无可靠方案能够选择性地去除牙石或破坏菌斑生物膜的同时，不损伤邻近组织。最近一些系统综述报道，没有足够的证据支持使用激光治疗作为辅助手段用于牙周炎患者的龈下治疗或进行牙周支持照护（Salvi等，2020；Trombelli等，2020）。系统评价中纳入的许多研究没有报告激光的潜在危害或不良影响，并且EFP 2020 S3级临床指南关于治疗Ⅰ～Ⅲ期牙周炎的建议中提出：不要使用激光作为龈下刮治的辅助手段（Sanz等，2020）。

总结

临床医生在决定使用哪种刮治方法时，最有价值的信息是比较每种刮治方法的效果，包括：减少炎症，达到稳定和可维持的探诊深度，建立一个可维持的位点，能够最大限度地破坏致病菌斑、生物膜及牙石而不需要去除过多的牙骨质，以及治疗效率、患者接受度和医生正确使用器械的便捷性。

尽管多年的研究表明使用超声器械具有优势，但行业内尚未完成将主要牙周刮治方法从手工器械到超声器械的转变。在使用超声器械时，对气溶胶产生的担忧也延缓了其在许多国家的推广。随着我们对气溶胶产生机制的理解，特别是在有效减少气溶胶方面的进步（见第7章），超声器械的使用应当被认为是牙周刮治的“金标准”。

生物膜的破坏可以通过手工器械、激光产生的能量、龈下喷砂抛光和超声器械来完成。然而，充分认识超声器械在实现牙周刮治治疗目标方面的有效性和优势的证据基础（表2.1），能让我们更容易接受超声技术作为牙周非手术治疗的主要方法。

第3章　种植体的维护

本章目标
1. 明确种植体周健康、种植体周黏膜炎、种植体周炎的定义。
2. 探讨种植体周病的患病率和发病机制。
3. 回顾如何评估种植体周健康。
4. 描述种植体的维护方法。
5. 了解种植体周黏膜炎、种植体周炎的治疗方案。

种植修复是一种越来越受欢迎的缺失牙修复方式。20世纪60年代进行的首创性研究表明，钛种植体可以通过手术植入骨中，而不会损伤组织，且有证据表明骨组织可生长到非常接近种植体表面的位置（Brånemark等，1969）。这些观察结果使“骨结合”这一术语被引入，它描述了骨与种植体之间的结构和功能连接，其特征在于骨和种植体表面直接接触，没有中间的软组织层。骨结合是现代牙科种植学的基础。

近年来，各种类型种植体层出不穷，种植体的植入也变得越来越可预测。种植体具有良好的长期存留率，可用于支持多种义齿（例如单冠修复、固定局部义齿、全口覆盖义齿）。毫无疑问，种植修复在改善患者口腔功能、美学和生活质量方面做出了显著贡献。

种植体的使用率逐年上升。例如，据报道，美国种植牙的使用率从1999/2000年的0.7%上升到2015/2016年的5.7%（Elani等，2018）。虽然种植修复很受欢迎，但值得注意的是，获得这种先进牙科维护治疗的机会较少，种植体使用率在条件较好的群体中一直较高。

随着更多的种植体被植入，种植体机械和生物学并发症的发生率也随之增加。机械并发症（通常与较大咬合力

Ultrasonic Periodontal Debridement: Theory and Technique, Second Edition. Marie D. George, Dani Botbyl, Timothy G. Donley, and Philip M. Preshaw.

Companion Website: www.wiley.com/go/george/ultrasonic

有关）包括螺丝松动、螺丝折断、基台折裂、种植体断裂及修复体折裂或损坏。生物学并发症包括影响种植体和种植体支持的修复体周围软硬组织的并发症。这些种植体周病中最常见的（也是本章的重点）是由生物膜堆积引起的炎症，称为“种植体周黏膜炎”和“种植体周炎”。

种植体周病

种植体周病的定义

种植治疗的成功与否可通过多种方式衡量。在早期研究中，种植体存留率通常被认为是治疗成功的标志。然而，更重要的是考虑种植成功率，它不同于（也小于）种植体存留率，多年来人们提出了多种衡量种植成功率的指标。种植成功与否可从不同层面进行评估，包括种植体层面（无松动、疼痛、种植体周骨丧失或影像学表现的透射影）、种植体周软组织层面（无出血或溢脓）、修复体层面（修复能力、无机械并发症、功能完善、美观）和患者层面（对美观和功能的满意度）（Kormas等，2020）。据报道，使用特定指标来定义种植治疗的成功率，平均15.7年的成功率为89.7% ± 10.2%，13.4年的存留率为94.6% ± 6.0%（Moraschini等，2015）。这些数据清晰表明，种植治疗具有很高的可预测性和成功率。

尽管种植治疗的成功率很高，但种植体周病的发病率也很高。在考虑种植体周病的分类时，有必要对种植体周健康进行定义。在2017年牙周病和种植体周病国际分类研讨会上，明确了种植体周健康和种植体周病的定义（Berglundh等，2018）。

种植体周健康，表现为无红肿、探诊出血、肿胀或溢脓（图3.1）。与牙周健康不同，由于种植体周黏膜的高度（厚度）或种植体植入深度等解剖学因素的影响，无法确定与种植体周健康相

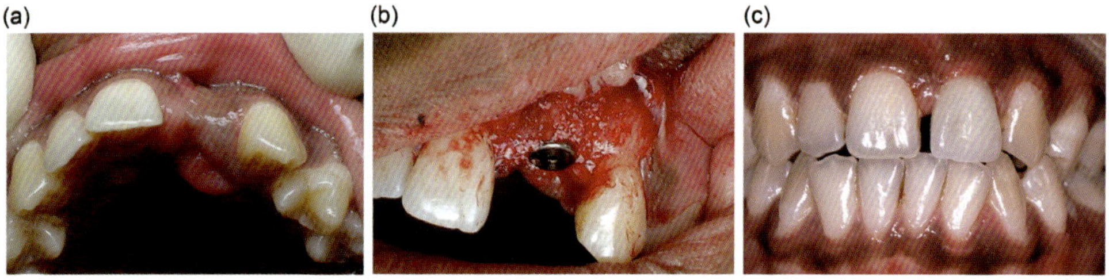

图3.1 种植体周健康。（a）患者因外伤导致9（FDI 21）缺失，该区域牙槽嵴宽度减少。（b）在植入种植体的同时进行了植骨。（c）术后1年，尽管口腔卫生状况欠佳，多颗牙见生物膜和色素沉着，但种植体周组织基本健康，无出血和溢脓，探诊深度也未增加。

适应的探诊深度范围。例如，即使探诊深度达到天然牙牙周炎的探诊深度，种植体周仍有可能保持健康。需要注意的是，种植体周健康可存在于支持骨减少的种植体周围。

种植体周健康的诊断：

- 无炎症表现
- 轻探诊无出血和/或溢脓（译者注：在最新的关于种植体周健康的专家共识中，本条目需增加“或仅存在单个出血点”这一表述）
- 探诊深度与基线相比无增加
- 除因初期骨改建导致的牙槽嵴顶水平变化外，无进一步骨吸收

种植体周黏膜炎：主要特征是轻探诊时出血，但除了初期骨改建导致的牙槽嵴骨水平变化外，没有骨吸收（图3.2）。种植体周黏膜炎的其他表现还包括黏膜红肿和溢脓。由于炎性水肿或探诊阻力减小，探诊深度也可能增加。需要注意的是，种植体周黏膜炎可能存在于不同支持骨水平的种植体周围。种植体周黏膜炎的主要病因是生物膜。

种植体周黏膜炎的诊断：

- 轻探诊时有出血和/或溢脓，探诊深度较基线水平增加或无增加
- 除因初期骨改建所致的牙槽嵴顶水平改变外无骨丧失

种植体周炎：发生在种植体周与生物膜相关的病理状态，以种植体周黏膜炎症和进行性支持骨组织丧失为特征。受种植体周炎影响的部位表现为炎症、BOP（+）和/或溢脓、探诊深度增加和/或黏膜缘退缩，以及影像学骨丧失（图3.3）。

种植体周炎的诊断：

- 轻探诊时有出血和/或溢脓现象
- 探诊深度较基线检查有所增加

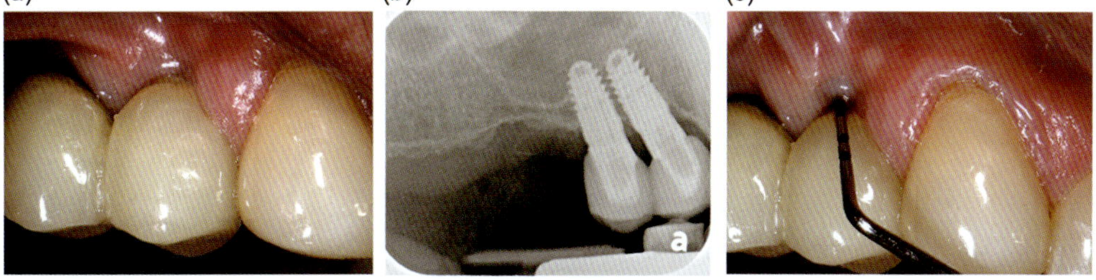

图3.2　5（FDI 14）种植体周黏膜炎。（a）种植体颊侧黏膜红肿。（b）探诊深度与基线测量值相比没有增加，无影像学骨丧失表现。（c）但探诊时有出血现象，确诊为种植体周黏膜炎。

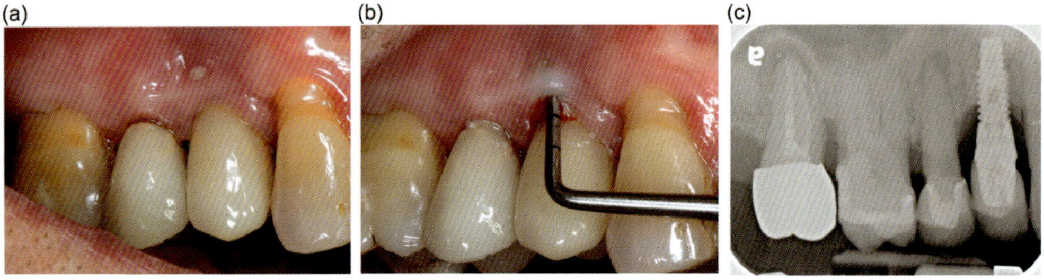

图3.3 5（FDI 14）种植体周炎。（a）检查发现，5（FDI 14）种植体颊侧黏膜红肿，并伴有窦道。（b）颊侧中央探诊深度为8mm，与基线记录相比有所增加。（c）X线检查显示种植体周骨吸收，种植体螺纹暴露。还需要注意2和4（FDI 17和15）的根尖周病变（根尖周炎），以及该象限中所有牙的牙槽骨吸收和所有修复体的边缘完整性差。

- 骨丧失超出了初期改建造成的牙槽嵴顶水平变化

种植体植入时获得的基线记录对于后期监测种植体周健康状况至关重要。因此，临床医生应在种植修复完成后拍摄基线X线片［长遮线筒技术根尖片（译者注：即平行投照技术根尖片）］和探诊数据。在种植体植入后几个月内，牙槽骨会发生轻微改建（通常骨吸收量＜2mm），因此在负荷期后应再拍一张X线片，以确定这种生理性改建后新的骨量参考值。

在种植修复阶段，患者通常会在不同的临床医生处就诊，与最初植入种植体的医生不同。在这种情况下，新的临床医生应尽量获取临床记录和之前的X线片，以评估骨量是否发生变化或是否有疾病进展的迹象。但这并不总是可行的，有时可能需在没有基线记录的情况下，仅根据患者的表现来做出种植体周炎的诊断。

因此，在先前信息缺失的情况下，种植体周炎的诊断可基于以下因素：

- 轻探诊时有出血和/或溢脓现象
- 探诊深度≥6mm
- 以种植体理想骨水平位置为参考，骨丧失≥3mm

种植体周健康和疾病的定义比较见表3.1（译者注：此为病例水平的诊断，是相对于群体水平或疾病分类水平的诊断而言）。

种植体周病的患病率

种植治疗的高成功率，加上患者的需求及牙科专业必要培训与技能的发展，世界范围内大量种植体被植入。然而，这也导致了一个新问题，即许多种植患者随后患上了种植体周病（Fu和

表3.1 基于2017年牙周病和种植体周病国际分类研讨会的种植体周健康及疾病的定义（病例水平的定义）

	种植体周健康	种植体周黏膜炎	种植体周炎（有基线资料）	种植体周炎（基线资料缺失）
明显的炎症表现	–	+	+	+
BOP和/或溢脓	–	+	+	+
与基线相比，PD增加	–	–/+	+	≥6mm
初期骨改建外的骨丧失	–	–	+	以种植体理想骨水平位置为参考，骨丧失≥3mm

BOP，探诊出血；PD，探诊深度；+，存在；–，不存在。（改编自Berglundh等，2018；Kormas等，2020）

Wang，2020）。尽管不同的研究对种植体周黏膜炎和种植体周炎的患病率进行了不同病例水平的定义，但文献已明确表明种植体周病的高患病率。一项对11项研究的系统性评价显示，种植体周黏膜炎的患病率为19%～65%，估计平均值为43%；种植体周炎的患病率介于1%与47%之间，估计平均值为22%（Derks和Tomasi，2015）。

一个关键的考虑因素是如何报告患病率数据，例如在患者水平（即X%的患者受到影响）或种植体水平（即Y%的种植体受到影响）。一般来说，疾病都是在患者水平上报告的（例如，牙周炎的患病率数据是在患者水平上报告的，而不是在牙齿水平上）。2017年进行的一项荟萃分析表明，种植体周黏膜炎的平均患病率为47%（患者水平）和29%（种植体水平），这表明约50%的种植患者患有种植体周黏膜炎。种植体周炎的平均患病率为20%（患者水平）和9%（种植体水平），表明每5位种植患者中就有1位患有种植体周炎，每10个种植体中就有1个受到种植体周炎的影响（Lee等，2017）。另一项针对57项研究的系统性综述报道，在已有研究中，种植体周炎患病率为1%～85%（种植体水平），种植体周炎发病率从3年内的0.4%到5年内的44%不等（Dreyer等，2018）。这些研究清楚地证实，种植体周黏膜炎和种植体周炎的患病率很高，因此临床医生在临床实践中常会遇到这些情况。

种植体周病的发病机制

在许多方面，种植体周黏膜炎和种植体周炎可被认为分别类似于牙龈炎和牙周炎。因此，种植体周黏膜炎和种植体周炎都是生物膜导致的炎症性疾病，种植体周黏膜炎先于种植体周炎发生，而这两种疾病的主要治疗策略都是破坏和清除种植体表面的生物膜。

不过，牙龈炎/牙周炎与种植体周黏膜炎/种植体周炎之间确实存在差异，部分原因与种植体和天然牙的解剖结构不同有关。种植体和天然牙都有一个骨内部分，用于锚定牙槽骨；一个经黏膜部分，用于穿过软组织；还有一个口内部分（即种植体支持的修复体或牙冠）。天然牙周围的牙龈组织在解剖学上分为结合上皮（天然牙和牙龈之间附着的关键组成部分）、龈沟（内衬龈沟上皮）和含有胶原纤维束的结缔组织，这些结缔组织可保持牙龈的形状和结构，并提供与牙槽骨和牙骨质的附着。牙周膜纤维在牙槽骨和牙根之间提供附着力，以垂直方向插入根面牙骨质。

植入种植体后，上皮细胞会从伤口边缘开始增殖，覆盖骨上方暴露的种植体表面，直到上皮恢复连续性。这就形成了种植体周的沟（类似于天然牙周围的龈沟），“龈沟”底部的上皮细胞附着在种植体上，形成薄薄的、袖口状的黏膜屏障（类似于天然牙周围的结合上皮）。这种屏障上皮最根方的细胞与下方牙槽骨由1～1.5mm富含胶原纤维的结缔组织相隔，健康种植体周黏膜的总高度（厚度）为3～4mm。种植体周结缔组织中的胶原纤维一般平行于种植体表面，这与天然牙周围的情况不同，天然牙周围胶原纤维垂直于牙槽骨。虽然这可能表明与天然牙相比，种植体周软组织附着的屏障功能较弱，但我们认为这两种类型的附着均能有效阻止细菌侵入（Berglundh等，1991；Ivanovski和Lee，2018）。种植体与天然牙的另一个主要区别在于，天然牙是通过牙周膜（periodontal ligament，PDL）固定在牙槽骨中的，PDL包含插入牙骨质的纤维，而种植体则没有类似的结构，牙槽骨与种植体表面直接接触。

在考虑种植体周病的发病机制时，天然牙和种植体之间的这些解剖学差异非常重要。种植体周黏膜炎的临床表现与牙龈炎相似，而种植体周炎的表现与牙周炎相似。在组织学层面，种植体周黏膜炎是种植体周“龈沟”侧方一种定义明确的炎症，其中含有丰富的浆细胞、淋巴细胞和血管，但炎症并没有向根方嵴顶上结缔组织延伸。引发种植体周黏膜炎向种植体周炎转变的具体因素尚未确定，但在种植体周炎中，炎症向根方结缔组织延伸，并向骨嵴顶靠近。与牙周炎相比，种植体周炎的炎症病变可累及更多的结缔组织，并含有大量的浆细胞、巨噬细胞和中性粒细胞。种植体周炎的进展似乎比牙周炎更快（图3.4），且在没有治疗的情况下，其进展呈非线性加速模式，骨吸收速度显著高于牙周炎（Berglundh等，2018）。

关于生物膜的组成，种植体周炎部位已发现与牙周炎中类似的牙周病原体，包括伴放线菌团聚杆菌、直形弯

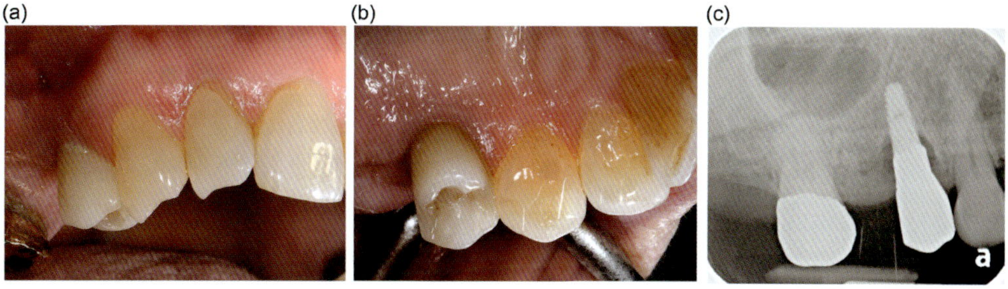

图3.4 5（FDI 14）种植体周炎。（a）种植体植入约2年后，出现红肿和溢脓（颊侧溢脓），影响到5（FDI 14）种植体。口腔卫生状况欠佳，3（FDI 16）近中可见生物膜，该部位还伴有牙龈退缩和牙周炎。（b）腭侧面观证实，5（FDI 14）种植体周软组织出现红肿。（c）X线检查显示，5（FDI 14）种植体周骨质大量吸收，与天然牙牙周炎的进展速度相比，种植体植入后2年内骨吸收的速度非常快。

曲菌、流感嗜血菌、牙龈卟啉单胞菌、金黄色葡萄球菌、中间链球菌、缓症链球菌、福赛斯坦纳菌、齿垢密螺旋体和念珠菌（Persson和Renvert，2014；Schwarz等，2015a）。宿主免疫炎症反应的特点是促炎症介质和酶的上调，这在牙周炎中也可见。因此，在种植体周炎部位收集的种植体周龈沟液（PISF）与牙周炎部位收集的龈沟液（GCF）类似，都含有高水平的基质金属蛋白酶-8（MMP-8）和白细胞介素-1β（IL-1β）（Ramseier等，2016）。与牙周炎一样，种植体周炎也是一种复杂的炎症性疾病，其机制是生物膜和慢性的、难以解决的炎症反应之间的失衡。然而，与牙周炎相比，种植体周炎似乎没有独特的细菌学或炎症/免疫学特征（Berglundh等，2018）。

种植体周病的风险因素与牙周病类似。与牙龈炎一样，种植体周黏膜炎的主要致病因素是生物膜的积累。吸烟和糖尿病也可能增加种植体周黏膜炎的风险。关于种植体周炎，有明确证据表明，有严重牙周炎病史、菌斑控制不佳及种植治疗后缺乏定期维护的患者发生种植体周炎的风险增加。吸烟和糖尿病也是种植体周炎的潜在风险因素。其他可能增加种植体周炎风险的因素包括种植体位置不佳（和/或种植体上部的修复体设计不佳），无法进行有效的口腔卫生或专业的维护，以及黏膜下区域存在多余的粘接剂（对于粘接固位修复体而言）。其他潜在风险指标的影响还需进一步研究，这些指标包括：种植体周角化黏膜宽度/种植体周角化黏膜缺失、咬合负荷过重、钛金属微粒、骨挤压、过热或生物腐蚀（Berglundh等，2018）。

种植体的维护

评估种植体周健康

在检查种植体周组织之前，临床医生应确定种植体的基本信息（如果尚未了解这些信息），包括：

- 何时植入种植体，由哪位临床医生植入，是否有任何并发症
- 是否能从之前的临床医生处获得基线记录（例如临床测量、X线片等）
- 种植体的类型（例如生产商）以及长度和直径等详细信息
- 患者是否出现任何问题（例如出血、疼痛、松动）
- 患者是否定期接受种植体维护检查

临床检查首先是视诊和扪诊（评估红肿），然后是探查。

无论是使用金属探针还是塑料探针，都可以在不损伤种植体或种植体周软组织的情况下安全地进行探查。由于种植体周嵴顶上胶原纤维从骨嵴开始平行于种植体表面（与天然牙周围的情况相比，天然牙周围的嵴顶上胶原纤维水平插入根方牙骨质中），因此与天然牙周围的软组织相比，种植体周软组织对探针的阻力较小。在种植体周使用轻柔的探查力（例如0.2N）非常重要（Hirooka和Renvert，2019）。

种植支持式修复体的设计可能会对种植体周的探查造成困难，因此临床医生在后续随访时一定要注意将探针放在相同的位置进行重复测量。使用同一种探针也同样重要，因为使用柔性塑料探针记录的测量值有时会与使用金属刚性探针记录的测量值不同。种植体周的探诊深度取决于种植体周黏膜的高度和种植体植入牙槽骨的深度。因此，如果在种植体周探查到与天然牙周围同样较深的探诊深度（表明牙周炎），不一定代表存在种植体周炎。确定是否存在种植体周炎的关键因素是炎症表现［BOP（+）和/或溢脓］、探诊深度与基线或之前的检查相比有所增加、植入后出现除生理改建外的骨丧失。

BOP（+）表明存在炎症，是区分种植体周病和种植体周健康的关键诊断参数。如果没有出血，说明疾病发展或恶化的可能性较低。作为炎症的最早征兆之一，BOP（+）是种植体评估中需要记录的关键参数。

探诊溢脓，表明种植体周软组织出现了更广泛的炎症和中性粒细胞坏死，这是一个重要的诊断特征，尤其是对于种植体周炎而言。

与基线或之前的检查相比，探诊深度增加表明疾病的进展，是种植体周炎的征兆，提示需要拍摄X线片来评估种植体周的骨水平。

松动是种植体周骨吸收较严重的表现，可以使用与天然牙相同的方法进行评估（例如，使用口镜的手柄来检查松

动度）。但是，由于种植支持式修复体的存在和/或修复设计中可能涉及其他种植体的参与，因此即使种植体存在大量骨丧失，也可能表现为不松动。

如果怀疑有种植体周病（例如出血、溢脓和探查深度增加等临床症状），则应拍摄X线片。应拍摄长遮线筒技术根尖片（译者注：即平行投照根尖片），以评估与基线或之前的X线片相比骨水平的变化。如果之前的X线片缺失，种植体顶端至其在骨内最冠方位置的骨吸收≥3mm则表明存在种植体周炎。

风险评估也应作为检查的一部分。生物膜控制是预防种植体周病的关键，因此应评估口腔卫生，包括一般情况和与种植体有关的具体情况。如果修复体的设计影响了口腔卫生，则应考虑更换修复体，使其更易于清洁。还应评估吸烟和糖尿病等其他风险因素，并在这些风险因素可以改变的情况下为患者提供指导（例如戒烟支持）。

种植体维护

预防疾病是种植体维护的基本目标，包括由患者和专业人员提供的生物膜控制措施（Tonetti等，2015）。定期破坏和清除生物膜以及牙石等促进生物膜堆积因素对于保持种植体周健康和预防疾病进展至关重要。

患者采取的生物膜控制措施必须包括刷牙。手动牙刷和电动牙刷都能有效改善和维持种植体周软组织健康，尚未发现电动牙刷对种植体周黏膜的不良影响（Kelekis-Cholakis和Rothney，2019）。目前没有证据表明哪种牙刷比其他牙刷更有优势，应在与患者讨论的基础上，根据患者的依从性和执行口腔卫生程序的能力提供口腔卫生指导。有关邻面清洁最佳方法的证据很少，临床医生应根据临床情况提出建议。牙间口腔卫生辅助工具（例如单头刷、邻间隙刷和种植牙牙线）对于邻间隙和种植支持式修复体下方区域的清洁均很重要（图3.5）。目前还没有一致或明确的证据表明患者自行使用漱口水、凝胶或自我冲洗对种植体维护的益处（Kelekis-Cholakis和Rothney，2019）。

专业的生物膜控制措施主要侧重于采用机械方法破坏并清除生物膜。在对种植体进行清创时，根据种植体/修

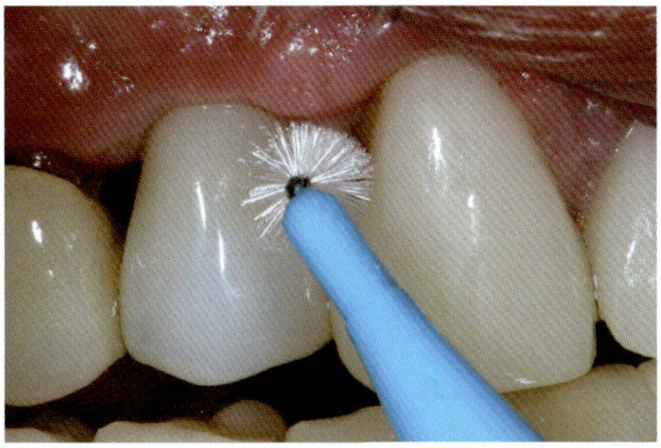

图3.5 患者在6（FDI 13）种植体的近中进行口腔卫生清洁。邻间隙刷对于清洁邻面区域以保持种植体周和牙周组织的健康非常重要。

复体的类型和种植体周病的程度，有几种类型的表面可能需要进行器械处理。这些表面可能包括钛（光滑或粗糙）、金、瓷或氧化锆。在种植体周炎的情况下，种植体螺纹暴露，生物膜和牙石在种植体螺纹中的机械滞留使治疗的复杂性大大增加。

在考虑对种植体进行机械清创时，既要尽量减少对被清创表面的损伤，又要有效清除生物膜和牙石，二者之间需要取得平衡，而这将受到临床情况和疾病程度的影响。在对光滑的钛金属表面清创时，非金属器械和橡皮杯被认为是安全的，不会造成表面损伤。对于粗糙的钛金属表面，如果需要保持种植体表面的完整性，非金属器械和喷砂器械是首选（Kelekis-Cholakis和Rothney，2019；Louropoulou等，2012）。虽然一项体外研究显示，使用塑料、钛刮治尖或钛刷对氧化锆表面反复进行器械处理后，表面粗糙度并无差异，但关于氧化锆表面最佳清创技术的研究证据仍较少（Lang等，2016）。表3.2列出了不同种植体表面清创方法的优点和缺点。

已有研究探讨了喷砂（使用压缩空气、水和甘氨酸等研磨粉的混合物去除生物膜）治疗种植体周病的效果，但结果不一。一些临床试验发现，在探诊深度和探诊出血量减少方面，使用甘氨酸粉进行喷砂并不优于机械清创，而另一

表3.2 不同种植体表面清创方法的优点和缺点

清创方法	优点	缺点
不锈钢刮治器	• 清除生物膜和牙石效果良好	• 种植体表面显著改变
钛刮治器	• 清除生物膜和牙石效果良好	• 种植体表面部分改变
塑料/碳纤维刮治器	• 部分清除生物膜 • 种植体表面无改变	• 无法清除牙石 • 易碎
超声器械（配备塑料包被的工作尖）	• 清除生物膜和部分牙石效果极佳 • 种植体表面改变极小	• 暴露螺纹上的塑料工作尖破裂，产生碎屑
超声器械（不配备塑料包被的工作尖）	• 清除生物膜和牙石效果极佳	• 种植体表面显著改变
钛刷	• 清除生物膜和牙石效果极佳	• 种植体表面显著改变 • 易损耗，不耐用
喷砂	• 清除生物膜效果极佳 • 种植体表面改变极小	• 无法清除牙石

（改编自Kormas等，2020）

些临床试验则发现，使用甘氨酸粉后，种植体周健康状况有所改善。不过，总体而言，研究似乎表明喷砂在维护种植体周健康方面与机械清创一样有效（Kelekis-Cholakis和Rothney，2019）。

种植体周病的治疗

种植体周病的非手术治疗包括专业的生物膜清除措施和优化患者口腔卫生维护的方法。器械治疗的选择受临床表现影响，同时要考虑种植体材料、表面特征和种植支持式修复体的设计。专业的生物膜清除技术包括使用手工器械、超声器械和喷砂。目前的循证证据尚不明确采用局部使用抗菌药物或益生菌等辅助治疗是否有益。

种植体周黏膜炎的治疗

如果诊断为种植体周黏膜炎，应进行以下关键步骤：

1. 评估种植支持式修复体。应评估种植支持式修复体的可清洁性，如有必要，应调改或更换修复体，以确保可使用口腔卫生工具来有效破坏和清除生物膜，并可进行探查（用于监测）和进行专业的清除生物膜措施。关键原则是消除所有生物膜滞留区域并优化口腔卫生。对于粘接固位的修复体，应评估修复体周围是否存在多余的粘接剂，如果发现，应仔细清除。

2. 患者自我口腔卫生维护措施。根据临床情况进行个性化的口腔卫生指导是种植体周黏膜炎治疗的重要组成部分。手动牙刷和电动牙刷均能有效清除种植体上的生物膜，可根据患者的偏好和临床情况使用。刷牙方法是有效使用牙刷的关键，额外的口腔卫生辅助工具也是必要的。单束刷、邻间隙刷和种植体牙线都适用于种植体，应指导患者根据临床适应证使用。

3. 种植体清创术。可使用各种手术工具对种植体和修复体进行专业清创术。重要的是要避免损坏种植体表面，因为划痕会使生物膜滞留增加。然而，清除生物膜与牙石以控制炎症和防止疾病进展也很重要。因此，在有效破坏和清除生物膜与牙石的同时应尽量减少对种植体表面的损伤，临床治疗需在二者（清创和减少损伤）之间权衡利弊。

塑料/碳纤维刮治器可用于清除生物膜，对种植体损伤最小/无损伤，但通常对牙石的清除效果较差。使用橡皮杯和抛光膏进行抛光的预防性治疗也可用于清除种植体表面的生物膜，塑料/碳纤维刮治器和橡皮杯抛光的联合应用通常是清除生物膜且不会造成损伤的首选治疗方法。使用种植体专用的、表面包被塑料的超声工作尖似乎也可有效清除生物膜，同时不会对种植体表面造成损坏。

研究表明，使用超声器械（不配备塑料包被的工作尖）时，由于空穴效应（见第5章），即使工作尖本身不接触表面，但只要保持较近距离（例如0.5～1.0mm），也可清除钛表面的生物膜（Vyas等，2020）。这可能代表了一种机会：实现生物膜清除的同时尽量减少与种植体表面的接触，从而减少因接触导致的种植体表面损伤。虽然临床上保持超声工作尖远离种植体表面0.5～1.0mm可能难以实现，但这可能给我们指明了一个新的、值得努力的研究方向。

喷砂也可用于有效清除种植体表面的生物膜。将压缩空气、水和研磨粉末（例如甘氨酸、碳酸氢钠）直接作用于种植体表面以破坏和清除生物膜。甘氨酸粉末喷砂在治疗种植体周黏膜炎方面与手工器械效果相当（Schwarz等，2015b）。

鉴于可用于种植体表面清创的技术多种多样，临床医生可能很难明确选择哪些方案，而且决策也会受到临床上实际配备的器械和设备的影响。已有的基于对受污染钛表面清洁效果的体外研究显示，非金属刮治器和橡皮杯去除沉积物的能力相对较差；而超声器械（配备或不配备塑料包被的工作尖）、金属刮治器、旋转钛刷和喷砂技术去除沉积物的能力相对更强（Louropoulou等，2014）。但是，去除沉积物能力较强的多种器械（例如金属刮治器）都会对种植体表面造成损伤，因此在临床决策时，务必要考虑到这一点。

在许多情况下，治疗种植体周黏膜炎时，清除生物膜的首选可能是以下几种方法的组合：塑料/碳纤维刮治器、橡皮杯抛光、有塑料包被的超声工作尖和/或喷砂。但如果存在牙石，这些技术可能效果较差，必要时还可以使用手工器械（不锈钢器械或钛材料的器械）或超声器械（非塑料包被的工作尖，即普通的、用于天然牙的超声工作尖）来清除牙石，同时一定要非常小心和轻柔，以尽量减少对种植体表面的损伤。

4. 辅助治疗。有几种辅助治疗方法已被研究用于治疗种植体周黏膜炎，包括抗菌剂/消毒剂（例如氯己定）、激光、光动力疗法和益生菌（Heitz-Mayfield等，2022）。在专业的种植体清创联合患者自我口腔卫生维护之外，使用这些辅助治疗措施并不能稳定地提高疗效（Schwarz等，2015c）。因此，在缺乏进一步证据的情况下，无法就这些措施的使用给出具体建议。

总之，患者每日进行自我菌斑控制、定期复查和专业的生物膜清除是治疗种植体周黏膜炎的关键要素。使用塑料/碳纤维刮治器、橡皮杯抛光、塑料包被的超声工作尖和/或喷砂可能是清除生物膜（不损伤种植体）的最佳方法。如果存在牙石，则可能需要使用金属手工器械或普通超声工作尖（表面无塑料包被），注意尽量减少对种植体表面损伤，但同时也要接受有些损伤可能是不可避免的。由于种植体周黏膜炎的治疗对于预防种植体周炎至关重要，因此有必要在尽量减少种植体表面损伤与清除种植体表面的沉积物（生物膜与牙石）以控制炎症及预防疾病进展之间进行权衡。

种植体周炎的治疗

如果确诊为种植体周炎，则应开始非手术治疗，但有效的治疗通常非常具有挑战性。由于病变的解剖结构、外露的种植体螺纹和种植支持式修复体的存在，主要的难点在于如何接触受污染的种植体表面。治疗目的是减轻炎症反应，最大限度地减缓病变发展，虽然可以改善临床症状，例如减少探诊深度和出血，但可能无法完全阻止疾病的进展。

治疗种植体周炎的初始程序应与种植体周黏膜炎相同。

1. 评估种植支持式修复体。应对种植支持式修复体的可清洁性进行评估，并根据需要进行调改，以便有效地进行口腔卫生清洁和专业的生物膜清除。

2. 患者的口腔卫生措施。优化口腔卫生是治疗的基本组成部分，应根据临床指示使用所有适当的口腔卫生辅助工具，包括手动和/或电动牙刷、单束刷、邻间隙刷和种植牙专用牙线（图3.6）。

3. 种植体清创。与治疗种植体周黏膜炎一样，治疗种植体周炎同样需要清除生物膜和牙石，同时避免或尽量减少对种植体表面的损伤。当务之急是有效清除生物膜和牙石，减轻炎症并防止疾病进展。还应去除影响口腔卫生的局部因素，例如悬突或轮廓不佳的修复体。鉴于有效治疗种植体周炎存在难度，早期诊断是关键，并且在治疗后应尽早进行重新评估。在实施有效的口腔卫生程序和专业清创后，应在术后1～2个月对治疗反应进行评估。治疗成功的标志是探诊深度≤5mm，且探诊无出血。在这种情况下，患者将进入维护治疗阶段，包括定期复查、专业清除生物膜和加强口腔卫生。如果炎症持续存在、溢脓/出血、探诊深度≥6mm，则可能需要进行手术治疗（Heitz-Mayfield等，2022）。

可以使用金属（钢、钛）或碳纤维刮治器或超声波器械去除生物膜和牙石，也可以使用喷砂去除生物膜。塑料包被的超声工作尖（图3.7）在光滑的种植体表面可能有用，但在种植体螺纹外露处作用有限，因为塑料可能会在螺纹上破裂，在种植体周袋产生更多的碎屑。既要清除生物膜和牙石，又要避免对种植体表面造成不必要的损伤，二者之间需要取得平衡。在治疗种植体周炎时，可能需要联合使用塑料/碳纤维刮治器、金属刮治器、喷砂和超声器械。

4. 辅助治疗。研究显示，一些辅助治疗方法（例如激光、抗菌光动力

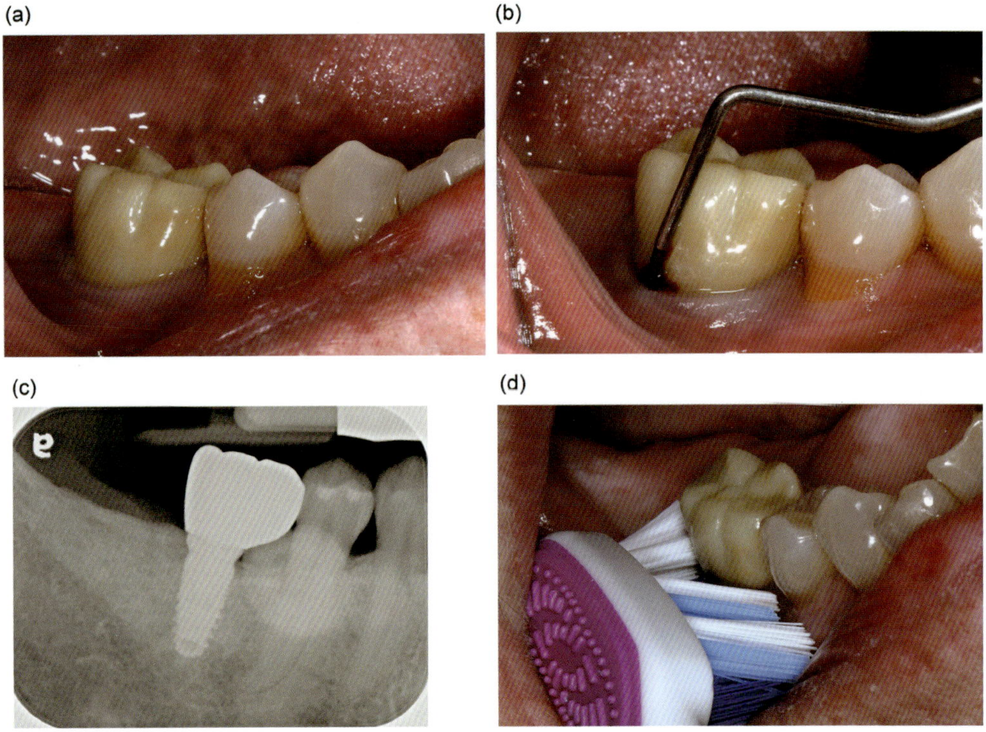

图3.6　30（FDI 46）种植体周炎。（a）30（FDI 46）种植体的颊侧牙龈红肿。（b）探诊深度与基线测量值相比有所增加。（c）X线片证实种植体周存在骨吸收。（d）作为治疗策略的一部分，必须优化口腔卫生，指导患者正确使用牙刷和其他口腔卫生辅助工具。

疗法、局部使用抗菌药/抗菌剂和全身使用抗生素），在治疗种植体周炎方面与单纯的机械清创相比，并没有显著疗效（Heitz-Mayfield等，2022）。

有效的自我菌斑控制和专业的非手术清除生物膜与牙石是种植体周炎治疗的关键组成部分，其目的在于控制炎症和防止疾病进展。虽然治疗后可以改善探诊深度和探诊出血，但大多数情况下并不能完全治愈疾病。治疗种植体周炎需要定期复查和反复的专业清创，在许多情况下，还可能需要手术干预。

总而言之，种植体周黏膜炎和种植体周炎是大多数临床医生在临床实践中都会遇到的常见疾病。定期复查、评估，加强口腔卫生指导，以及专业的清创以去除生物膜和牙石仍是治疗这些疾病的基础。在大多数临床情况下，可能需要多种机械治疗方法联合应用，以清除生物膜和牙石，同时避免或尽量减少对种植体表面的损伤。预防是关键：既要预防种植体周黏膜炎（即

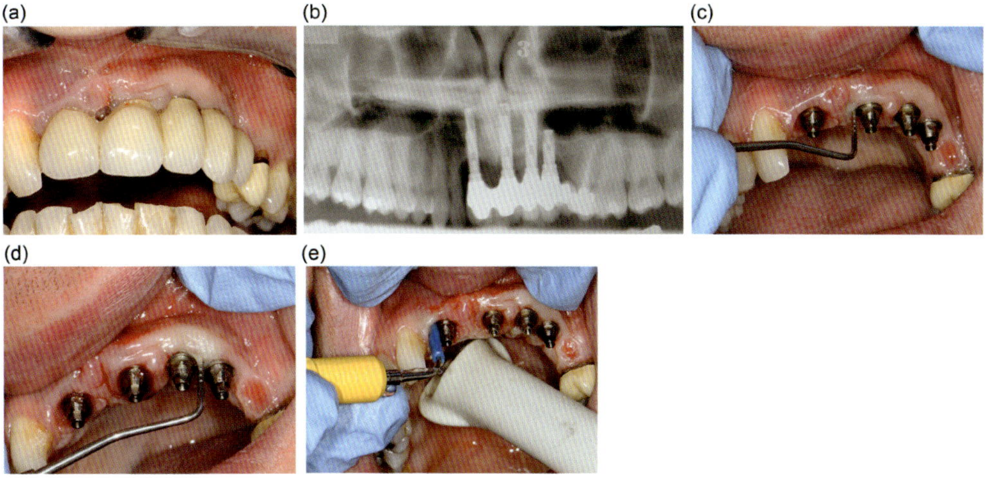

图3.7　影响上颌局部固定义齿（FPD）的种植体周炎。（a）8–12（FDI 11–24）区域FPD牙龈明显红肿、出血和退缩。（b）X线检查证实存在种植体周骨吸收。（c）去除FPD后，可准确获得探诊深度，9（FDI 21）种植体的探诊深度为6mm。（d）探查时出血和溢脓；注意脓液和10（FDI 22）种植体处7mm的探诊深度。（e）使用塑料包被的超声工作尖对种植体表面进行清创处理。

保持种植体周健康），又要防止种植体周黏膜炎发展为种植体周炎。有效的牙周维护治疗计划和自我菌斑控制是种植治疗取得长期成功的关键。

第4章　患者评估

本章目标
1. 考虑与牙周炎治疗相关的关键病史。
2. 回顾患者评估的关键临床指标。
3. 探讨牙周病分类及个别牙的预后判断。
4. 考虑治疗位点确定及治疗方案决策时的重要影响因素。
5. 探讨植入性设备与超声治疗的关系。

牙周病患者的评估遵循结构化流程，包括病史询问（主诉、系统病史、口腔病史和社会背景）、口外检查、口内检查及牙周病筛查［例如，牙周筛查记录（periodontal screening record，PSR）、基础牙周检查（basic periodontal examination，BPE）］。当通过筛查程序发现深牙周袋时，需要进行进一步的检查，包括使用6位点探诊表格记录牙周炎的范围和严重程度（专栏4.1），以及进行影像学检查以评估牙槽骨水平。牙周状况的记录是正确诊断和制订治疗计划所必需的，并可为牙周炎的监测提供基线参考。

专栏4.1　牙周炎的范围和严重程度
牙周炎范围：指受累牙齿占牙齿总数的比例，通常以百分比的形式表示（例如，＜30%的牙齿受累提示局限型牙周炎，≥30%的提示广泛型牙周炎）。
牙周炎严重程度：指牙周炎的进展程度，通过临床附着丧失（clinical attachment loss，CAL）和牙槽骨水平进行评估。

Ultrasonic Periodontal Debridement: Theory and Technique, Second Edition. Marie D. George, Dani Botbyl, Timothy G. Donley, and Philip M. Preshaw.

Companion Website: www.wiley.com/go/george/ultrasonic

牙周检查

倾听

牙周检查应从对话开始：患者为何就诊？他们有哪些不适？他们的主诉是什么？他们希望达到怎样的治疗效果？医生最好能用提问的方式引导患者用自己的语言来描述他们的主要关注问题。部分可能的提问如专栏4.2所示。例如，重度牙周炎患者的常见主诉是牙齿移位或过度伸长，从而导致美观问题（图4.1）。了解患者的主诉很重要，以便管理他们的预期，优化治疗目标。

专栏4.2 询问初诊患者牙周状况时常用的问题

问：您因为牙龈健康问题就医，那么您有哪些问题？

患者可能描述很多问题，例如牙龈出血、牙齿松动、咀嚼困难、发音改变、义齿戴入困难、美观不佳等。或者，他们可能没有特定的症状或担忧，甚至没有意识到牙龈健康出现了问题。

问：您是否注意到牙龈出血，例如当您刷牙、早上醒来或吃饭的时候？
问：您是否注意到某颗或某些牙齿出现松动？
问：您的牙齿是否出现过疼痛或敏感？
问：您以前是否因牙龈问题接受过治疗？

如果患者有治疗史，请进一步询问：治疗是何时进行的？治疗一共进行了几次？治疗持续了多久？

问：您吸烟或使用烟草产品吗？

如果答案是肯定的，请进一步询问：您吸烟多久了？每日吸几支？如果患者已戒烟，需要询问他们曾经吸烟多少年、每日吸几支及何时戒烟？

问：您是否有味觉不良和口气不佳？
问：您是否出现过牙龈肿胀？
问：您用什么清洁牙齿？

弄清楚患者使用手动牙刷还是电动牙刷，是否使用牙线或牙间隙刷等辅助清洁工具，以及他们的使用频率和清洁时长。

问：您认为是什么原因导致牙龈出现问题？

这真的是一个非常有用的问题，能使医生知晓患者对牙周问题成因的了解程度，同时能够帮助医生以患者易懂的方式与其讨论牙周病的治疗。

问：您的理想治疗效果是怎样的？

这一点应该与患者的主诉联系起来，例如改善美观、消除口气或减少出血。管理患者的预期并坦诚地说明实际能达到的治疗效果是非常重要的。如果非手术治疗后可能涉及更复杂的治疗（例如修复治疗、正畸治疗、牙周手术、种植等），重要的是让患者意识到是否能进行后续的复杂治疗取决于牙周基础治疗的效果，以及他们是否能做到良好的口腔清洁。

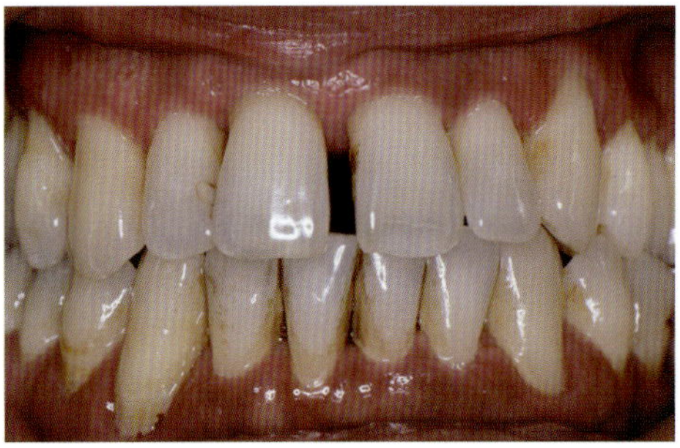

图4.1 患者口腔卫生状况不佳，存在菌斑与牙石堆积、牙龈出血、广泛的牙龈炎症和牙龈退缩。临床检查显示探诊深度为5～8mm，牙槽骨丧失普遍超过根长的50%。患者的主要问题是上颌前牙中线出现间隙，这是由上颌切牙，尤其是8（FDI 11）的移位引起的。类似这样的病例很难处理，要关闭间隙可能需要正畸治疗，但能否进行正畸治疗取决于牙周治疗后的情况。所以，患者的预期管理非常关键，即必须从一开始就向患者说明实际能达到的治疗效果。

系统病史和口腔病史

在开始临床检查之前要进行完整的病史记录。系统病史记录应遵从系统方法原则：由患者先填写健康状况记录表（图4.2），然后医生和患者一起检查，以确保没有任何遗漏。与牙周治疗相关的主要系统病史如专栏4.3所示。了解患者的职业也很重要，因为职业会影响治疗的实施（例如，倒班工作者一般很难按时复诊）。

同时，要记录患者的口腔病史。与牙周治疗相关的一些有用的问题包括：

- 之前是否接受过牙周治疗?
- 如果接受过牙周治疗，接受的是何种治疗（例如手术治疗还是非手术治疗）?
- 治疗分几个阶段实施?
- 使用局部麻醉了吗?
- 基础治疗完成后是否进行了牙周支持治疗? 如果是，持续了多少年，复查频率如何?
- 是否计划进行其他口腔治疗，例如修复治疗（固定或可摘义齿修复）、牙体牙髓治疗、正畸治疗或种植治疗?

临床检查

临床检查从口外检查开始。口外检查包括口外软组织、淋巴结、颞下颌关节和咀嚼肌的检查。口内检查包括所有牙齿（现存的牙齿、龋齿、修复体及牙体缺损）的检查和口内软组织（唇、舌、软硬腭、颊黏膜、口底及口咽部）的检查。

随后，应评估牙周状况。评估的内容包括：

- 口腔卫生（注意菌斑控制不良的部位，例如邻面、龈缘和修复体下方，这将为患者的口腔清洁提供指导）
- 牙龈炎症（色鲜红、肿胀，以及它们与牙面菌斑沉积物的关系）
- 临床可查及的牙石和其他生物膜滞留因素
- 探诊深度、牙龈退缩和临床附着丧失（CAL）

ADA American Dental Association®
美国口腔健康引领者

日期：____________

口腔及全身健康状况记录表

致患者：我们可能会询问下述问题，以确保收集到您治疗所需的所有信息。

患者信息

姓名：
家庭电话： 手机：
邮箱：
地址： 邮编：
出生日期： 性别：
职业：
紧急联系人：姓名： 关系： 电话：
如果您为他人代填写此表格，您的姓名以及与该人的关系？ 姓名：____________ 关系：____________
如果代表患者签署本文件，本人声明并保证：具有充分法律权利及授权，可为该患者接受任何诊疗操作签署同意书；如果因任何原因丧失上述法定权限，将立即以书面形式告知诊疗机构。

口腔病史和症状

您今天为什么来就诊？
您目前是否有任何牙痛或不适？ ☐是 ☐否 如果是，是哪里不适？
您上次口腔检查是什么时候？ / / 那次就诊进行了什么治疗？
您最后一次拍摄口腔X线片是什么时候？

如果您有如下情况，请在相应的方框里画“×”

是否张口困难？ ☐
是否有咀嚼/咬物疼痛或吞咽疼痛？ ☐
您刷牙或用牙线时有牙龈出血吗？ ☐
您是否做过牙周（牙龈）治疗，例如刮治和根面平整？ ☐
您（曾经）是否有口腔溃疡或肿物？ ☐
您是否会紧咬牙或磨牙？ ☐
您的关节是否会发出弹响/爆裂声或感到疼痛？ ☐
您是否有耳痛或颈部疼痛？ ☐
口腔治疗让您紧张吗？ ☐
您是否有这些与睡眠有关的呼吸障碍？ ☐
☐ 呼吸 ☐ 打鼾 ☐ 睡眠时呼吸困难

您的头部或口腔受过重伤吗？ ☐
如果有，请描述发生了什么及发生时间：____________
您过去在口腔治疗时是否遇到过问题？ ☐
如果是，请描述发生了什么：____________
您是否对口腔麻醉有过敏反应或其他问题？ ☐
如果是，请描述发生了什么 ____________
您对您的笑容不满意吗？ ☐
如果是，原因是什么？请在相应的方框里画“×”：
☐ 牙齿的颜色 ☐ 牙齿的外形 ☐ 牙齿的位置
☐ 其他，请描述：____________

药物和其他产品

请用“×”标记您的答案

	是	否	不知道
您是否在服用**抗凝药物**（例如华法林、利伐沙班、达比加群、氯吡格雷、肝素或阿司匹林）？	☐	☐	☐
如果是，您正在服用什么药物：____________			
您是否正在服用任何治疗**骨质疏松症**或佩吉特病的药物？	☐	☐	☐
一些常用的处方药包括阿仑膦酸钠、利塞膦酸钠、伊班膦酸钠、唑来膦酸盐、地诺单抗			
如果是，您正在服用什么药物：____________			
您是否正在或计划使用**静脉药物**治疗佩吉特病或多发性骨髓瘤或转移性癌引起的骨痛、高钙血症或骨骼并发症？	☐	☐	☐
一些常用的处方药包括地诺单抗、帕米膦酸二钠或唑来膦酸盐			
如果是，您正在服用什么药物：____________ 服用多少年了：____________			
您在服用**激素替代品**吗？	☐	☐	☐
您是否使用任何形式的**烟草或尼古丁产品**（香烟、雪茄、鼻烟、嚼烟、比迪烟）？	☐	☐	☐
您使用**电子烟**产品吗？	☐	☐	☐
您每周摄入多少**酒精饮料**：____________			
您是否服用**其他处方药和/或非处方药、维生素、草药和/或补充剂**？	☐	☐	☐
如果是，请在这里列出它们的名称以及每种药物的使用数量与频率：____________			
仅限女性：您是否			
服用**避孕药**？	☐	☐	☐
怀孕？如果是，周数是多少：____________	☐	☐	☐
母乳喂养？如果是，周数是多少：____________	☐	☐	☐

Form S50021 To reorder call 800.947.4746 or go to ADAcatalog.org

图4.2 美国牙医协会的《口腔及全身健康状况记录表》。患者填写全面、完整的病史记录表，然后由医生进行检查并讨论，以确保获取患者所有的疾病状况。（©美国牙医协会；经许可使用）

过敏 请用“×”标记您的答案

您是否对以下药物过敏或有过敏反应：	是	否	不知道
阿司匹林	☐	☐	☐
巴比妥类药物、镇静剂或安眠药	☐	☐	☐
可待因或其他麻醉剂	☐	☐	☐
花粉热/季节性过敏	☐	☐	☐
碘	☐	☐	☐
乳胶（橡胶）	☐	☐	☐
局部麻醉剂	☐	☐	☐
金属	☐	☐	☐
青霉素或其他抗生素	☐	☐	☐

	是	否	不知道
磺胺类药物，例如甲氧苄啶-磺胺甲噁唑、乙红霉素-磺胺异噁唑、柳氮磺胺吡啶、格列本脲、氨苯砜、舒马普坦、塞来昔布、氢氯噻嗪、呋塞米	☐	☐	☐
其他	☐	☐	☐

请描述任何“是”的答案，并包括有关您的相关经历。

____

系统病史和手术史

末次体格检查日期：　/　/

您的血压是多少（收缩压、舒张压）？

医生姓名：

电话：

请用“×”标记您的答案	是	否	不知道
您的身体健康吗？	☐	☐	☐
您目前是否正在看医生或接诊治疗？	☐	☐	☐
医生（或曾经的口腔医生）是否建议您在进行口腔治疗之前服用**抗生素**？	☐	☐	☐
在过去5年内，您是否曾患过**严重疾病、接受过手术或住院治疗**？	☐	☐	☐
您是否接受过（全部或部分）**关节置换手术**（例如髋关节、膝关节、肩关节、肘关节、手指等）？	☐	☐	☐
您做过**心脏瓣膜置换或心脏手术**吗？	☐	☐	☐
您是否接受过**器官或骨髓/干细胞移植**？	☐	☐	☐
在过去30日内，您是否有过国际旅行？	☐	☐	☐
在过去72小时内，您是否有发烧（38℃以上）？	☐	☐	☐

如果以上任何一项的回答是肯定的，请进行详细描述：______________________________

特殊系统病史 请用“×”标记您的答案

您是否患有或被诊断患有以下任何一种疾病？

	是	否	不知道
心脏系统疾病			
起搏器/植入式除颤器	☐	☐	☐
人工心脏瓣膜	☐	☐	☐
既往感染性心内膜炎	☐	☐	☐
先天性心脏病（CHD）	☐	☐	☐
未修复的发绀型	☐	☐	☐
近6个月内（完全）修复	☐	☐	☐
修复后伴残余缺损	☐	☐	☐
动脉粥样硬化	☐	☐	☐
冠状动脉疾病	☐	☐	☐
充血性心力衰竭	☐	☐	☐
心脏瓣膜受损	☐	☐	☐
心脏病发作	☐	☐	☐
心脏杂音/心律失常	☐	☐	☐
风湿性心脏病	☐	☐	☐
脑卒中	☐	☐	☐
呼吸系统疾病			
哮喘（COPD）	☐	☐	☐
支气管炎	☐	☐	☐
肺气肿	☐	☐	☐
鼻窦问题	☐	☐	☐
肺结核	☐	☐	☐

	是	否	不知道
癌症	☐	☐	☐
类型：________			
诊断日期：________			
化疗：________			
放疗：________			
血液系统疾病			
贫血	☐	☐	☐
输血	☐	☐	☐
如果有，日期：________			
血友病	☐	☐	☐
高（或低）血压	☐	☐	☐
脑（神经）/心理疾病			
焦虑	☐	☐	☐
抑郁	☐	☐	☐
癫痫	☐	☐	☐
精神健康障碍	☐	☐	☐
神经系统疾病	☐	☐	☐
创伤后应激障碍	☐	☐	☐
脑外伤或脑震荡	☐	☐	☐
自身免疫性疾病			
艾滋病或艾滋病毒感染	☐	☐	☐
红斑狼疮	☐	☐	☐

	是	否	不知道
消化系统疾病			
肠胃疾病	☐	☐	☐
胃食管反流/持续性胃灼热	☐	☐	☐
胃溃疡	☐	☐	☐
眼部疾病			
青光眼	☐	☐	☐
其他			
关节炎	☐	☐	☐
慢性疼痛	☐	☐	☐
糖尿病（1型或2型）	☐	☐	☐
饮食失调	☐	☐	☐
频繁感染	☐	☐	☐
感染类型：________			
肝炎、黄疸或肝病	☐	☐	☐
免疫缺陷	☐	☐	☐
肾脏问题	☐	☐	☐
营养不良	☐	☐	☐
骨质疏松	☐	☐	☐
类风湿关节炎	☐	☐	☐
性传播疾病	☐	☐	☐
甲状腺疾病	☐	☐	☐

您是否有表格中未列出的疾病、状况或问题？如果是，请详细描述：______________________________

系统症状/总体情况 请用“×”标记您的答案

30日内，您是否有：	是	否	不知道
胸痛或胸闷？	☐	☐	☐
咳血或咳嗽持续超过3周？	☐	☐	☐
接触过肺结核患者？	☐	☐	☐
心跳过速/心跳不规律	☐	☐	☐

	是	否	不知道
喘不过气来？	☐	☐	☐
不明原因高烧（>38.6℃）	☐	☐	☐
注意到视力发生变化？	☐	☐	☐
不明原因晕倒？	☐	☐	☐

	是	否	不知道
呕吐、腹泻、发冷、盗汗或出血？	☐	☐	☐
偏头痛或严重头痛？	☐	☐	☐

注意：在口腔治疗开始之前，医生和患者都必须如实讨论患者的健康状况。
我承诺已尽力完整、准确地回答了上述问题。

患者/法定监护人签名：______________________________ 日期：____________

口腔医生填写

建议：______________________________

仅供办公室使用：　医疗警报　　术前用药　　过敏　　麻醉

审核人：______________________________ 日期：____________

Form S50021 To reorder call 800.947.4746 or go to ADAcatalog.org.

图4.2（续）

专栏4.3 与牙周治疗相关的主要系统病史

吸烟情况/烟草使用

记录完整的吸烟史至关重要，包括日均吸烟量和吸烟年限。对于已经戒烟的患者，要记录他们既往的日均吸烟量、吸烟年限及戒烟时间。并且，必须告知所有正在吸烟的患者吸烟对牙周健康的危害，并且鼓励和支持他们戒烟。此外，还应记录患者所报告的使用的任何其他烟草形式（例如咀嚼烟草），告知其潜在危害，并提供戒烟的建议及支持。

糖尿病

糖尿病，尤其是控制不佳的糖尿病，会增加患牙周炎的风险。询问患者的血糖控制水平，以及他们最近一次的糖化血红蛋白测量值（HbA1c）。HbA1c＜7.0%（＜53mmol/mol）表明糖尿病控制良好。

全身状况

心血管疾病、中风、血液病、出血倾向、癌症、肝脏疾病、内分泌紊乱、神经系统疾病、感染性疾病均会影响牙周炎的治疗策略。有时候需要联系患者的内科医生获取进一步信息，从而帮助牙科医生制订治疗计划。

用药史

某些药物，例如一些钙通道阻滞剂、苯妥英钠和环孢菌素，与药物性牙龈增生有关。

双膦酸盐治疗（通常仅限于多年高剂量的静脉给药）可能增加了颌骨坏死的风险。

抗凝剂延长出血时间，会影响牙周治疗的方案。

类固醇药物（尤其是大剂量应用）可能会影响免疫应答和炎症反应。

过敏史

应该询问是否有药物过敏，是否有牙科制剂（例如氯己定、丁香油酚和乳胶）过敏，以及花粉等环境过敏。

牙周病的家族史

这与患有C级牙周炎（例如磨牙/切牙型）的年轻人尤其相关，他们在年轻时即表现出重度牙周炎。

- 探诊出血（bleeding on probing，BOP）
- 化脓（pus）
- 牙齿松动
- 根分叉病变
- 牙槽骨水平（通过X线片评估）

并非所有患者都需进行以上所有检查。对于许多牙周健康的患者，可能进行牙周筛查记录即可，而不需要进行详细的牙周检查。

牙周病筛查

牙周病筛查采用基础牙周检查（BPE），也称为“牙周筛查记录”（PSR）。它是一种快速筛查牙周状况的工具，用以确定牙周病是否存在，但不能应用于牙周状况的全面评估、诊断或治疗效果评价。

BPE/PSR的实施方式如下：

- 将牙列划分为6个区段，每个区段有一个相应的得分
- 6个区段分别是右侧上颌后牙区（5–2，FDI 17–14）、上颌前牙区（6–11，FDI 13–23）、左侧上颌后牙区（12–15，FDI 24–27）、右侧下颌后牙区（31–28，FDI 47–44）、下颌前牙区（27–22，FDI 43–33）和左侧下颌后牙区（21–18，FDI 34–37）
- 1/6区段内的所有牙齿都需检查（第三磨牙除外）
- 使用WHO推荐的CPI探针（0.5mm直径的球形末端，距末端3.5 ~ 5.5mm处为黑色涂布区域），进行轻力探诊（约20g，0.2N）
- 探针在每个1/6区段的龈沟或牙周袋内提插行走，将每个区段得分最高的牙齿分数记录在表格中（专栏4.4）

应对所有初诊患者进行牙周筛查记录，对得分为0、1或2的患者，至少每年进行一次定期筛查，可作为其常规检查的一部分。而对于得分为3或4的患者，则需要进行6位点探诊以进一步评估牙周状况。

牙周探诊

牙周探诊是详细牙周检查的基础。牙周探诊对于牙周病诊断、治疗计划制订及疗效监测必不可少，同时也是探查牙周袋唯一可信的方法。牙周袋的示意图如图4.3所示。

牙周探诊需要一定熟练度并且具有技术敏感性，以下多种因素会影响探诊的精确度：

- 探诊位置、角度和方向

专栏4.4 基础牙周检查（BPE）/牙周筛查记录（PSR）记分标准

0=探诊深度＜3.5mm，BOP（–），无牙石或悬突。

1=探诊深度＜3.5mm，BOP（+），无牙石或悬突。

2=探诊深度＜3.5mm，有牙石或其他菌斑滞留因素（例如悬突）。

3=3.5mm＜探诊深度＜5.5mm。

4=探诊深度＞5.5mm。

*与1/6区段的得分相结合，以表明此区段存在根分叉病变。

一个典型的BPE/PSR记分表如下：

4*	2	3
—	3	4

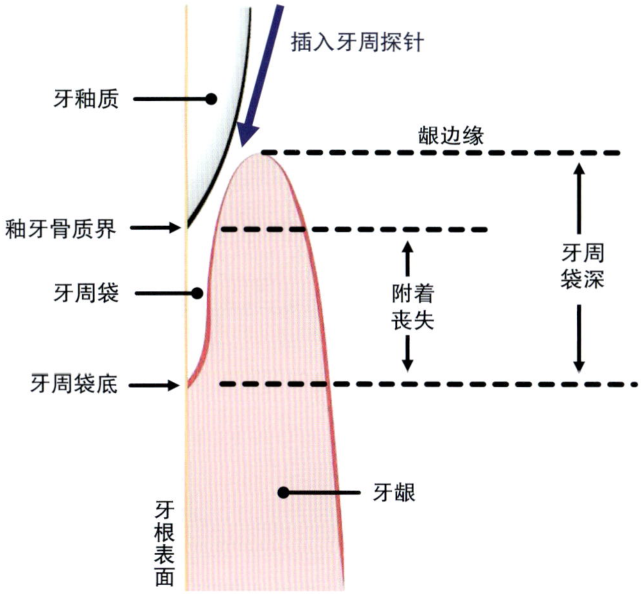

图4.3　牙周袋的示意图。将探针插入牙周袋内，探针尖端位于牙周袋底部，探诊深度即游离龈边缘到探针尖端的距离。组织有炎症的情况下，探针容易刺入牙周袋底部的组织，导致探诊出血，同时导致所测探诊深度大于实际牙周袋深度。治疗后，炎症消退导致牙龈组织变致密，探针难以刺入牙周袋底部，导致治疗后探诊深度变小。测量探诊深度的参照点是龈缘，而测量附着丧失的参照点是釉牙骨质界（cemento-enamel junction，CEJ）。CEJ常常难以界定（尤其是对于有牙龈炎症的患者），因此，探诊深度在评估牙周状况和治疗效果时更有优势。（来源：Preshaw等，2012；经Springer许可转载）

- 探诊力度
- 探针直径
- 探针刻度的清晰性和位点的可视性
- 血液、唾液、菌斑均会模糊探针的刻度
- 龈上或龈下牙石会影响探针的放置
- 修复体边缘

一般认为，探诊时应使用约0.2N的力。这个力基本等同于用牙周探针将大拇指指腹皮肤下压约1mm时所需的力。

进行全面牙周检查时，每颗牙要记录6个位点的探诊深度（图4.4）。应采用一种系统的方法，确保没有遗漏的位点，并确保结果记录的准确性。探诊深度常用的记录方法如下：

- 上牙弓所有牙的颊面（从右往左）
- 上牙弓所有牙的腭面（从左往右）
- 下牙弓所有牙的颊面（从右往左）
- 下牙弓所有牙的舌面（从左往右）

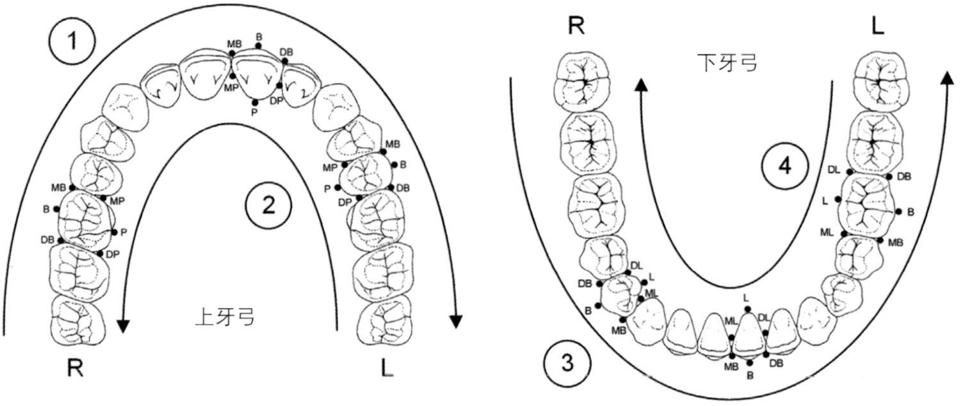

图4.4 牙周探诊应遵循的系统化方法：1. 从右向左，从最后一颗磨牙的远颊侧开始，探测上颌牙的所有颊侧位点。助手应当在探测左上象限颊侧位点之前，提示何时到达中线，并在到达中线时报出目前为止的BOP分数，同时在完成左侧上颌颊侧探测后报出此区段的BOP分数。2. 完成颊侧的测量后，从左到右，记录上颌牙腭侧位点的探诊深度（同样地，最好在中线处停下并报出BOP分数）。在下颌重复上述过程：先从右到左探诊颊侧，然后从左到右探诊舌侧。图中所选牙位展示了探针在6个位点的放置位置。MB：近颊；B：颊（即颊侧中央）；DB：远颊；MP：近腭；P：腭（腭侧中央）；DP：远腭；ML：近舌；L：舌（即舌侧中央）；DL：远舌。

将探针插入牙周袋内，与牙长轴平行，绕牙齿以提插式行走的方式记录探诊深度（专栏4.5）。探测邻面时，探针需轻微倾斜以便其尖端位于牙周袋的最深处（通常位于接触点以下）。可在纸质表格上或计算机系统中记录探诊深度，记录牙周探诊表最重要的一点是它能够使我们对多次记录的探诊深度和BOP进行逐个位点的比较，以便轻松地逐一评估每个位点的治疗效果。

探诊时除了记录探诊深度外，还需要测量每个位点的牙龈退缩情况，即从釉牙骨质界到龈缘的距离。临床附着丧失（CAL）可以通过将探诊深度和牙龈退缩距离相加进行计算：

临床附着丧失（CAL）=探诊深度（PD）+牙龈退缩量（REC）

探诊完每个位点后，应以+/–的形式记录是否存在BOP。对于轻度炎症的患者，出血可能很少，我们可以探诊到中线后，再回顾已探诊象限是否存在BOP位点。对于牙龈炎患者（图4.5），探诊一个位点后可能出现广泛出血，这种情况下，探诊完一个位点后立刻记录BOP会更准确。BOP评估是探诊深度记录的一个组成部分，并在探诊后立即进行。它只能记录为+/–（即一个位点的BOP是一个二元结果）。BOP必须在牙周治疗前记录，因为刮治部位的机械

专栏4.5 牙周探诊——非常重要的步骤

6个位点?

如图4.4所示，记录每颗牙6个位点（近颊、颊侧、远颊、近舌、舌侧、远舌）的探诊深度，是目前全球公认的标准方法。选择这6个位点是因为它们通常与最深牙周袋的位置一致。探针位于邻间隙位点（近颊、远颊、近舌、远舌）时，是为了探查接触区下方的牙周袋，这些位置通常是最深牙周袋所处的位置。

探诊时让探针沿着被查牙表面（例如颊、舌），在龈沟或牙周袋内行走，以确定该牙的最深探诊深度，然后将其记录到与之最相关（也就是最接近）的6个位点中。

我们还能用牙周探针做什么?

除了测量探诊深度和牙龈退缩，牙周探针还可用于检测BOP、临床上可查及的菌斑与牙石、牙周袋形状、牙根形态、根分叉病变和牙齿松动度（使用手柄）。

研究报道的平均探诊深度减少1.2mm是什么意思?

当我们对患者进行治疗的时候，自然会关注各个位点对治疗的反应。我们可能会发现某个牙周袋从6mm减少到4mm，或是从8mm减少到5mm。然而，学术研究报道的平均探诊深度减少有时看起来可能相当小，这是因为治疗后平均探诊深度减少的计算是针对所有位点而言的，包含了治疗前很浅的牙周袋。大多数牙周炎患者的牙周袋都是深袋和浅袋混合，也包括治疗前≤3mm的牙周袋，这些浅牙周袋在治疗后不会有太大的变化，因此当计算全牙列平均探诊减少时，这些没变化的浅牙周袋会降低所有牙周袋深度的平均变化。因此，如今的很多研究除了报道探诊深度的平均变化，还会报道临床相关减少位点比例（即≥2mm的减少）（译者注：以帮助读者更好地了解治疗效果）。

清理作用也会使该部分出血，因此在牙周治疗后记录BOP是毫无意义的。

探诊出血（BOP）

探诊出血通常被用来评估牙龈和牙周炎症的程度，并作为探诊结果的一部分被记录。探诊出血是由于探针穿透牙周袋底的组织和/或损伤牙周袋附着上皮所引起的，因此其更容易发生在炎症部位。BOP是一个与牙龈出血（例如刷牙时）患者密切相关的临床参数。对于吸烟患者而言，由于吸烟对牙龈血管的影响，牙龈出血可能会减少，一旦戒烟，许多吸烟者的牙龈出血会短暂加重。因此，当吸烟者计划戒烟时，提醒他们这一点很重要。

研究表明，BOP（－）是反映牙周

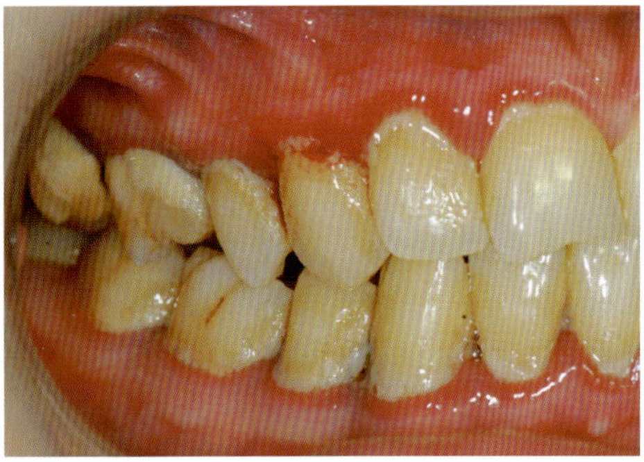

图4.5 一位初诊患者，口腔卫生差，大量菌斑和牙石堆积，广泛的牙龈炎症和牙龈出血。由于大量菌斑和牙石的存在，以及所有位点探诊后可能出现广泛出血，牙周探诊充满困难。为了提高探诊的准确性，每个位点测量结束后用纱布拭去探针上的菌斑，每次测量深度后立即记录BOP，同时通过冲洗/吸引增加操作的可视性。

状态稳定的一个很好的指标（Chapple，1997；Lang等，1990）。某个位点持续的探诊出血和探诊深度增加是牙周炎进展风险增加的指标（Claffey等，1990）。牙周支持治疗期间（连续的维护治疗期间）出现持续的探诊出血，是预测牙周炎持续进展的强有力风险指标（Schatzle等，2003）。因此，一张完整的牙周探诊表需记录BOP（能在连续的检查中提供关于探诊深度和BOP的序列数据），并且我们应高度警惕那些探诊深度和BOP增加的位点（特别是持续存在时），因为这些位点远期存在发生附着丧失的极大风险。

根分叉

用弯曲的根分叉探针（例如刻度为3mm的Nabers探针）对根分叉进行评估、分类和记录，并将其作为牙周检查的一部分。需要检查根分叉的所有开口：上颌磨牙要检测3个潜在的根分叉区（颊侧中央、近中腭侧、远中腭侧），而下颌磨牙要检测2个潜在的根分叉区（颊侧中央、舌侧中央）。表4.1

表4.1 根分叉分类系统

4度分类系统（Glickman，1953）	
Ⅰ度根分叉	根分叉受累初期，牙周袋已经形成于根分叉凹槽处，但根分叉区域本身没有水平附着丧失
Ⅱ度根分叉	根分叉区已有附着丧失，但没有完全穿透到牙的对侧
Ⅲ度根分叉	根分叉区水平“贯通性”受累，病变贯穿整个根分叉的宽度
Ⅳ度根分叉	根分叉受累与Ⅲ度根分叉相同，但是伴随牙龈退缩，使根分叉区域在临床检查时清楚可见
3度分类系统（Hamp等，1975）	
Ⅰ度根分叉	根分叉的水平附着丧失＜3mm（未超过牙齿宽度的1/3）
Ⅱ度根分叉	根分叉的水平附着丧失＞3mm（近似牙齿宽度的1/3），但尚未完全贯通至牙的对侧
Ⅲ度根分叉	根分叉区水平“贯通性”受累，病变贯穿整个根分叉的宽度

介绍了两种最常用的根分叉分类系统（Glickman，1953；Hamp等，1975）。

牙齿松动度

牙齿松动度记录是牙周检查的一部分。通过使用牙周探针或口镜的手柄在牙冠上施加轻力来检测牙齿的活动程度。松动度评价标准如下：

- 0度：无松动/生理动度，牙齿可在水平向移动0.1～0.2mm
- Ⅰ度：牙齿可在水平向移动<1mm
- Ⅱ度：牙齿可在水平向移动1～2mm
- Ⅲ度：牙齿可在水平向移动>2mm和/或有垂直向的移动

分类和预后

分类

由美国牙周病学会（American Academy of Periodontology，AAP）与欧洲牙周病学会（European Federation of Periodontology，EFP）联合举办的2017年世界牙周病和植体周病分类研讨会引入了一个新分类，该分类已在全球范围内被采用（Tonetti等，2018）。它的主要特点是将牙周状况评估（分期）和易感性/风险评估（分级）相结合。分类系统中有4个主要类别：

（1）牙周健康、牙龈病及状况。
（2）牙周炎。
（3）其他影响牙周组织的状况。
（4）种植体周病及状况。

当BOP<10%且PD≤3mm时，诊断为牙周健康；当BOP≥10%且PD≤3mm时，诊断为牙龈炎。牙周健康和牙龈炎都可能存在于完整的牙周组织中（即没有附着丧失或骨丧失）或者减少的牙周组织中（即有附着丧失或骨丧失，例如经过治疗的牙周炎患者）（Chapple等，2018）。

当≥2颗非相邻牙齿检出邻面CAL（或≥2颗牙齿检出颊/舌面CAL≥3mm，同时PD>3mm），并且CAL不是由非牙周原因导致的，则诊断为牙周炎。非牙周原因包括：创伤引起的牙龈退缩、龋齿、与第三磨牙错位/拔除有关的第二磨牙远中CAL、牙髓病变通过牙周组织引流或牙根纵裂等（Papapanou等，2018；Tonetti等，2018）。

牙周炎分为4期（Ⅰ～Ⅳ期），其进展模式（译者注：进展速度）分为3级（A～C级）。分期（严重程度评分）主要基于最严重位点的邻面CAL，尽管影像学骨丧失也作为附加信息纳入考量（表4.2）。其中，分期时的复杂程度评分由是否存在增加治疗复杂性的局部因素决定（例如根分叉病变），并且，病变程度和分布也被纳入每一个分期中。

表4.2 牙周炎分期

		Ⅰ期（早期/轻度牙周炎）	Ⅱ期（中期/中度牙周炎）	Ⅲ期（重度牙周炎）	Ⅳ期（极重度牙周炎）
严重程度	最重位点的CAL	1～2mm	3～4mm	≥5mm	≥5mm
	影像学骨丧失	牙根冠方1/3（＜15%）	牙根冠方1/3（15%～33%）	根中1/2或根尖1/3	根中1/2或根尖1/3
	失牙数	无因牙周炎失牙	无因牙周炎失牙	因牙周炎失牙数≤4颗	因牙周炎失牙数≥5颗
复杂程度	局部因素	PD≤4mm；主要为HBL	PD≤5mm；主要为HBL	PD≥6mm；VBL≥3mm；Ⅱ度、Ⅲ度根分叉病变；中度牙槽骨破坏	因以下原因需要复杂的修复重建：咀嚼功能异常、牙齿松动、咬合紊乱、余留牙＜20颗
程度和分布	可以和任意分期匹配	• 局限型（累及牙位＜30%） • 广泛型（累及牙位≥30%） • 切/磨牙型			

CAL：临床附着丧失；HBL：水平型骨丧失；PD：探诊深度；VBL：垂直型骨丧失。
部分国家的牙周病学会对牙周炎的分期标准略有不同（例如，主要基于骨丧失而非邻面CAL、使用不同的骨丧失阈值进行分期）。请查阅您所在国家牙周病学会的指南。［改编自Tonetti等（2018）］

牙周炎的分级取决于疾病的进展速度，可以基于先前的病例记录（例如既往的牙周检查记录表和X线片），也可以基于疾病进展的间接证据（例如病变最严重患牙的骨丧失百分比/患者年龄）（表4.3）。一旦根据进展证据确定了分级，就可以根据风险因素对分级进行修正。分级可以指示疾病的进展速度和易感性。

分期和分级包含了关于疾病分类、疾病范围和严重程度，以及风险因素等重要信息。例如，诊断可以写为：

- 广泛型牙周炎，Ⅲ期B级，因吸烟和2型糖尿病调整
- 局限型牙周炎，Ⅳ期C级，切/磨牙型

预后

完成临床和放射学检查并明确诊断后，需要制订治疗计划，其中包括每颗牙的预后评估。预后可分为：

- 预后良好
- 试保留/预后存疑
- 预后不佳/治疗无望

预后良好的牙要么没有疾病，要么

表4.3 牙周炎分级

			A级（慢速）	B级（中速）	C级（快速）
主要证据（可获得时优先使用直接证据）	直接证据	影像学骨丧失或CAL	5年内无骨丧失	5年内骨丧失＜2mm	5年内骨丧失≥2mm
	间接证据	骨丧失量（%）/年龄	＜0.25	0.25~1	＞1
		临床表现	大量菌斑沉积，但牙周破坏程度低	菌斑量与牙周破坏程度相匹配	牙周破坏程度超过实际菌斑量，提示牙周炎快速进展期和/或早发型（例如切/磨牙型破坏）
修正因素	风险因素	吸烟情况	不吸烟	＜10支/日	≥10支/日
		糖尿病	无糖尿病	糖尿病患者：HbA1c＜7.0%（＜53mmol/mol）	糖尿病患者：HbA1c≥7.0%（≥53mmol/mol）

CAL，临床附着丧失；HbA1c，糖化血红蛋白。
注：一些国家的牙周病学会采用的牙周炎分级标准稍有不同（例如，使用不同的骨丧失%/年龄阈值对疾病进行分级）。请查阅您所在国家牙周病学会的指南。［改编自Tonetti等（2018）］

可以预见能通过简单的治疗恢复健康并继续提供良好的使用功能。试保留/预后存疑的牙需要治疗才能进入预后良好的类别。预后不佳或治疗无望的患牙应在治疗早期拔除。

试保留/预后存疑患牙的特征包括：

- 重度牙周炎（例如垂直型骨丧失，严重水平骨吸收＞牙根的2/3）
- 根分叉病变（例如Ⅱ度或Ⅲ度根分叉病变）
- 牙松动度（例如Ⅱ度或Ⅲ度松动）
- 牙髓问题（例如根管治疗失败、存在桩钉、根尖周病变）
- 大的龋损（冠龋和/或根龋）

预后不佳/治疗无望患牙的特征包括：

- 极重度牙周炎（例如附着丧失或骨丧失到根尖）
- 严重牙松动（例如Ⅲ度松动或极度松动）
- 反复牙周脓肿
- 牙周牙髓联合病变伴既往骨丧失
- 严重的牙髓问题（例如大的根尖周病变、根管侧穿、根折）
- 非常大的龋损（冠龋/根龋）
- 第三磨牙无对颌牙，伴有牙周炎和/或龋齿个别牙的预后作为治疗计划的一部分记录在表格中（图4.6）。

确定需要治疗的位点

当决定哪些位点需要治疗以及如何治疗时，需要考虑多种因素，包括探诊深度、附着丧失、牙槽骨丧失、BOP、炎症、牙周袋解剖结构、根分叉病变、牙齿松动度、咬合、牙髓状态、美学，以及牙齿在牙列中的位置。治疗应考虑所有相关因素，并根据临床情况和患者的需求进行个性化设计。牙周治疗的目标是破坏和去除菌斑生物膜，从而减轻炎症。随着炎症消退、组织红肿消退，牙周袋随之变浅，因此更易于维护和清创。随着探诊深度的减少，牙周袋环境和微生物群也会发生变化，健康相关微生物的丰度增加、致病相关微生物的丰度降低（见第1章）。

许多经典的研究表明，牙周治疗能有效减少探诊深度和BOP（Badersten等，1981，1984；Claffey等，1990；Lindhe等，1989）。表4.4（Cobb，1996，2002）展示了临床研究所报道的具有代表性的平均探诊深度减少和附着水平增加。值得注意的是，这是平均变化，但在实际临床中，治疗结果是基于每个位点进行评估的。通常，特定位点出现至少2mm的探诊深度减少被认为是有临床意义的，表明其对治疗的反应良好。

图4.7展示了个别牙最佳治疗方案决策时面临的一些挑战。该患者在47岁时出现重度牙周炎（图4.7a）。主要特点有：

牙位 (FDI)	1 (18)	2 (17)	3 (16)	4 (15)	5 (14)	6 (13)	7 (12)	8 (11)	9 (21)	10 (22)	11 (23)	12 (24)	13 (25)	14 (26)	15 (27)	16 (28)
预后无望																
预后可疑		X	X		X	X			X	X	X	X		X	X	X
预后良好							X	X								
预后良好					X	X	X	X	X	X	X	X	X			
预后可疑		X	X	X											X	
预后无望	X													X		X
牙位 (FDI)	32 (48)	31 (47)	30 (46)	29 (45)	28 (44)	27 (43)	26 (42)	25 (41)	24 (31)	23 (32)	22 (33)	21 (34)	20 (35)	19 (36)	18 (37)	17 (38)

图4.6 图4.7a显示了患者个别牙的预后表格。使用USA符号（1～32）和FDI符号（括号中的数字）显示牙位。牙齿可以被分为预后良好、预后可疑或预后无望。

表4.4　牙周非手术治疗后具代表性的预期效果（与初始探诊深度相比）

初始探诊深度	探诊深度和附着水平的预期改变
4～6mm	平均探诊深度减少：1.29mm
	平均附着水平增加：0.55mm
≥7mm	平均探诊深度减少：2.16mm
	平均附着水平增加：1.19mm

（来源：Cobb，1996，2002）

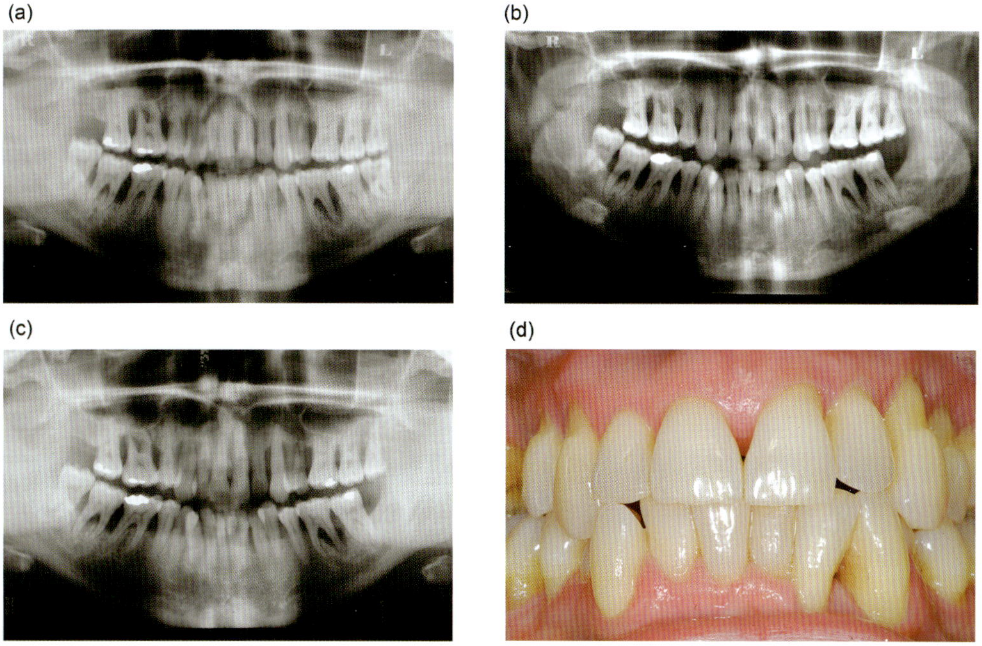

图4.7　（a）患者基线（47岁）。（b）3年后（50岁）X线片。（c）6年后（53岁）X线片。在6年的牙周支持治疗过程中，牙周状况总体保持稳定，包括复杂患牙19（FDI 36）。（d）临床图像（53岁）可见该患者依从性良好，并做到了良好的菌斑控制。

- 主诉：牙龈出血、19（FDI 36）松动、口腔异味、口臭、美观问题
- 明确的病史，无牙周病家族史
- 无吸烟史
- 全口探诊深度和临床附着丧失5～12mm，BOP（+）
- 3（FDI 16）松动Ⅱ度
- 17（FDI 38）和19（FDI 36）松动Ⅲ度
- 19（FDI 36）牙周脓肿（反复牙周脓肿病史）
- 19（FDI 36）牙髓电活力测试有反应

- 多颗牙牙槽骨吸收至根尖1/3
- 17（FDI 38）殆面龋

诊断为广泛型牙周炎，Ⅲ期C级。

医生对所有牙的预后进行了逐一评估（图4.6），有3颗牙被认为预后无望（32、19和17；FDI 48、36和38），许多牙被认为预后可疑。患者接受了拔除19（FDI 36）的建议，但不希望拔除其他患牙。于是，医生对该患者进行了非手术治疗（口腔卫生指导和超声洁刮治），并对19（FDI 36）进行了持续评估（牙髓电活力测试仍有反应）。患者定期（每3～4个月）进行牙周支持治疗，并在3年后（50岁，图4.7b）和6年后（53岁，图4.7c）拍摄了X线片。患者53岁时的临床图像显示其口腔卫生良好、菌斑控制佳、牙龈基本无炎症（图4.7d）。在过去6年的时间里，其牙周状况总体保持稳定，19（FDI 36）仍具有牙髓活力，能行使功能，且无临床症状。

本病例说明，对于积极配合的患者，仅采用牙周非手术治疗也可以获得很好的治疗效果。19（FDI 36）的其他治疗方案包括拔除后种植治疗、牙周手术（牙半切术、远中根切除术，同时需进行牙髓治疗）等。然而，在本病例中，更简单的治疗（超声牙周洁刮治、口腔卫生指导和长期牙周支持治疗）被证明是非常有效的。回顾该患者的牙周探诊表可发现，19（FDI 36）远中面的探诊深度在基线时为10mm，3年后为8mm，6年后为5mm，且BOP（–）。

特定位点的治疗决策还受治疗阶段的影响。图4.7中的患者经过6年的牙周支持治疗后，19（FDI 36）远中面的探诊深度为5mm，且BOP（–）。这表明治疗是有效的，并且说明仅凭探诊深度并不能决定某个位点何时或如何接受治疗。除了探诊深度外，BOP和炎症的存在与否、牙周袋解剖结构，以及对治疗阶段的了解（包括已经完成的治疗）都必须考虑在内。该患者被纳入正在进行的牙周支持治疗计划，定期对19（FDI 36）远中位点进行超声洁刮治。除此之外，该患者无须进行其他治疗（例如牙周手术），因为没有符合手术指征的体征或症状。并且，手术并不能保证改善结果，还存在给牙齿带来潜在损伤的风险。

当决定哪些位点需要治疗时通常会发现，典型的牙周炎患者并不是全口所有位点都有炎症。因此，在确定治疗哪些位点时需要理解健康位点的定义，更要意识到牙周健康不仅可以存在于完整的牙周组织（即没有临床附着丧失或骨丧失），也可以存在于牙周支持组织减少的牙周组织（即治疗成功的牙周炎患者伴有临床附着丧失或骨丧失）（Chapple等，2018；Lang和Bartold，2018）。牙周病稳定是指牙周炎通过控制局部和全身因素而治疗成功的状态，表现为基本没有BOP（+）及其他炎症指征、无进行性破坏、探诊深度/附着水平得到最佳改善（Lang和Bartold，2018）。牙周治疗的目标是帮助患者建立一个相对无炎症、稳定且可维持一生的牙列。最佳探诊深度是指患者能够一直保持牙周健康的深度。

因此，需要治疗的位点具有以下一种或多种情况：

（1）探诊出血或炎症存在，特别是在连续牙周支持治疗期间持续存在炎症。
（2）探诊深度较上一次评估时增加，特别是伴有持续探诊出血。
（3）龈下形态或牙周袋解剖结构妨碍患者日常维护。

在持续的牙周治疗期间，序列记录探诊深度和BOP至关重要，因为增加的探诊深度加上持续的探诊出血表明疾病进展的风险增加（Claffey等，1990），并且是提示需要治疗的关键指标。

除了记录探诊深度和探诊出血外，使用牙周探针了解龈下形态并评估牙周袋解剖结构也十分关键。基于探诊触觉、视诊检查和影像学资料，临床医生可以对患者是否能充分维护该位点做出临床判断。如果答案是“否”，则需要对该位点进行治疗，从而将该位点转变为可维护的状态。此处的治疗可能是牙周刮治，以破坏和去除临床上可查及的生物膜与牙石。尽管此前有研究表明，探诊深度有一个“临界值”，在这个值以下进行器械刮治会导致因组织破坏和人为炎症造成的附着丧失（Lindhe等，1982）。但需要指出的是，这些早期研究主要采用的是根面平整术，而不是我们现在所采用的更为微创的超声刮治术。因此，我们提倡所有深度的牙周袋都应该采用轻柔的超声根面刮治术，并选择正确的超声工作尖来确保器械最大限度贴合牙根解剖形态。

基础治疗后2～3个月应记录牙周探诊表，以评估治疗效果。基础治疗后不要过早进行探查，因为探诊深度会随着炎症的消退持续减小，过早探查时炎症并未完全消退，此时探诊深度难以反映真实情况，从而使医生错误地制订下一步的治疗计划。

病变位点的评估因素

第6章讨论了超声器械选择应考虑的因素，以达到最佳的刮治效果。本部分介绍患者临床检查时需要评估的一些相关因素。

牙周袋解剖因素

牙周袋解剖结构和龈下形态将决定使用哪种器械。治疗前，由于炎症的存在，通常很容易将器械插入牙周袋内，龈下牙石容易被探查到。因此，选择正确的器械非常重要，从而避免软组织创伤，有效清洁牙根面以去除菌斑生物膜与牙石，获得良好的牙周解剖形态以方便患者的自我清洁及医生的牙周刮治。

牙周支持治疗期间，牙龈炎症消退后，牙龈组织会紧密包绕在牙齿周围，此时应选择细工作尖和超细工作尖进行刮治，它们触感很好，方便了解根面解剖及根面沉积物的情况。在选择工作尖时，每个位点的解剖结构是关键考虑因素之一，基于此可使工作尖的工作区域和牙根表面实现最大限度地接触（见第6章）。

根分叉

病变累及根分叉时，治疗更为复杂，因为进入根分叉进行清创非常困难。有报道显示，81%的上下颌第一磨牙根分叉开口宽度≤1mm，58%的上下颌第一磨牙根分叉开口宽度≤0.75mm（Bower，1979a）。另一项研究在拔除的上下颌磨牙中发现，19%的根分叉开口＜0.6mm，然而75%的手工器械工作刃宽度比这个距离要宽（Dos Santos等，2009）。

下颌磨牙根分叉开口通常比根分叉的中央区域要窄（图4.8）。例如，下颌第一磨牙近中根和远中根的根分叉面通常是凹陷的（近中根和远中根的平均凹陷深度为0.7mm、0.5mm），这导致根分叉的中央区要比根分叉开口平均

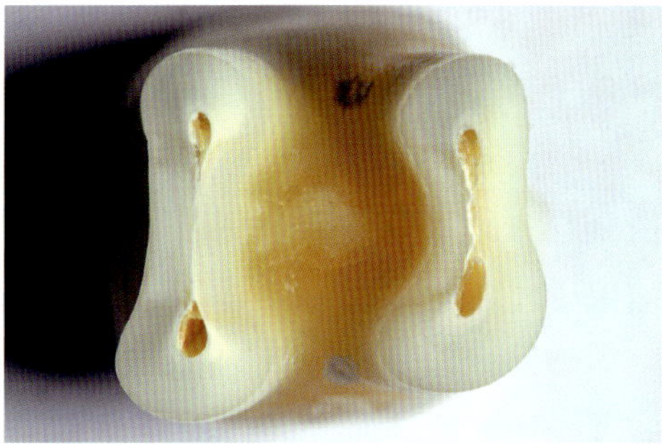

图4.8 将下颌第一磨牙［19（FDI 36）］从牙根中段切开，可见根分叉的中央区比开口更宽。

宽1.2mm（Bower，1979b）。该研究还表明，在上颌第一磨牙中，94%的近颊根、31%的远颊根和17%的腭根的根分叉面存在凹陷。

根分叉复杂的解剖结构和狭窄的入口使根分叉区域很难清创。小直径弯曲超声工作尖及根分叉球状末端工作尖可为这些区域的清创提供最大可能（见第6章）。拔除患牙的体外研究显示，超声器械能够有效去除根分叉区域的牙石（Takacs等，1993），并且比手工器械更有效、更省时（Oda和Ishikawa，1989；Sugaya等，2002）。体内研究表明，根分叉的超声治疗可以显著改善临床症状（Del Peloso Ribeiro等，2007）。一项研究以因牙周炎拔除的下颌磨牙为研究对象，在拔除前对这些患牙进行了牙周治疗。拔除后发现，相比于手工器械，超声器械去除了更多的牙石（Matia等，1986）。总之，上述研究表明，尽管根分叉解剖复杂，但超声器械用于治

疗根分叉受累患牙十分有效，并提供比手工器械更好的临床入路，获得更有效的治疗效果。

沉积物的类型

在牙周基础治疗期间，可能需要去除大量紧密附着于牙根表面的牙石。但是，在牙周支持治疗期间，组织因炎症减少而更紧密地贴附于牙根表面，并且需要去除的牙面沉积物主要是菌斑和少量牙石。这些因素高度影响工作尖的选择，因此在基础治疗和牙周支持治疗期间需要不同的器械。在选择不同的工作尖时，需要考虑到牙根表面的解剖结构、沉积物的类型及功率，以实现最有效的清理。通常在基础治疗时，因为有大量的牙石沉积，同时组织存在炎症，器械进入牙周袋相对容易，此时推荐选用标准直径工作尖来有效去除牙石。而在牙周维护治疗期，组织更紧密地贴附于牙根表面，此时可采用细和超细工作尖，以破坏和去除菌斑生物膜。

修复体

冠边缘通常被稍置于龈下，以保持美观。另外一些修复材料，包括复合树脂、玻璃离子和银汞合金，通常也很接近龈缘或位于龈下。此种情况下，牙周治疗时要避免破坏修复体的边缘。一项关于超声刮治对颊舌侧V类洞复合树脂和银汞合金修复体影响的体外研究发现，超声刮治或抛光对修复体边缘的完整性或修复体的微渗漏没有不利影响（Gorfil等，1989）。一项关于压电式超声刮治工作尖对修复材料（银汞合金、复合树脂和烤瓷等）的影响研究，通过表面光度计和体视显微镜检测发现，更宽直径的工作尖更容易导致材料表面粗糙和碎裂（Arabaci等，2007）。也有报道研究了超声和声波器械对V类洞的有色充填修复材料（包括复合树脂、玻璃离子和复合体）表面粗糙程度的影响（Lai等，2007）。该研究在治疗前后分别用表面光度计检测表面粗糙程度，测量时超声工作尖与修复体表面成15°角，并在有水冲洗的情况下持续作用60秒。结果显示，超声和声波器械都显著增加了大部分测试材料的表面粗糙度；玻璃离子表面粗糙度增加最多；复合树脂粗糙度增加最少。另一项更为深入的研究报道了超声对复合树脂表面特性的影响，研究发现，工作尖无论是水平向还是垂直向，都会在复合树脂表面产生压痕，同时使材料碎屑四散（Walmsley等，1997）。

还有研究对比了手工刮治器、超声及声波器械对复合树脂表面特性的影响（Bjornson等，1990）。该研究用手工器械刮治复合树脂样本45下，或用超声（或声波）器械作用60秒，研究中手工器械采用1kg的力（因为之前的研究显示，当用手工器械进行根面平整时，5位医生采用的力量范围是0.2～1.0kg），超声和声波器械采用25g的力。结果发现，手工刮治器去除了大量的材料，而且改变了树脂的外形；相比之下，超声和声波刮治器去除的材料要少得多，同时并没有显著改变充填材料的外形。

以上研究提示，尽管超声器械产生的损害比手工器械更小，但是，所有的牙周治疗器械都会改变修复材料的表面形态（即导致表面更粗糙）。修复材料的硬度和治疗时的施力大小都是影响因素，不管采用哪种器械，都要尽量小心以避免损伤。总而言之，超声器械最不容易造成修复材料表面粗糙。另外，我们还应基于超声器械的工作原理进行刮治，例如多次轻柔刮除、保持工作尖移动、避免工作尖尖端触碰修复体表面等，从而最大限度减小对修复体的损害。

龈缘位置

在制订牙周治疗计划时，还需要考虑龈缘位置与沉积物和/或修复体的位置关系。一些超声工作尖的设计仅限于龈上区域使用，用于去除大块的龈上牙石。除了这些工作尖，大部分超声工作尖既能用于龈上又能用于龈下。一般来说，小直径超声工作尖是龈下刮治的首选。因为和标准直径工作尖相比，它们能提供更好的触感，也能更好地进入根分叉、根面凹陷区域，同时降低了损伤软硬组织的风险。

植入性设备

植入式心脏起搏器

关于心脏起搏器植入患者能否使用磁致伸缩式超声器械存在一定争议。理论上来说，使用风险与电磁干扰有关，即电磁场会影响所植入心脏节律装置（心脏起搏器）的运行。当来自电磁场的信号（例如，由电装置和磁装置产生）暂时干扰心脏起搏器时，就会发生电磁干扰，起搏器可能会将这些电磁信号作为来自心脏的信号，并以停止起搏作为响应。但电磁干扰是短暂的，通常不会永久损坏心脏起搏器。心脏起搏器离产生电磁场的物质距离越近，电磁干扰就越强；反之，距离越远，电磁干扰效果就越弱。一旦患者植入了心脏起搏器，医生会告知他们要避免接触哪些设备和仪器（例如，如何应对机场安检）。

关于如何安全使用心脏起搏器，网上有很多资料，包括由不同起搏器生产商所提供的指导方法。例如，根据Boston Scientific公司提供的指导，牙科超声洁牙机不太会造成电磁干扰，并且尚未发现任何超声洁牙机会干扰其生产的起搏器。但我们在牙科超声洁牙机的使用过程中仍应谨慎（同使用任何插入电源插座的牙科设备一样）（Boston Scientific，2017）。注意事项包括：

- 使设备电源和电线尽可能远离起搏器和电极导线系统，以最大限度减少电磁干扰（EMI）
- 避免将设备电缆覆盖在起搏器植入部位上
- 将牙科设备设置为临床可接受的最低能量
- 如果植入心脏起搏器或除颤器的患者出现头晕、心率加快、接受除颤电击或听到设备发出的哔哔声，此时远离或关闭干扰源，通常可使设备恢复正常运行模式

Medtronic公司提供了类似的指导方法，该公司提到，如果起搏器按预期使用且状态良好，那么超声波洁牙机的使用对于植入式心脏器械的患者是可接受的，且没有已知风险（Medtronic，2016）。该公司还建议，在进行任何医学操作前，患者应告知治疗医生或口腔医生其是否植入了心脏起搏器，同时咨询心脏病专家以评估相关风险。

许多关于超声器械可能影响起搏器功能的报道是基于老式起搏器进行的研究。这些老式设备与现代起搏器不同，它们不能很好地屏蔽可能的电磁干扰（EMI），从而导致超声器械可能对其产生影响（Adams等，1982；Rezai，1977）。20世纪90年代末期的一项体外研究表明，当磁致伸缩式超声刮治器离心脏起搏器很近（15.0 ~ 37.5cm）时，两种品牌的心脏起搏器的起搏均受到抑制（Miller等，1998）。然而，此前一项类似研究显示，使用超声器械后，并没有记录到其对心脏起搏器功能的干扰（Luker，1982）。一项新近的系统综述报告显示，超声器械不会对植入式心脏器械造成EMI（Driessen等，2019）。据笔者所知，在接受超声治疗的患者中，从未报道过起搏器功能受干扰的情况。

较新型号的心脏起搏器有屏蔽功能，可保障超声器械的安全使用。对植入起搏器的患者进行治疗时，应遵循Boston Scientific公司指南中列出的关键原则。大多数研究报道的EMI发生在电极导线或仪器非常靠近（最远37.5cm）起搏器时，所以，电缆/电极导线应尽可能远离起搏器。如有疑问，可联系患者的心脏病医生，以了解器械生产商提供的注意事项。

迷走神经兴奋

植入式迷走神经兴奋器，主要用来治疗药物或者其他手术方法无法控制的成人和儿童癫痫（Connor等，2012）。该装置植入在左锁骨下方，电极位于左迷走神经处，一旦患者出现癫痫发作前的征兆，它就会被激活。研究者对包括超声洁牙机在内的多种牙科

设备进行测试，检测它们是否会干扰迷走神经兴奋。结果显示，尚无设备（包括超声刮治器）能够产生足够的磁场来干扰脉冲发生器的功能。因此，超声刮治器应该可以用于植入了迷走神经兴奋器的患者，并且没有任何副作用（Roberts，2002）。

第2部分 超声技术

第5章 超声器械

本章目标

1. 阐明超声器械清除牙面沉积物的原理。
2. 区分磁致伸缩式与压电陶瓷式超声波换能器。
3. 解释超声洁/刮治器功率与关键操作参数间的关系。
4. 根据治疗目的调整操作参数，以设置合适的超声洁/刮治器功率。

如第1章所述，牙周刮治的目标是通过破坏和清除生物膜、牙石等沉积物来减少牙周致病菌并促进牙周健康，而不对根面进行过度刮治。手工刮治器（镰型、匙型、锉型、锄型、凿型）利用其锋利的工作刃在牙面切削，机械性地破坏沉积物与牙面的结合，从而去除和破坏沉积物。与之不同的是，超声器械对沉积物的去除和破坏则是通过其钝金属工作尖高频振荡（前后运动）所产生的振动、空穴效应及微声流效应来实现的（Khambay和Walmsley，1999；Walmsley等，1984）。

声音是一种由振动产生并以波的形式传播的能量。声波的测量单位是赫兹（Hz），指的是声波频率或每秒周期数。1Hz即每秒1个周期，1000Hz（1kHz）即每秒1000个周期。人类最高可听到频率为20000Hz（20kHz）的声波。频率高于20kHz的声波超过了人耳可听到的声波范围，称为“超声波”（Walmsley，1989）。超声波被应用于许多不同领域，通常用于穿透介质并检测反射信号（例如产科超声检查）或提供特定能量（例如珠宝及牙科器械的超声清洗）（图5.1）。

牙科超声洁/刮治设备可将电能转换为高频（25～30kHz）的机械振动（Lea和Walmsley，2009）。这种转换可通过磁致伸缩式或压电陶瓷式换能器实现。

Ultrasonic Periodontal Debridement: Theory and Technique, Second Edition. Marie D. George, Dani Botbyl, Timothy G. Donley, and Philip M. Preshaw.

Companion Website: www.wiley.com/go/george/ultrasonic

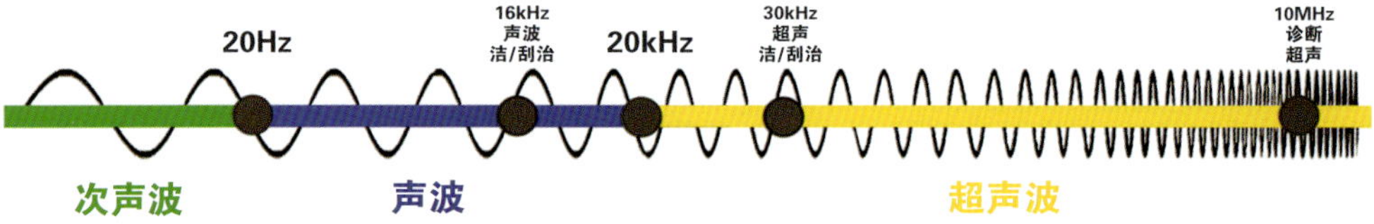

图5.1 声波频率范围。频率高于20kHz的声波称为“超声波”。

超声波换能器

磁致伸缩式

磁致伸缩是指物体因磁化状态改变所引发的物理尺寸变化。换言之，当磁致伸缩材料受到磁场作用时，其形状会发生变化（Laird和Walmsley，1991）。铁、镍、镍合金和钴都是常见的磁致伸缩材料。

牙科超声洁/刮治器通过向堆叠的镍带施加交变电磁场来实现磁致伸缩。镍带磁化后可沿其长轴伸长然后收缩（即尺寸改变），继而产生纵向振动（Oda等，2004）（图5.2）。镍带的振动通过连接体传导至工作尖，使工作尖产生高频振动（图5.3）。

磁致伸缩式超声洁/刮治器产生的电磁能是否会影响心脏起搏器，一直是一个有争议的话题。这一点已在第4章中详细讨论。

表5.1列出了磁致伸缩式超声洁/刮治器的组件，图5.4～图5.8为其详细说明。

压电陶瓷式

石英和某些陶瓷等晶体结构在电

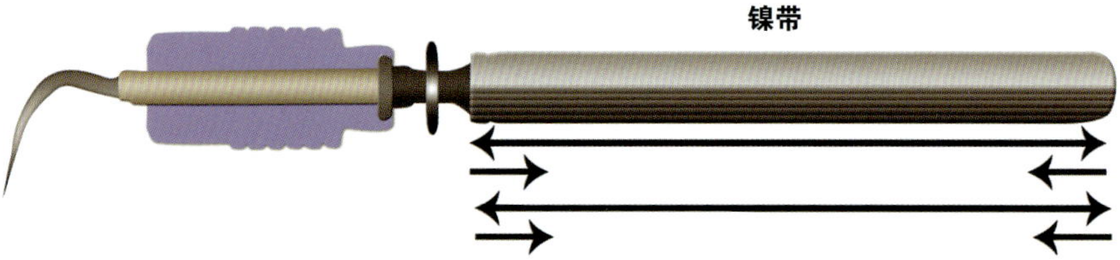

图5.2 磁致伸缩内芯示意图。堆叠的镍带在电磁场作用下产生磁致伸缩——沿着长轴伸长然后收缩，从而产生纵向振动。

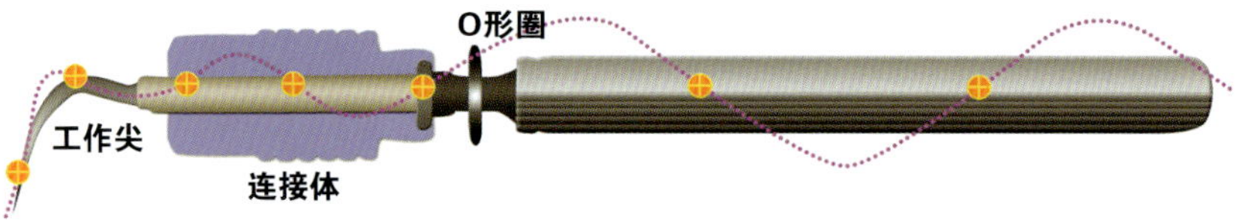

图5.3 内芯中镍带的纵向振动通过连接体传导至工作尖。十字标记点表示没有振动或运动的点，称为“节点”或“波腹”。

表5.1　磁致伸缩式超声器械的组件

组件	说明
内芯 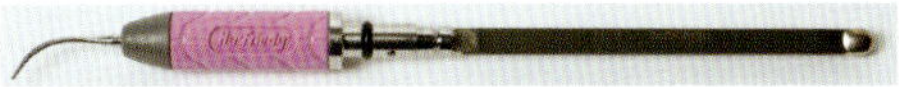 图5.4　磁致伸缩式内芯。	内芯由两端焊接的薄镍带堆叠构成，通过连接体与工作尖相接
手柄 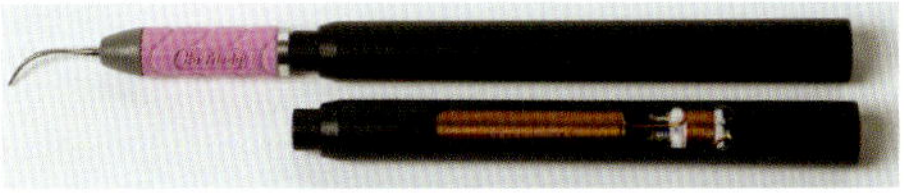 图5.5　磁致伸缩设备的手柄包括螺旋铜线（如下方切开的手柄所示），当内芯插入手柄后，铜线会环绕在内芯中的镍带周围。	螺旋铜线环绕在内芯中的镍带周围，电流通过铜线可产生磁场，引发镍带的磁致伸缩
主机 主机可调节功率和水量，并连接脚踏和手柄 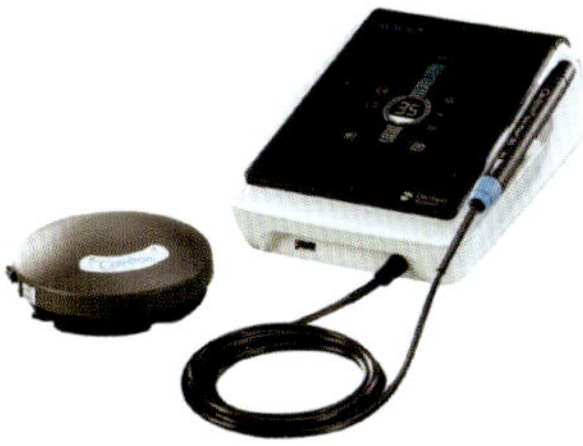 图5.6　Cavitron®300系列超声洁牙机。（来源：Dentsply Sirona） 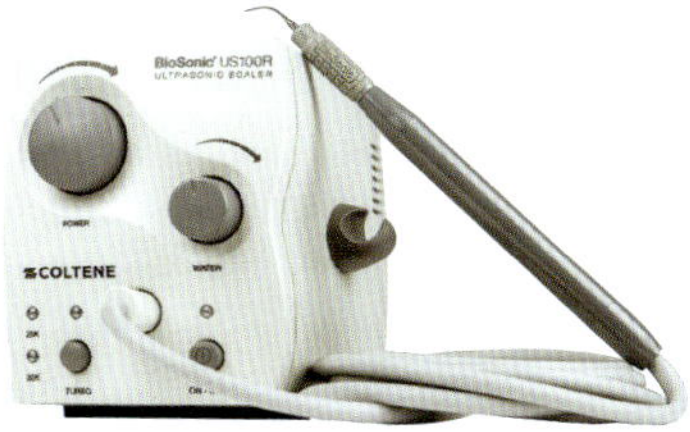 图5.7　Biosonic®US100R超声洁牙机。（来源：COLTENE Group） 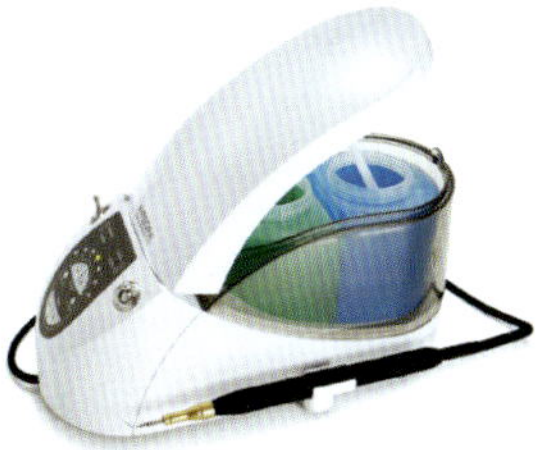 图5.8　Integra™超声洁牙机。（来源：Parkell, Inc.）	
脚踏开关	开启时，电流从主机传导至手柄，工作尖随之振动

场作用下可发生尺寸变化，这种现象称为“压电效应”（Laird和Walmsley，1991）。

在配备压电陶瓷式换能器的牙科超声设备中，交变电流被施加到陶瓷或石英晶体盘上（图5.9）。在交变电流的作用下，晶体结构交替膨胀然后收缩，产生振动，继而引发工作尖的高频振荡（Laird和Walmsley，1991）（图5.10）。

表5.2列出了压电陶瓷式超声洁/刮治器的组件，图5.11～图5.15为其详细说明。

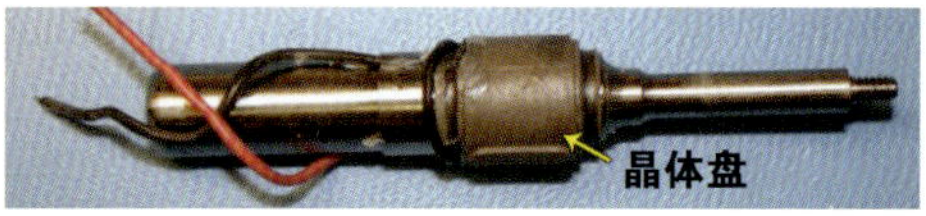

图5.9 压电陶瓷式牙科超声手柄中的石英晶体盘。（来源：Dentsply Sirona）

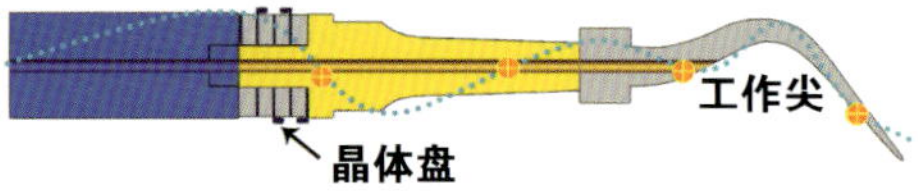

图5.10 压电陶瓷式超声手柄示意图。向晶体盘施加交变电流，使其膨胀然后收缩，产生纵向振动，并传导至工作尖。十字标记点表示节点（波腹）或不振动（运动）的点。

超声器械的工作机制

磁致伸缩和压电陶瓷式换能器所产生的高频振动最终都会传导至超声器械的工作尖。工作尖的高频振动可产生机械力和生物物理力，继而破坏和去除牙面沉积物（Walmsley等，2008）。这些力被认为是超声器械实现清创的工作机制，表5.3对其进行了总结。

机械作用

超声刮治的主要工作机制是机械作用，需要振动工作尖与沉积物直接接触（Lea等，2009b；Walmsley等，1984，1988）。金属工作尖的振动可通过机械作用清除牙面的沉积物。使用超声器械清除牙石通常可从沉积物外向内层层刮削来实现（图5.16a），也可通过从牙–沉积物交界处击碎牙石来实现（译者注：但是，层层刮削的方式容易形成“被抛光的牙石”，不利于后续对牙石的感知）。

表5.2 压电陶瓷式超声器械的组件

组件	说明
工作尖 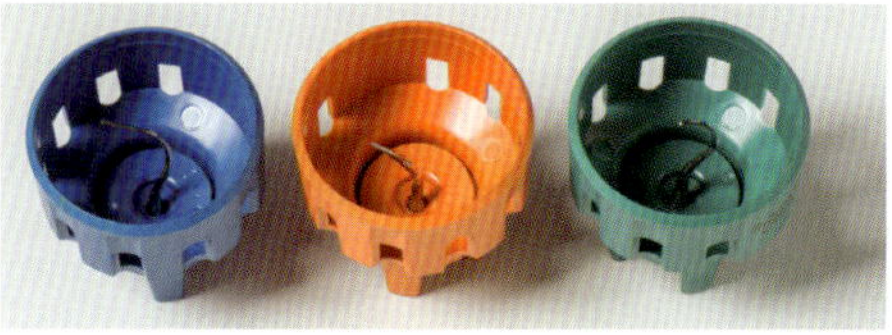 图5.11 压电陶瓷式超声工作尖和扳手。	使用扭力扳手把工作尖固定到手柄上
手柄 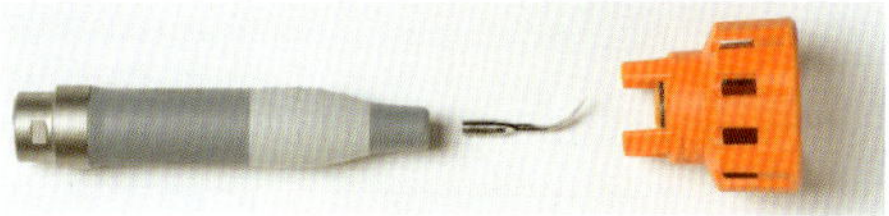 图5.12 扭力扳手可将压电陶瓷式洁牙机的超声工作尖与手柄相接。	陶瓷或晶体盘包绕在金属杆周围。金属杆可通过末端螺纹与工作尖相连接

（续表）

组件	说明
主机 主机的控制面板可调节功率和水量，另外，主机与脚踏和手柄相连接 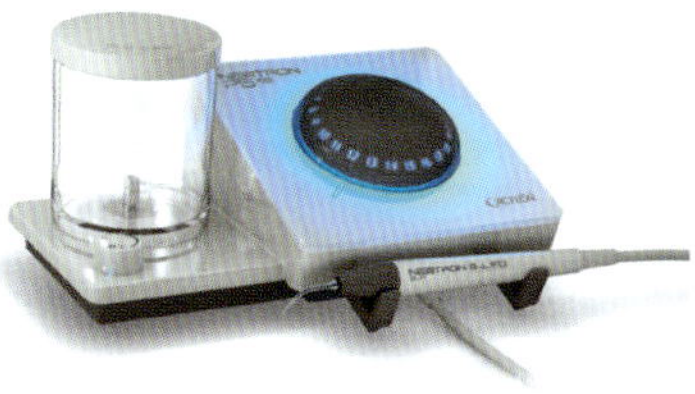 图5.13　Newtron P5XS BLED超声洁牙机。（来源：Acteon） 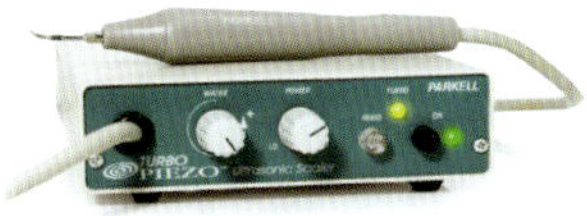 图5.14　TurboPIEZO™超声洁牙机。（来源：Parkell，Inc.） 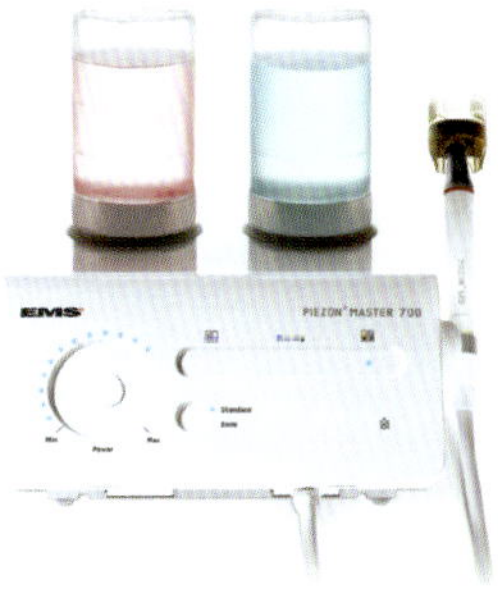 图5.15　Piezon® Master 700超声洁牙机。（来源：Hu-Friedy Mfg Co.，LLC）	
脚踏开关	开启时，电流从主机传导至手柄，工作尖随之振动

表5.3　超声器械的工作机制

机械作用	金属工作尖的振动作用使沉积物从牙面脱落/破坏
冲洗作用	工作尖的水流对治疗位点的碎屑进行冲洗（译者注：同时冲洗的水流也有冷却作用）
空穴效应	气泡向内破裂产生的冲击波可清除/破坏菌斑生物膜
微声流效应	工作尖周围的湍流可清除/破坏菌斑生物膜

相比之下，手工器械和手工洁刮治技术旨在破坏牙–沉积物界面处牙与沉积物的结合来去除牙石（图5.16b），但通过调整工作刃的锋利度和侧向力等，也能实现其对沉积物的层层刮削。无论是手工器械还是超声器械，未能完全去除的牙石则称为“被抛光的牙石”。

冲洗作用

在超声器械操作过程中，冲洗液（通常为水）的流动可冷却工作尖并进行冲洗。冲洗液能够随工作尖进入牙周袋中（Nosal等，1991），清除治疗位点的碎屑，并改善操作视野。

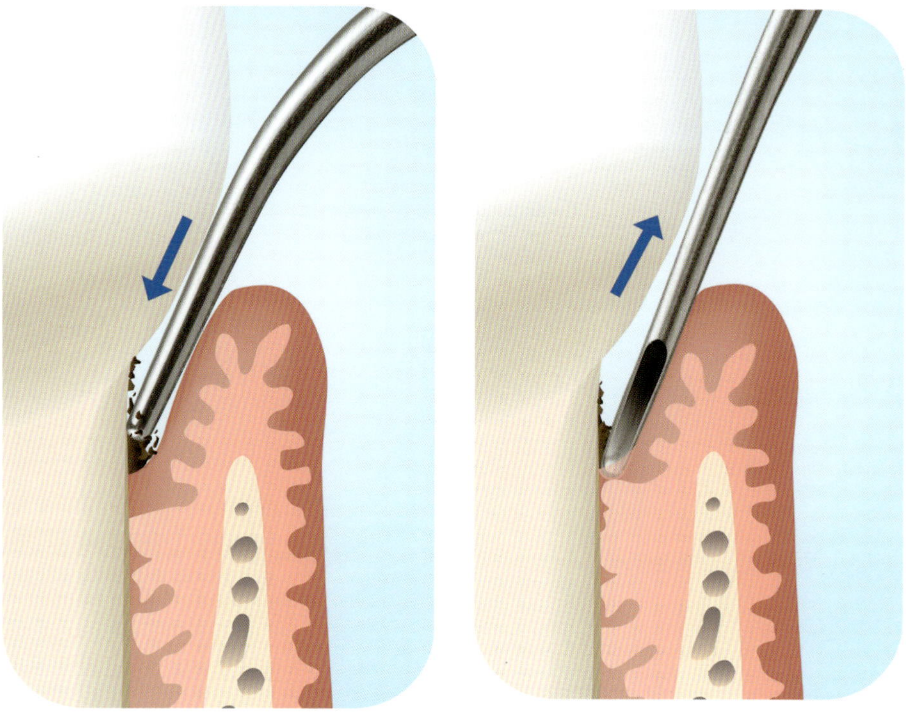

图5.16　（a）从牙石外表面向内表面（即朝向牙面的方向）对牙石进行层层刮削。（b）从牙-沉积物交界处去除牙石。

空穴效应和微声流效应

冷却水流经振动的工作尖，超声波能量传递到水中，产生两种可破坏与清除生物膜的生物物理力——空穴效应和微声流效应（Vyas等，2020a；Walmsley等，1992）。

空穴效应是超声波作用下的一种流体力学现象，指液体中气体或气泡形成并迅速破裂的现象（Brennan，2013）。气泡向内破裂可释放冲击波或高速液体射流，它们能在微观层面去除牢固黏附在固体表面的微粒物质，且最小限度地损伤下方的表面（Walmsley等，1984，1985；Laird和Walmsley，1991；Vyas等，2020a，2020b）。图5.17为空穴作用示意图。

如图5.18所示，振动的超声工作尖周围的冷却水中发生了空穴效应（Walmsley等，1984，1986；Lea等，2005；Felver等，2009；Walmsley等，2013；Vyas等，2016，2017，2020a，2020b）。

微声流是一种以液体小规模（微）剧烈循环运动为特征的现象。任何振动物体周围均可出现微声流，包括声

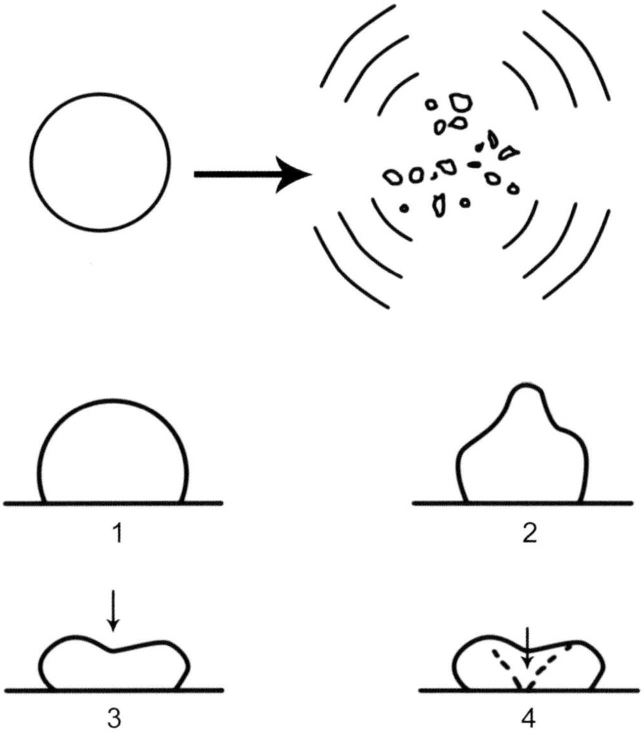

图5.17　气泡向内破裂成小碎片并释放冲击波。（1）固体表面的气泡；（2）发生形变；（3）产生高速液体射流；（4）射流穿透气泡并破坏固体表面。（来源：Laird等，1991；经Elsevier许可转载）

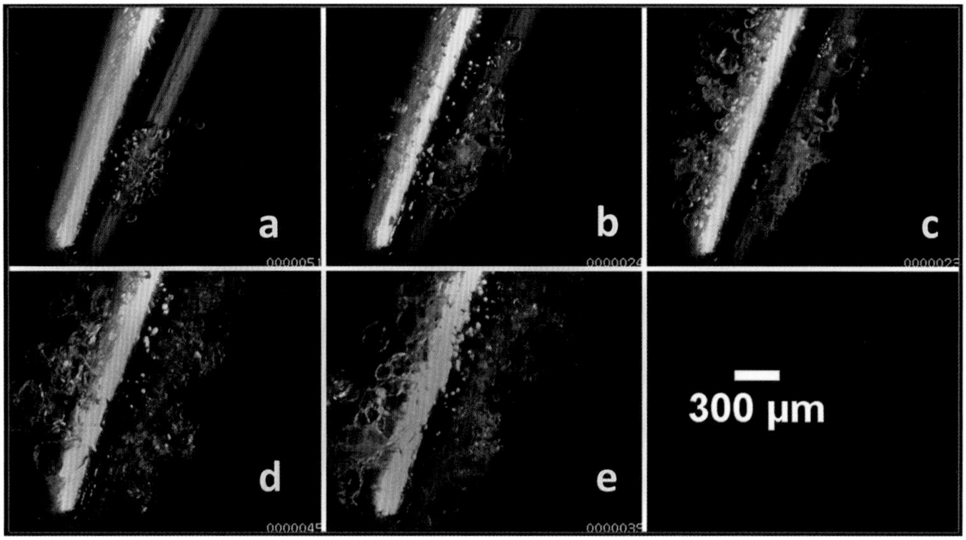

图5.18　不同功率下10P工作尖周围微泡的高速图像。（a）功率5。（b）功率7。（c）功率10。（d）功率15。（e）功率20（最大功率设置）。（来源：Vyas N等，2017；Elsevier，CC BY 4.0）

波、超声洁/刮治工作尖（图5.19）和空化气泡（Khambay和Walmsley，1999；Doinikov等，2010；Vyas等，2020a，2020b；Vyas，2021）。

在振动的超声洁/刮治工作尖或空化气泡附近，这种低速但剧烈的流体会产生流体剪切力。这种剪切力足以破坏或损伤生物细胞（Nyborg，1977），在体外实验中被证实可有效去除单菌种生物膜和多菌种生物膜（Gartenmann等，2017；Vyas等，2020a）。

空穴效应与微声流在作用机制上具有相关性和协同作用。近期，体外研究通过高速成像技术揭示了这些生物物理力去除生物膜的机制（Vyas等，2016，2017，2020a，2020b，2021）。

Vyas等（2020a）观察到气泡云、单个空化气泡和微声流可破坏光滑表面的生物膜。气泡云可快速且大范围地破坏生物膜（图5.20）。单个气泡则穿行至生物膜下方，削弱生物膜结构，使得微声流力能够去除大部分生物膜。

生物膜的清除从最接近工作尖的区域开始，并放射状地扩展至工作尖周围4mm的区域（图5.21）。

值得关注的是，研究发现空穴效应可非接触式地去除光滑和粗糙表面的生物膜。Vyas等（2020b）在体外检测了光滑和粗糙的聚合物盖玻片（表面粗糙度 < 3μm）及钛盘（表面粗糙度 < 2μm）在0.5mm、1mm及2mm相隔距离（超声工作尖和表面间的距离）下的菌斑清除情况。结果发现，无论表面粗糙度如何，大多数生物膜的去除发生在工作尖距离表面0.5mm时、超声激活后0.5秒内，且去除的生物膜数量相似（30%～35%）。同样，Gartenmann等（2017）也发现，超声工作尖在相隔距离为0.25mm和0.5mm时可等效去除羟基磷灰石圆盘表面的生物膜，并且效果显著优于工作尖与表面直接接触时。超声工作尖在非接触的情况下即可有效清除

图5.19 磁致伸缩内芯（P-12）的视频捕捉数字化图像显示，超声工作尖以10.5μm振幅振动时，浮在水面的硬脂酸锌颗粒的运动证实了微声流的产生。（来源：Khambay和Walmsley，1999；经John Wiley&Sons许可转载）

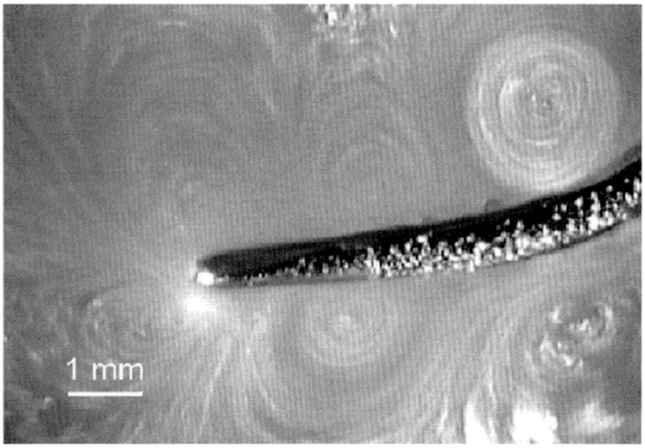

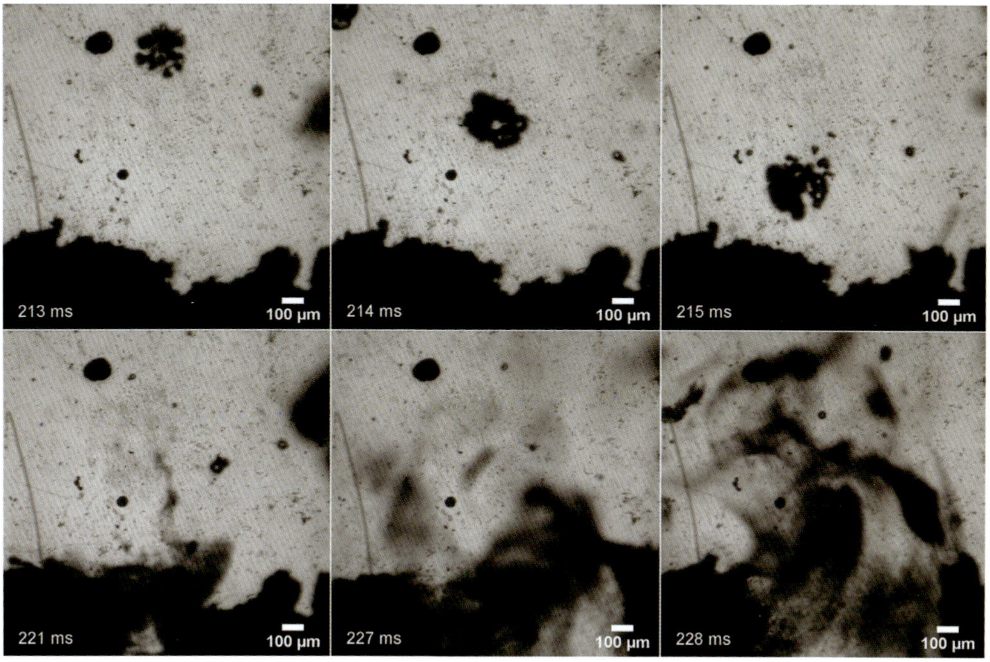

图5.20 物体表面的水中出现空化气泡云，随后作用于物体表面（视野下方），破坏生物膜。（来源：Vyas N等，2020a；经Elsevier许可转载）

生物膜这一优势，有望用于牙种植体及牙列中其他难以触及区域的清创。这些发现对牙种植体维护的意义已在第3章中深入探讨。

上述发现不仅证实了超声器械在生物膜破坏及清除中的有效性，还拓宽了我们对影响超声器械效能动力学的认识。对超声器械菌斑清除机制的深入了解有助于优化超声器械的使用，并提高临床疗效。

超声器械的操作参数

所有超声洁刮治技术（声波和超声波磁致伸缩式及压电陶瓷式技术）具有相同的操作参数，包括工作频率、功率设置和水流量（表5.4）。

工作频率

频率被定义为在特定时间内某事件发生或重复的次数。对于振动物体，频率是指物体每秒完成周期往复运动的次数。对超声洁/刮治设备而言，其工作频率是指振动的工作尖每秒完成的运动周期数。

频率的标准单位是赫兹（Hz）。如果一个物体每秒振动1个周期，则频率为1Hz；每秒振动100个周期则为100Hz。更大的频率单位是千赫兹（kHz），代表

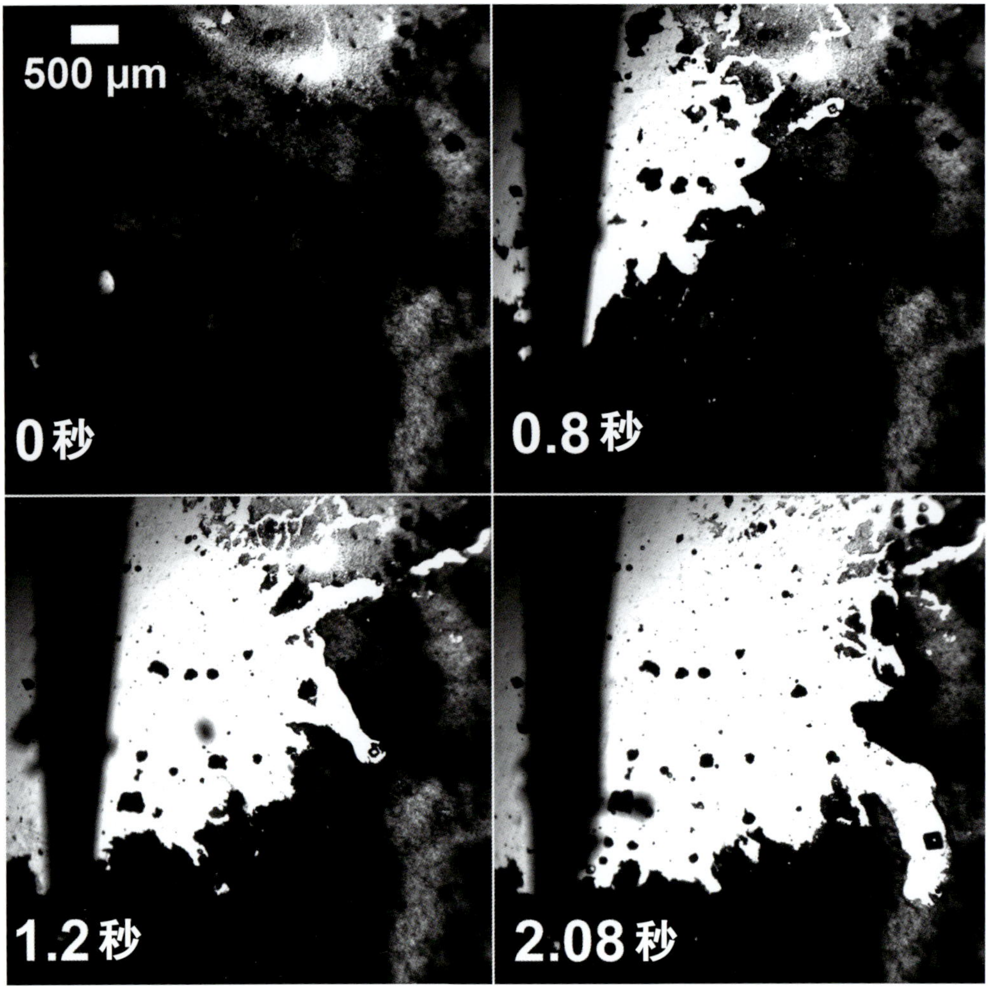

图5.21 高速成像图像显示，浸入水中的超声工作尖通过空穴效应清除生物膜的过程。白色区域为生物膜已被清除的区域。可见气泡从工作尖穿行到物体表面，去除表面的生物膜。（来源：Vyas N等，2020a；经Elsevier许可转载）

表5.4 超声器械的操作参数

工作频率	振动的工作尖每秒往复运动的次数，以千赫兹（kHz）为单位。通常调节为30kHz或25kHz的共振频率
输入功率（设置）	调节振动工作尖的冲程长度（振幅），继而影响工作尖所产生的力和空穴效应
水流量	调节流经手柄和振动工作尖的水（或其他冲洗液）流量

每秒数千次的振动。

目前的超声洁/刮治器械的操作频率一般为30kHz（磁致伸缩式和压电陶瓷式）或25kHz（磁致伸缩式）。因此，在30kHz功率下，工作尖每秒完成30000次椭圆形运动。

共振频率是振动物体的自然振动频率，由物体的物理参数决定。例如，吉他上的每根弦被拨动时都会以共振频率振动（该频率由弦的长度、质量和松紧程度等物理参数决定），从而使弦始终发出其特有的音调。

同样，超声洁/刮治设备也被设置在共振频率下振动，从而使工作尖得以在最小功率下达到最佳振动（Lea和Walmsley，2009）。超声设备被固定在换能器的共振频率上工作，临床医生无法对其进行调整。“自动调节”这一术语有时用来指超声设备在固定共振频率下运行。

少数临床医生提倡使用手动调节的超声洁/刮治设备，以便调节工作频率以提高患者舒适度或改善内窥镜下牙周刮治的操作视野（Kwan，2005）。但以共振频率工作可确保超声设备的最佳性能，如果将共振频率调为其他频率，则会降低沉积物的去除效率，从而延长治疗时间。

输入功率

虽然超声洁/刮治设备每秒振动的次数通常是固定的，但振动的幅度是可变的。

工作尖的运动范围或振动幅度以振幅进行衡量，即工作尖从初始运动位置发生偏移的距离。超声洁/刮治工作尖的振幅以微米（μm）为单位（1μm=0.001mm）进行测量，为峰值-峰值的一半（Walmsley等，1986）。图5.22对振幅进行了说明。

最大振幅可见于空载工作尖的游

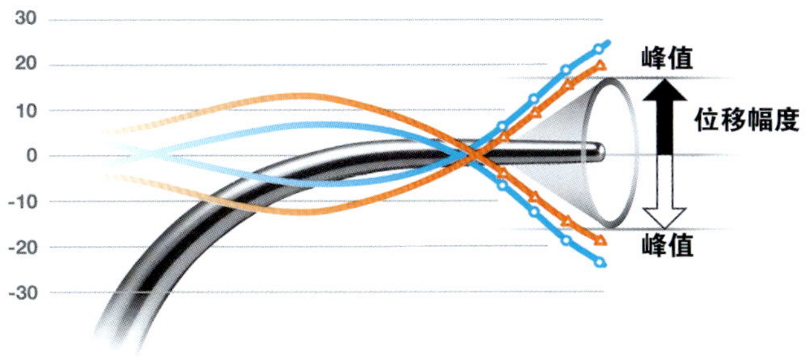

图5.22　沿洁/刮治工作尖长轴所绘制的每个位点的最大振幅图（所示值为10次读数的平均值±标准差）显示了工作尖从初始运动位置发生偏移的距离。振幅为峰值-峰值的一半；工作尖空载振动时，其游离末端的振幅最大。（来源：Lea等，2009b）

离末端（译者注：空载工作尖指振动状态下的、不受任何外力的工作尖；临床上一般指振动的，不接触牙面、修复体表面或牙石的工作尖），受换能器输入功率和洁/刮治工作尖的设计的影响（Walmsley等，1986；Lea等，2003a，2009a，2009b；Felver等，2009；Walmsley等，2013；Vyas等，2016，2017，2020a）。

输入功率对振幅的影响

超声设备可以通过调节“功率设置”来改变换能器的输入功率。提高换能器的输入功率可增加工作尖的振幅，延长冲程；降低输入功率则会减少工作尖的振幅，缩短冲程（Chapple等，1995；Walmsley等，1986）（图5.23）。

由于输入功率与振幅之间存在非线性的正相关性，所以功率大小可作为冲程长度的评估指标（Lea等，2003a）。所以，目前超声洁/刮治设备被设计为通过从小到大的线性（或数字）标尺任意调节输入功率（图5.24），而不是调节振动工作尖微米级的振幅。

工作尖设计对振幅的影响

然而，输入功率提高或降低振幅的程度是可变的，这取决于工作尖的类型。相同功率设置下，不同类型的工

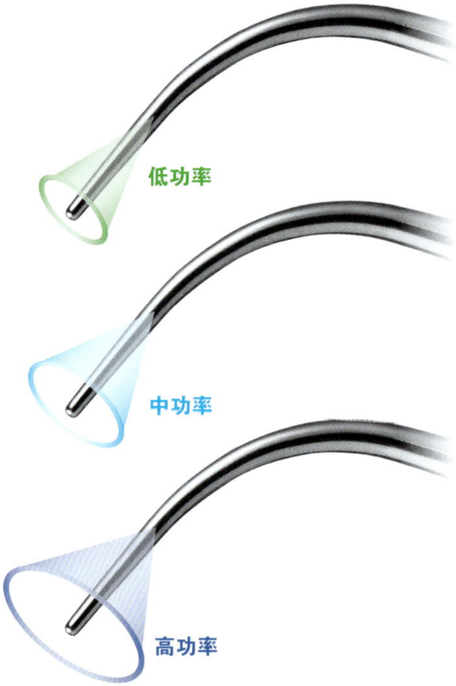

图5.23 功率设置对工作尖振幅（冲程长度）的影响。

作尖以及相同类型的不同工作尖在振动时的振幅均有所不同（Walmsley等，1986；Gankerseer和Walmsley，1987；Trenter等，2003；Lea等，2002，2003a，2003b，2006，2009a，2009b）。

这种可变性的临床意义在于，为了达到同等性能水平，不同工作尖应设置不同功率（Lea等，2003a）。因此，在临床实践中，临床医生应根据工作尖来调整功率。

应注意的是，不同类型的发生器（压电陶瓷式或磁致伸缩式）或不同生产商所制造的同一类型发生器并没有标准化的输入功率设置。研究表明，

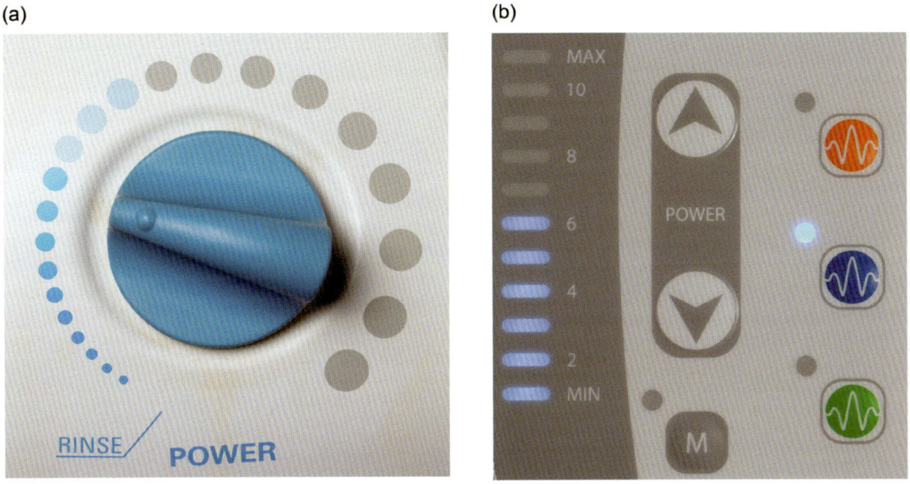

图5.24　磁致伸缩式（a）和压电陶瓷式（b）超声洁/刮治设备的输入功率控制面板。

当工作尖设计相似且功率设置相同时，压电陶瓷式设备比磁致伸缩式设备产生的振幅更大（Lea等，2003a），从而造成更严重的根面损伤。功率设置的差异提示操作者在调整输入功率时，需考虑到发生器的类型、工作尖类型以及沉积物类型。

水流量

高频振动的工作尖与牙面接触时，可因摩擦产热造成温度升高（Lea等，2004；Walmsley和Williams，1986）。这种热量会被牙体组织吸收，导致牙齿温度升高（Walmsley和Williams，1986）。

为了将摩擦产热降至最低，所有超声设备都会为振动的工作尖持续供水，以起到冷却作用。水流流经工作尖-牙面交界面时，产生的热量可传导到水中并被水流带走（Lea等，2004；Walmsley和Williams，1986）。在磁致伸缩式设备中，水流也会流经堆叠的镍带并对其进行降温。

在运行过程中，不管是因为水流量过小还是水发生雾化使得流经工作尖的水量不足，都会产生摩擦热。水的雾化通常是由于设置功率过高，过高功率可导致水在到达工作尖末端前就变成细水雾喷出（图5.25），因而无法实现有效冷却（Lea等，2002）。

保证工作尖充足的水流供应对于冲洗作用、空穴效应及微声流效应等生物物理力的产生也是必不可少的。在正常操作条件下，20～30mL/min的水流流速可保证足够的冷却效果（Kocher和Plagmann，1996；Nicoll和Peters，1998；Trenter和Walmsley，2003；Walmsley和Williams，1986），并产生

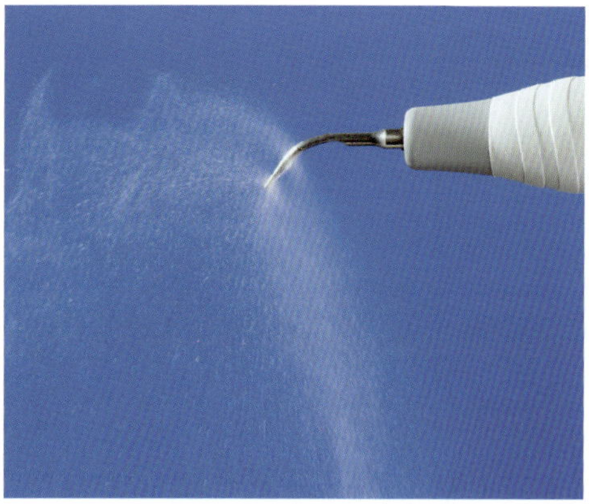

图5.25 高功率设置导致冷却水雾化。

空穴效应和微声流效应（Walmsley等，1984，1986，1988，1990；Walmsley和Williams，1986）。

与振幅一样，工作尖类型和输入功率也会影响振动工作尖产生的水量。不同类型的工作尖和相同类型的不同工作尖所产生的水量均不同（Koster等，2009；Lea等，2002）。高功率设置会使水雾化产生气溶胶，而低功率设置会产生沿工作尖持续流动的水流（Lea等，2002）。由于水流量的这种可变性，临床医生在临床实践中应根据工作尖来调整水流量。

目前，超声洁/刮治设备的水流量控制并没有精确到流速（mL/min）的具体数值，而是提供了一个从低到高的、可任意调节的水流量范围（Koster等，2009）（图5.26）。

通常，当振动的工作尖上形成间歇滴水时，相应的水流量能够实现有效冷却并产生最优的空穴和微声流效应（图5.27）。为达到这种有效流速，我们需要选择中等功率，并调节水流量，直到工作尖间歇滴水。

虽然上述建议与超声设备操作指南中所提出的使工作尖形成细水雾的建议相矛盾（Nield-Gehrig等，2019），但上述建议是有循证证据支持的。如前所述，细水雾不足以调节摩擦产热

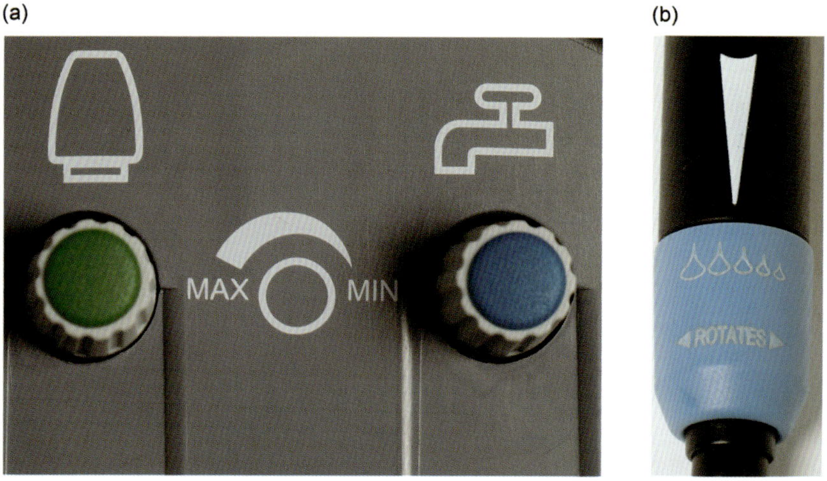

图5.26 压电陶瓷式（a）和磁致伸缩式（b）超声洁/刮治设备的水流量控制台。

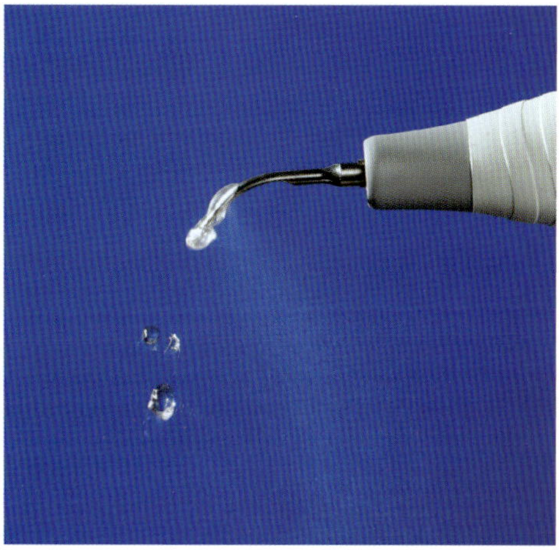

图5.27　有效水量表现为振动工作尖在中等功率下间歇滴水。

（Lea等，2002），并且振动工作尖如果供水不足会减少空穴和微声流效应的产生，从而降低清创效率（Walmsley等，1988）。

超声器械的声功率

频率、振幅和水流量共同作用决定了超声洁/刮治器产生的声功率。

超声洁/刮治器的声功率是机械作用效率和空穴及微声流效应的乘积，二者都可通过振幅来精确测量（Walmsley等，1986）。

机械作用效率

振动工作尖击碎牙面上牙石的效率与工作尖产生的力有关。工作尖产生的力越大，击碎牙石的效率越高。

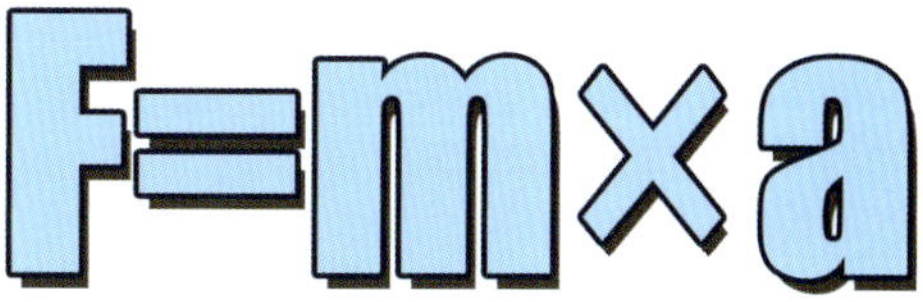

图5.28　牛顿第二定律：合力=质量×加速度。

根据牛顿第二定律，当一个物体（例如超声洁/刮治工作尖）在某个方向上加速或减速时，会产生一定的力。物体的合力（F）=物体的质量（m）×加速度（a）（Hewitt，1997）（图5.28）。

移动物体（这里指振动的超声工作尖）的加速度受位移的影响，其值由位移除以时间的平方（位移/时间^2）计算（Hewitt，1997），这个公式里面的“位移”指超声工作尖的振幅。

因此，当物体的质量保持不变时，距离增加则会引起加速度增加，继而增加物体所释放的力。换言之，振动工作尖的振幅越大，所释放的力也越大（图5.29）。

物体质量对其所释放的力的影响将在第6章“超声工作尖的设计和选择”中介绍。

如前所述，由于振幅会影响力的大小，因此振动工作尖的振幅会影响洁刮治效率和根面损伤程度。加大功率（即增加振幅）会导致根面组织丧失或根面粗糙度增加（Flemmig等，1998a，1998b；Folwaczny等，2004；Lea等，2009b；Lie和Leknes，1985）。

Flemmig等评估了磁致伸缩式

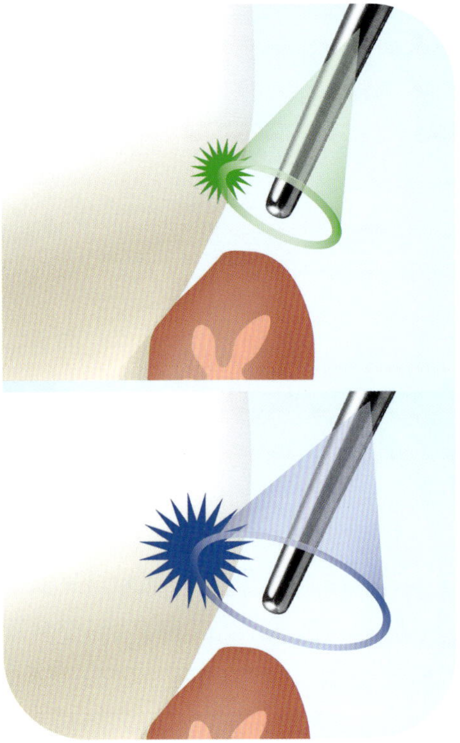

图5.29 振幅增加可导致工作尖所释放的力增加。

（1998b）和压电陶瓷式（1998a）超声洁/刮治设备在不同工作参数——包括低、中、高功率设置下，对根面缺损深度和体积的影响。表5.5对这些研究数据进行了总结，结果显示，随着功率的增大，根面损伤越严重，无论是缺损深度还是缺损体积均随之增加。

Lea等（2009b）就磁致伸缩和压电陶瓷式细直径超声工作尖的工作参数对根面缺损形状、深度和体积的影响进行了类似研究。结果与Flemmig等的发现一致，对于两种细直径工作尖，增大功率均可导致振幅增大以及根面缺损深度与体积增加。

空穴和微声流效应强度

振动工作尖周围冷却水所产生的空穴和微声流效应强度与声功率有关，

表5.5 功率设置对根面缺损深度和体积的影响

	磁致伸缩式[1]	压电陶瓷式[2]
缺损深度（μm）		
低功率	63.4 ± 5.2	47.9 ± 4.0
中功率	82.5 ± 7.2	66.8 ± 5.7
高功率	99.6 ± 9.1	84.5 ± 7.9
缺损体积（mm^3）		
低功率	0.19 ± 0.02	0.12 ± 0.015
中功率	0.29 ± 0.03	0.21 ± 0.028
高功率	0.33 ± 0.03	0.291 ± 0.036

[1]数据来源（Flemmig等，1998b）。
[2]数据来源（Flemmig等，1998a）。

影响生物膜清除的效率和效能。

随着工作尖振幅的增加，空穴和微声流效应也随之增强（Lea等，2005；Felver等，2009；Walmsley等，2013；Vyas等，2016，2017）。工作尖在一系列节点和波腹点（位移最高点）间序列振动，其中，振动工作尖的空载游离末端振幅最大。因此，最大微声流剪切力出现在工作尖尖端附近（Khambay和Walmsley，1999）。空穴效应则发生于振动工作尖上的多个波腹点（Felver等，2009；Walmsley等，2013）（图5.30），其中包括游离末端（Vyas等，2016，2017）（图5.31）。

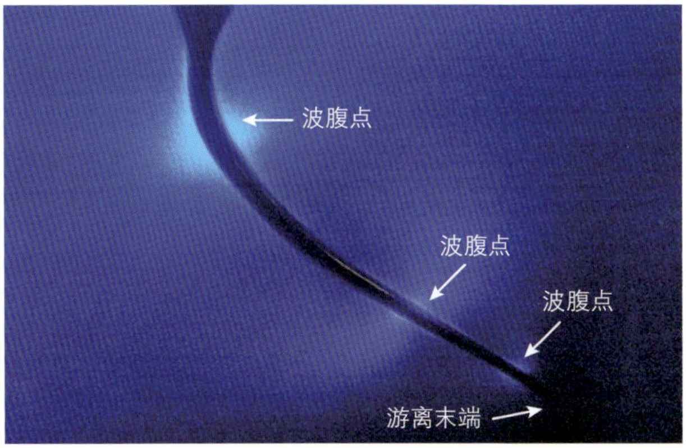

图5.30 10/10功率下，空载超声洁/刮治工作尖的鲁米诺成像。明区所示为强空穴效应区域，而暗区所示为空穴效应很低或无空穴效应的区域。值得注意的是，工作尖空载时，强空穴效应区域位于振动的波腹点，而不是工作尖的游离末端。（来源：Felver B等，2009；经Elsevier许可转载）

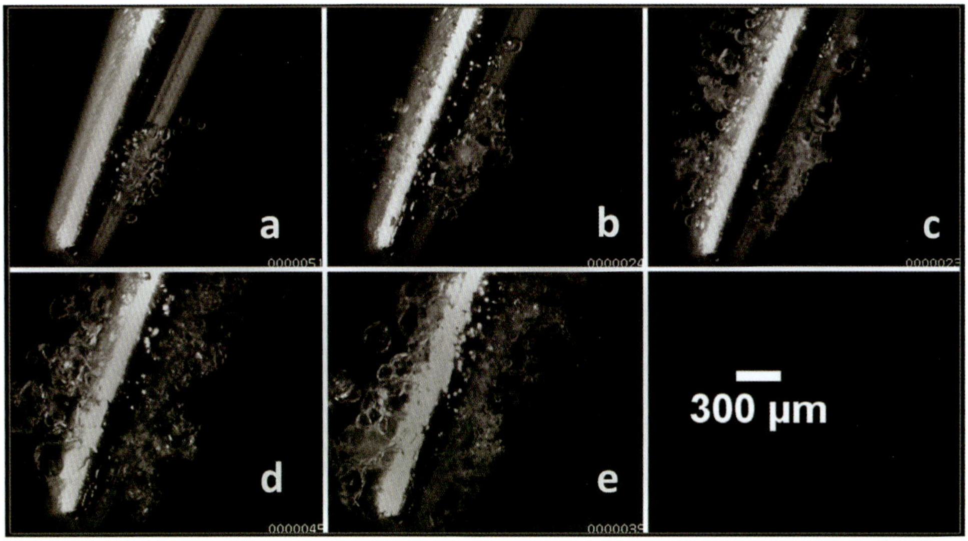

图5.31 不同功率下10P工作尖周围微泡的高速成像。（a）功率5。（b）功率7。（c）功率10。（d）功率15。（e）功率20（最大功率设置）。（来源：Vyas N等，2017；经Elsevier许可转载）

临床上为更有效清除根面生物膜，应使工作尖游离末端在较低振幅下产生最大空穴作用。Walmsley等（2013）观察到，保持工作尖与牙面接触时所施加的侧向力会影响空穴效应的强度。在低功率设置下，随着负载增加到2.0N，产生的空穴效应也随之增加，且与粗直径工作尖相比，细直径工作尖游离末端上的空穴效应更为显著（图5.32）。

随着空穴和微声流效应的增加，清创面积会增大，但生物膜清除程度还因工作尖在牙面上朝向不同而存在差异。与垂直于牙面（即与牙面成90° 角）相比，工作尖垂直/平行贴合牙面（类似于牙周探针的贴合）可更有效地清除生物膜（Gartenmann等，2017；Walmsley等，1988）。

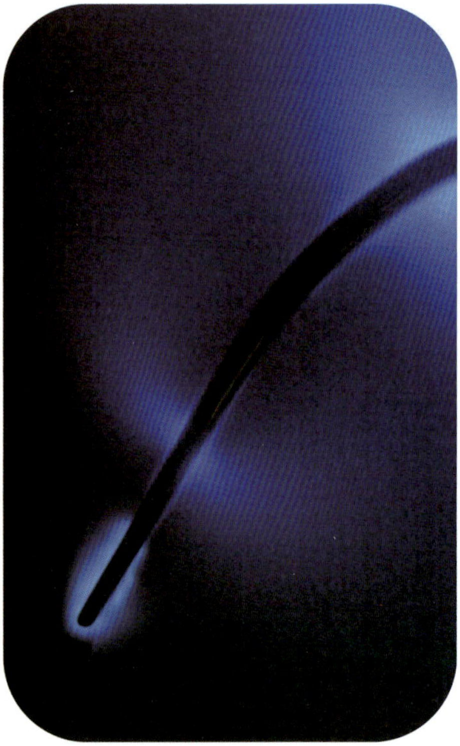

图5.32 模拟10/10功率下负载对超声洁/刮治工作尖的影响。负载改变了空穴效应的分布，导致工作尖工作区域内空穴效应增强。（来源：Felver B等，2009；经Elsevier许可转载）

体外研究显示，使用碳酸水代替非碳酸水可增强空穴效应。Vyas等（2021）发现，碳酸水可更早地引发空穴效应，产生更多的空化气泡，使空穴效应扩大至振动工作尖的整个工作区域，并清除更多的生物膜。由于碳酸水价格低廉、易于生产且使用安全，上述研究推荐将碳酸水应用于临床实践，以有效增强对菌斑的清除。

表5.6概述了超声工作参数与声功率机制之间的关系。

最小有效功率的概念

虽然较大的振幅（较高的功率设置）更有助于高效清除沉积物（通过增强空穴效应来有效去除生物膜，同时增加作用力以有效去除牙石），但较小的振幅（较低的功率设置）对于避免过度器械治疗和最大限度减小根面损伤至关重要。因此，为了达到这一目的，临床医生必须根据当前临床需求选择最小有效功率进行超声洁刮治——功率既要足够高以确保有效破坏目标沉积物，又要足够低以避免或尽量减少对根面的破坏。

表5.6 超声工作参数与声功率机制的关系

参数	振幅（DA）	空穴（CA）和微声流（AMS）效应	力（F）
输入功率	+相关	+相关	+相关
低功率	↑输入功率=↑DA	↑输入功率=↑DA =↑CA/AMS	↑输入功率=↑DA =↑F
工作尖直径	可变	可变	+相关 ↑工作尖直径=↑F
工作尖水流量	-相关 高DA=细水雾	+相关 ↑工作尖水流量=↑CA/AMS	

所需的最小有效功率因不同的沉积物类型（当前工作任务）和不同的工作尖类型而异。通常，清除附着牢固的牙石需要使用较高的功率，而清除生物膜和薄层牙石选择较低的功率即可。值得注意的是，根面清创的功率阈值（即在不过度刮治根面的情况下能产生最强空穴效应的冲程长度）约在中等功率范围（Felver等，2009；Flemmig等，1998a，1998b；Jacobson等，1994；Lea等，2005；Lie和Leknes，1985；Walmsley等，1988；Walmsley等，2013），而非更低的功率。

选择最小有效功率进行超声治疗，可以在最小化根面损伤的同时实现牙周组织愈合。标准临床指标的检测结果表明，中等功率设置下牙周组织愈合的效果与高功率相当（Chapple等，1995）。因此，为提高洁刮治和清创效率或效能而始终选用较高功率是不合理的（专栏5.1）。

恰当的功率设置和其他工作参数设置指南将在第8章中介绍。

专栏5.1 关键点

虽然超声洁/刮治设备输入功率的选择范围广泛（从低到高），但证据表明，仅在中等至中高等这个有限的功率范围内，可以实现安全、有效的牙周清创。

声波洁刮治技术

声波或气动涡轮洁/刮治设备的振动频率低于超声洁/刮治设备，通常为16～18kHz（Gankerseer和Walmsley，1987）（图5.1）。声波洁/刮治器可直接连接到牙科综合治疗仪气动机头的接头上（图5.33），其工作尖振动是由空气流经器械手柄内的金属杆引发的（Gankerseer和Walmsley，1987）。与超声洁/刮治设备一样，冷却水可从手柄流向振动工作尖以减少摩擦产热（译者注：事实上，冷却水只能通过冷却作用减少摩擦热带来的热损伤，但不能减少摩擦热的产生）。

声波洁/刮治器的工作尖振动模式为椭圆形，其横向位移大于或等于纵向位移（Gankerseer和Walmsley，1987；Jacobsen等，1994）（图5.34）。

振幅

声波工作尖振动的振幅受输入气压、工作尖类型和负载的影响。与超声洁/刮治器械类似，声波器械的振幅因工作尖类型的不同而存在差异，但与超声器械相比，其更易受高负载的抑制，这可能会干扰工作尖的振动（Gankerseer和Walmsley，1987；Ritz等，1991）。

声波洁/刮治设备的一个显著局限性在于临床医生无法调节工作尖的振幅，其振幅是由输入手柄的气压所决定的，在临床上难以进行调节。Gankerseer和Walmsley（1987）证实，输入气压的增大可以增加振幅，其中横向增加程度最大。临床上，比起无法增加振幅，临床医生更担心的是无法降低振幅，因为声波洁/刮治器的固定振幅较大，会造成根面破坏。与超声洁/刮治器相比，声波洁/刮治器会显著增加根面损伤（见第2章），因此，声波洁刮治只能用于牙冠部的洁治，而不推荐用于根面清创。为充分利用声波洁刮治的作用机制，临床医生在使用声波器械时应遵循第8章所述的技术原则。

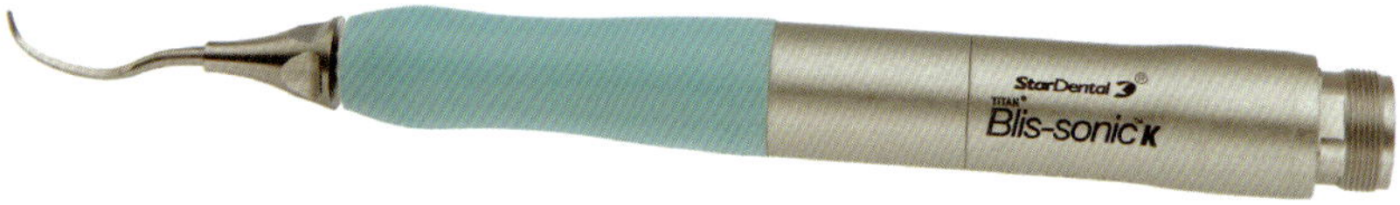

图5.33 Titan® Blis-sonic™声波洁/刮治器。（来源：DentalEZ，Inc.）

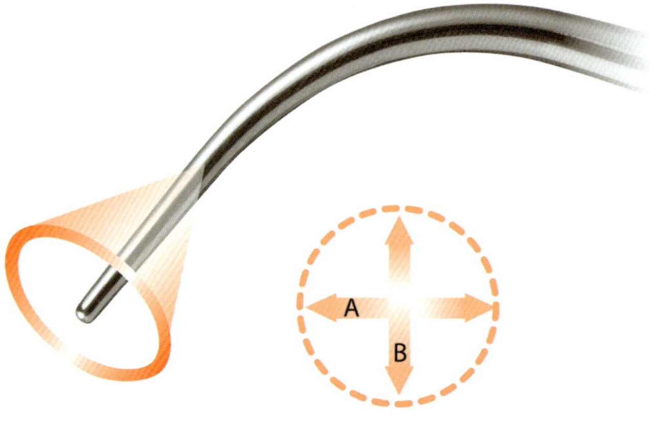

图5.34 声波洁/刮治器的椭圆形振动，横向位移（A）≥纵向位移（B）。

第6章　超声工作尖的设计和选择

本章目标

1. 阐明超声工作尖设计的共同关键要素。
2. 介绍超声工作尖各组成部分及其对临床性能的影响。
3. 明确工作尖选择的影响因素。
4. 根据治疗目的和治疗位点的解剖结构选择合适的工作尖。

如第5章所述，超声洁/刮治器通过钝性金属工作尖在超声频率下产生的振动和生物物理力来破坏及去除沉积物。上述机制受多种因素影响，其中包括钝性金属尖（超声工作尖）的设计。工作尖的设计也是第8章所述的刮治技术的影响因素之一。因此，正确选择工作尖是牙周刮治成功的关键步骤。

工作尖振荡：运动类型

振荡工作尖的移动模式就是其运动类型。工作尖的移动方式主要由工作尖的设计决定，并影响工作尖哪一面与治疗位点贴合。

椭圆形运动类型是指超声工作尖在多个平面进行横向（侧面）及纵向运动的模式，其运动轨迹类似于椭圆形（图6.1a）。这种椭圆形运动类型将振动产生的动能分散到工作尖的各个面，包括正面、背面及两个侧面。

能量的广泛分散（分散到各个面）减弱了直接作用于某个面的能量。因此，以椭圆模式运动的工作尖，其每个面都可以贴合牙面，而不会对牙面施加过大的作用力（图6.1a）。工作尖的各个面都可以使用，这对提高清创效率是有利的。关于这个问题，我们将在第8章中详细介绍。

线性运动类型是指工作尖在一个平面上进行前后纵向运动。在线性运动模式下，振动产生的动能只能分散到工作

Ultrasonic Periodontal Debridement: Theory and Technique, Second Edition. Marie D. George, Dani Botbyl, Timothy G. Donley, and Philip M. Preshaw.

Companion Website: www.wiley.com/go/george/ultrasonic

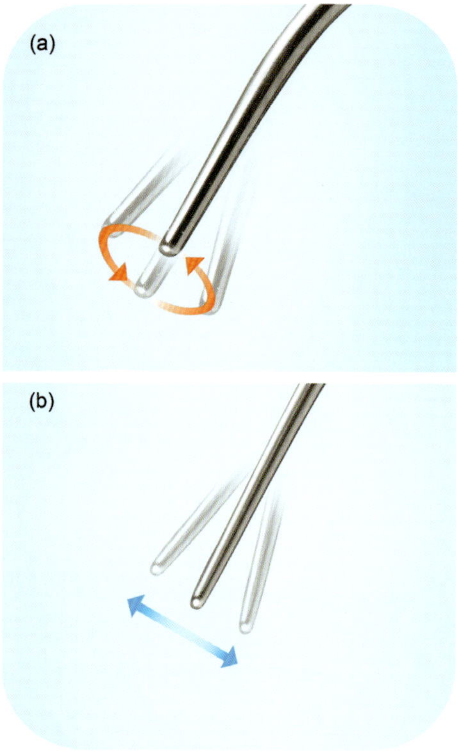

图6.1 两种工作尖运动模式示意图。（a）椭圆形运动模式。（b）线性运动模式。

尖的两个面——正面和背面（图6.1b）。

线性运动模式工作尖的正面或背面与牙面贴合时将不可避免地对牙面施加一个较大的作用力。因此，一般建议使其侧面贴合牙面，尽可能与牙面平行地进行扫动。

那么是什么因素决定了工作尖以椭圆形模式还是线性模式振动？我们对工作尖振荡模式影响因素的认识正在不断深入。

最开始人们普遍认为工作尖的运动模式是由换能器类型决定的。一些研究（Gankerseer和Walmsley，1987；Walmsley等，1986）使用光学显微镜（测量反射光）检测了工作尖的运动模式，发现压电传感器使工作尖产生线性运动，而磁致伸缩传感器使工作尖产生椭圆形运动。然而，自上述研究以来，更新的技术不断出现，人们利用三维扫描激光测振仪测量超声工作尖的振动，得到了不同结果。

Lea等（2002，2009a）使用激光振动测量技术分别检测了低输出功率和高输出功率下，压电陶瓷式超声器械及磁致伸缩式超声器械负载（作用于牙）和空载（在空气中自由振荡）时的振荡模式。与之前光学显微镜的研究结论相反，三维分析结果表明，压电陶瓷式和磁致伸缩式超声器械的运动类型都是椭圆形的，侧向运动幅度则与工作尖的形状、功率设置和是否负载相关。这些结果也在之后Lea等（2009b）和Pecheva等（2016）的研究中被进一步证实。

要点
压电陶瓷式和磁致伸缩式工作尖都以椭圆形模式振动，椭圆形运动的侧向幅度随工作尖形状、功率和负载变化。

也就是说，换能器的类型，无论是压电陶瓷式还是磁致伸缩式，并不决定工作尖的运动模式。工作尖的运动轨迹（从近似线性的椭圆到更宽的椭圆）取决于工作尖的形状、功率设置和是否负载。越细的工作尖越容易形成宽椭圆形

运动轨迹，特别是在高功率下；而低功率和越宽的工作尖更易产生窄椭圆形运动轨迹（接近线性）（Lea等，2009a，2009b；Pecheva等，2016）（图6.2和图6.3）。

基于上述最新研究证据，本书以压电陶瓷式和磁致伸缩式工作尖进行椭圆形模式振动为前提，探讨工作尖的选择和操作技术。

(a)

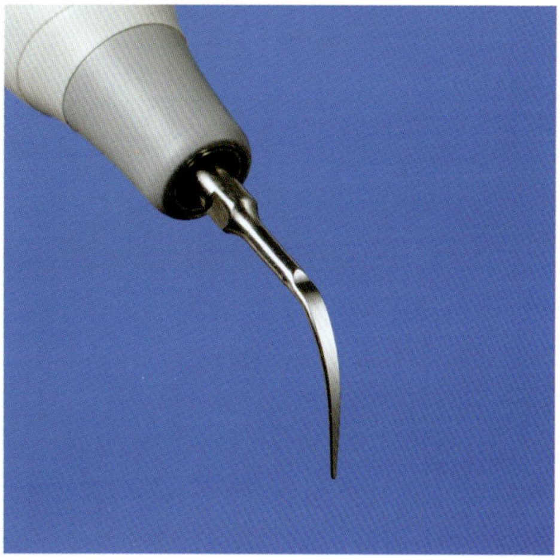

(b)

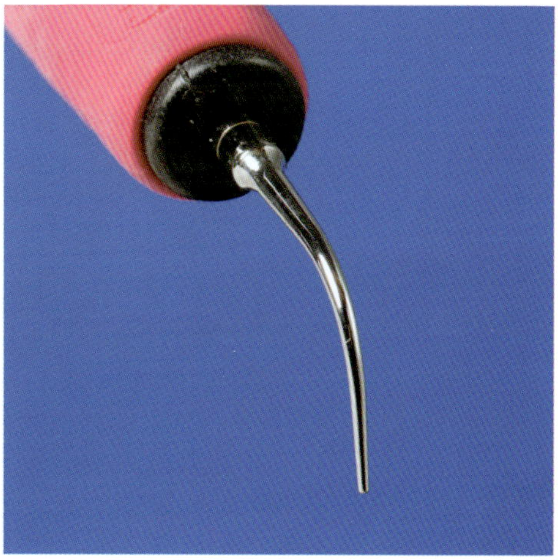

图6.2 Lea等（2009a）对工作尖外形进行了研究。（a）压电陶瓷式工作尖外形。（b）磁致伸缩式工作尖外形。注意，磁致伸缩式工作尖更尖圆，而压电陶瓷式更扁平。

超声工作尖的结构

当超声工作尖振动时，能量被分散，这使得工作尖的有效区域具有重要临床意义。工作尖的有效区域是指工作尖游离末端，此处振幅最大。有效区域约是最后一个波腹到工作尖末端4mm的距离。在超声刮治过程中，需使工作尖的有效区域与牙面贴合。图6.4展示了超声工作尖的各面和有效区域。

由于工作尖末端表面积很小，能量输出非常集中，很容易造成明显的根面损伤。因此，禁止以振动工作尖末端接触根面的方式进行贴合。正确的贴合方式将在第8章和第10章中介绍。

将冷却水输送至工作尖有两种方式：内置式（只有磁致伸缩式）或外置式（压电陶瓷式或磁致伸缩式）（图6.5）。相对而言，外置式设计允许工作尖具有更窄直径，但是内置式设计具有使冷却水更靠近工作尖有效区域的优势。

工作尖设计的关键要素

为了使超声器械作为牙周刮治的首选方法，超声工作尖应具有足够多的种类，以有效完成第1章和第8章中所述的

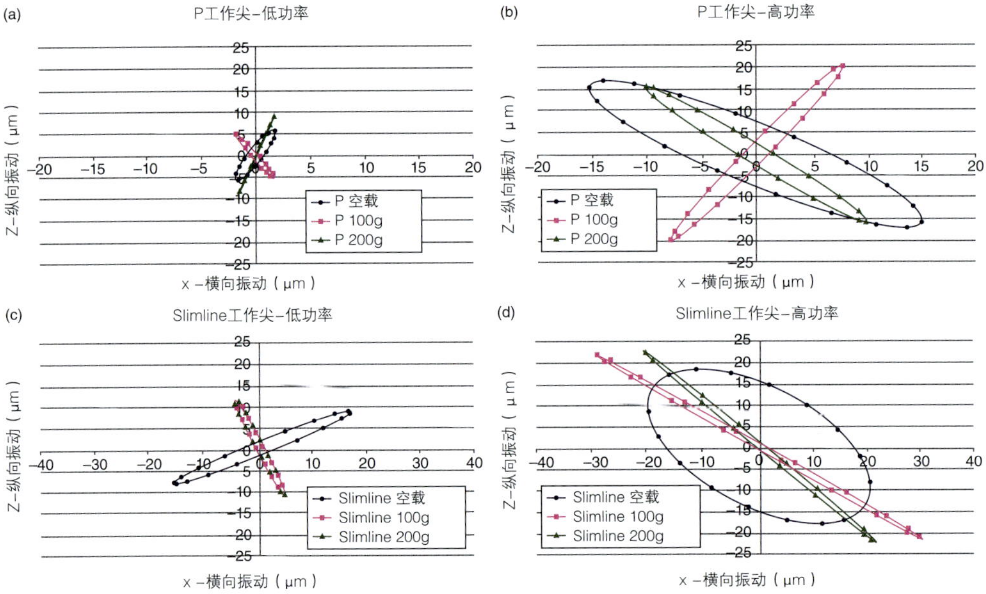

图6.3　P工作尖（宽/平）和Slimline工作尖（细/圆）在低功率、高功率，负载、空载下的振荡类型（运动方式）比较。在负载状况下，两种工作尖都表现为椭圆形运动轨迹。图中散点显示P工作尖在低功率（a）和高功率（b）下的振动轨迹，以及Slimline工作尖在低功率（c）和高功率（d）下的振动轨迹。坐标轴表示工作尖的振幅，以微米（μm）为单位。（来源：Lea等，2009a；经John Wiley&Sons许可转载）

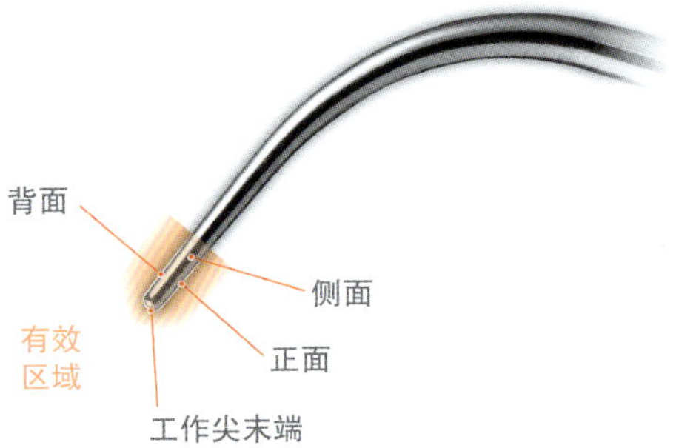

图6.4　超声工作尖的各面。

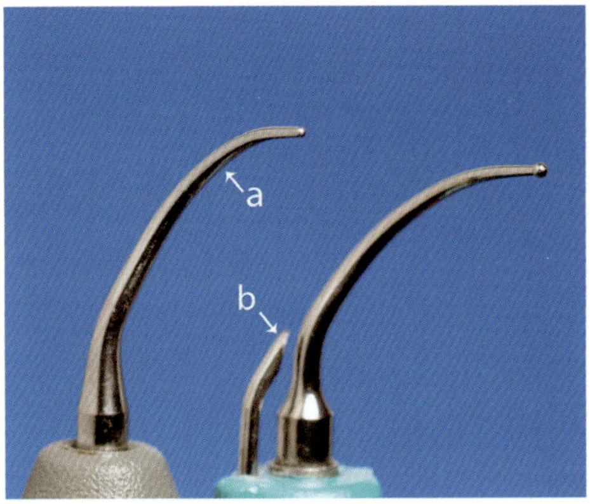

图6.5　内置出水（a）与外置出水（b）工作尖的比较。

分阶段牙周治疗。因此，超声器械生产商提供了不同配置的超声工作尖。由于手工器械的分类标准不同，生产商用于区分超声工作尖的分类系统差异很大，这使得仅凭名称或颜色来选择或比较工作尖变得非常困难。相比之下，评估所有超声工作尖设计的共同关键要素将使工作尖选择变得简单且更加精确（表6.1）。

表6.1　超声工作尖设计的共同关键要素

要素	影响
尺寸：工作尖有效区域的直径（宽度）	·机械作用力大小 ·空穴效应
形状：工作尖有效区域的横截面形状	·接触程度
几何形态：工作尖干部所划分的平面数	·进入治疗位点难易
侧面轮廓：工作尖的弯曲数	·接触程度

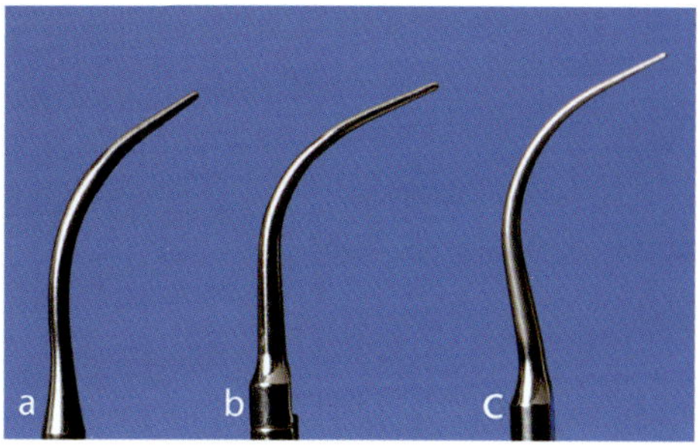

图6.6　不同尺寸超声工作尖的比较。（a）标准直径。（b）细直径。（c）超细直径。

工作尖的尺寸

工作尖的尺寸（或直径）是指工作尖有效区域的宽度或厚度。目前，工作尖按直径可分为3类：标准直径、细直径和超细直径（图6.6）。

标准直径、细直径和超细直径只是一个近似值，因为并不存在针对每种直径的宽度标准（以毫米计）。虽然不同生产商制造的某一类别工作尖的直径略有不同，但它们在物理结构上仍有一些相同之处（表6.2）。

工作尖直径大小不仅影响工作尖作用力的强弱，还影响振荡过程中空穴效应和微声流效应的强弱。

表6.2　超声工作尖的分类（按直径）

直径	特征
标准	·重量更大 ·直径宽厚 ·宽平–圆柱形不等 ·较直 ·也称为“传统”尖或“洁治”尖
细	·重量较小 ·较标准直径小30%~40% ·矩形或圆柱形 ·直或弯 ·也称为“薄”尖、“改良”尖、“微超声”尖或“牙周”尖
超细	·重量最小 ·直径最窄，比细直径小约40% ·圆柱形 ·直 ·也称为“极细”尖

工作尖直径对施力的影响

如第5章所述，某一物体（例如振动的超声工作尖）施加的合力是该物体质量与其加速度的乘积（Hewitt，1977）（图6.7）。

物体的质量是指物体中物质的量，以千克（kg）表示，质量和作用力成正比，因此质量越大，作用力越大（Hewitt，1977）。

鉴于物体质量大小与作用力直接相关，工作尖的质量（由直径反映）影响根面损伤程度和牙石清除效率。

在特定的功率和侧向力下，大直径的工作尖会比小直径的工作尖造成更严重的根面缺损（无论是宽度、深度还是体积）（Jepsen等，2004）（图6.8）。

区分根面缺损的深度和体积非常重要。缺损深度是衡量器械造成根面缺损能力的指标，而缺损体积则可能是体现器械清除牙石效率的指标（Flemmig等，1998a，1998b）。这意味着，如果器械是对牙石而不是根面施力，工作尖直径越大，牙石清除效率越高。

$$F=m\times a$$

图6.7 牛顿第二定律。合力=质量×加速度。

工作尖的直径对空穴效应和微声流效应的影响

工作尖的直径对空穴效应的产生有很大影响（Walmsley等，2013）。一般来说，空载时，大直径工作尖比小直径工作尖能产生更强的空穴效应和微声流效应，因为大直径工作尖水流更急（Felver等，2009；Khambay & Walmsley，1999；Walmsley等，2013）。但是，具有临床效用的末端空穴效应在窄工作尖中更强，因为在任意功率下，相对于宽工作尖，窄工作尖末端的振幅更大（Vyas等，2016）。此外，负载（侧向压力）会增加工作尖

	磁致伸缩式细尖	压电陶瓷式细尖	压电陶瓷式标准尖	磁致伸缩式标准尖
缺损宽度（μm）	383.2（17.3）	582.6（40.6）	618.09（9.4）	851.8（19.6）
缺损深度（μm）	7.4（0.0）	16.2（0.3）	22.2（1.0）	55.9（0.4）
缺损体积（μm^3）	70.8（0.4）	96.6（1.6）	254.4（5.2）	336.8（11.8）

图6.8 中档功率、0.7N侧压力、0° 角条件下，经3次划动（前后向）后记录平均缺损值及标准差。结果表明，大直径工作尖比小直径工作尖造成了更严重的根面缺损。（来源：Jepsen等，2004）

临床有效区域的空穴效应，这在细直径工作尖中更为明显。

工作尖的直径对治疗位点入路的影响

为了使工作尖更容易进入牙周袋底，直径较细、形似探针的工作尖应运而生。研究通过以下两种方法确定了工作尖进入牙周袋的深度：一种是工作尖触及牙周袋内结缔组织附着（Dragoo等，1992；Kawanami等，1988）；另一种是工作尖触及菌斑根方边缘（apical plaque border，APB）（Clifford等，1999）。其中，通过触及APB来确定工作尖探入牙周袋的深度（即工作深度）更有用（Chan等，2000），而越过APB到达结缔组织附着是不必要或不可取的（Claffey等，1988；Clifford等，1999）。

以清除APB为标准，标准直径和细直径工作尖都能够充分进入深牙周袋，二者无统计学差异（Clifford等，1999；Dragoo等，1992；Kawanami等，1988）。这需要引起大家的重视，因为牙周袋深度通常（错误地）被生产商、学者和临床医生作为工作尖选择的指标。关于袋深和工作尖选择问题见专栏6.2。

但是，细直径工作尖更容易进入根分叉区，有利于超声器械在预防性洁治中的有效使用。在减少Ⅱ度、Ⅲ度根分叉病变的炎症和减少非附着的可动菌方面，细直径超声工作尖也比Gracey刮治器更有效，这可能是因为其直径更小，能更好地进入治疗位点（Leon和Vogel，1987）。在牙周状况较好的患者中，细直径和超细直径的窄工作尖便于进入龈沟，这也方便了超声器械在预防性治疗中的应用（Novaes Junior等，2004）。

工作尖的形状

工作尖的形状是指工作尖有效区域横截面的形状，一般为矩形或圆形（图6.9）。横截面为矩形的工作尖一般也称为“宽平”或“匙状”工作尖，而横截面为圆形的工作尖则一般也称为“圆柱状”

(a)

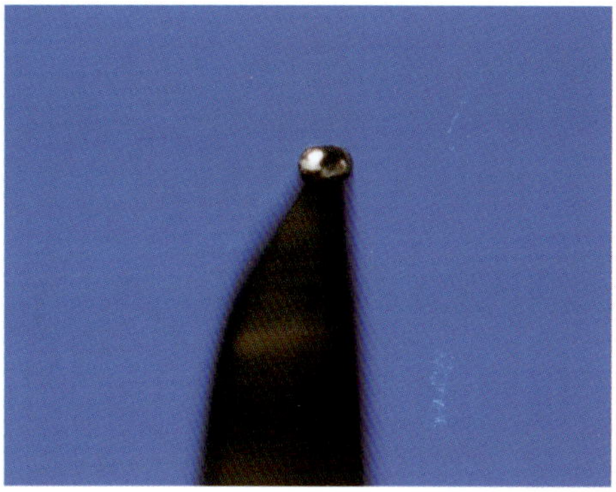

(b)

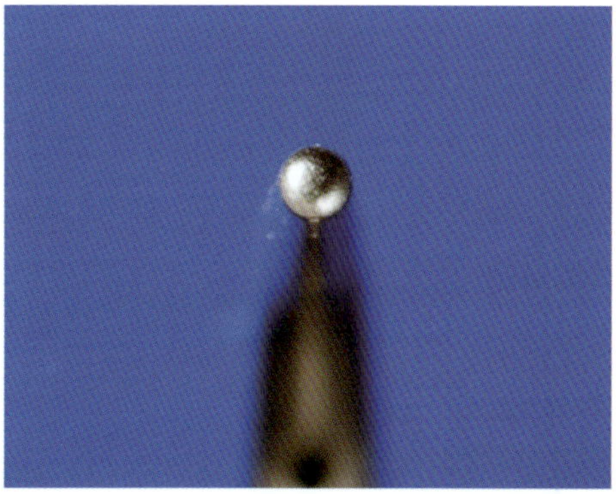

图6.9　超声工作尖的横截面形态可能是矩形的（a）或圆形的（b）。

或“探针状”工作尖。但要注意的是，工作尖的形状和直径大小无关：细直径工作尖也有矩形横截面的，正如标准直径工作尖也有圆形横截面的一样。

与直径一样，工作尖形状也影响了工作尖振动的作用力大小和空穴效应强度。矩形工作尖各面相交成边，这个边缘和工作尖的尖端一样，表面积小、能量输出集中，有利于去除大块、附着牢固的牙石，但同时也会对根面造成损伤（Jepsen等，2004；Lea等，2009b）。Lea等的研究发现，就算圆柱形细直径尖以比矩形细直径尖更大的振幅振动，二者造成的根面损伤深度和体积并没有明显差别，这表明矩形工作尖能够产生更大的作用力。同时，矩形工作尖也能比等直径圆形工作尖产生更强的空穴效应，因为它的外形像桨一样，更有利于水的流动（Felver等，2009；Khambay和Walmsley，1999）。

此外，工作尖的形状还能显著影响其与治疗位点表面的贴合情况。因为超声治疗的基本原理是机械性去除（见第5章），只有当工作尖有效区域和治疗位点表面相贴合时才能成功清除牙石。二者之间贴合情况越好，清除牙齿表面沉积物效果越佳。

当工作尖有效区域的形状和治疗位点的解剖形态一致时，贴合效果较好。例如，想象一下，为什么图6.9中圆形工作尖凸起的背面比矩形工作尖相对平直的表面能更好地贴合根面凹陷。

工作尖的几何形态

工作尖的几何形态由工作尖柄部穿过的平面数决定。绝大多数工作尖在一个平面内，属于直工作尖；而一些工作尖被设计为半螺旋结构，其侧面弯曲使工作尖延伸至不同的平面（图6.10）。

工作尖的几何形态决定了治疗位点入路及其与治疗面的贴合度。

工作尖的几何形态对治疗位点入路的影响

如果治疗位点的入路不复杂，例如所有牙冠表面或前牙区较为平坦的牙根表面（图6.11），使用直形工作尖是合适的。此外，直形工作尖也使临床医生更直观地预估工作尖伸入袋内的位置（Clifford等，1999）。

如果治疗位点的入路复杂，例如后牙根面，则需使用弯形工作尖。此时，

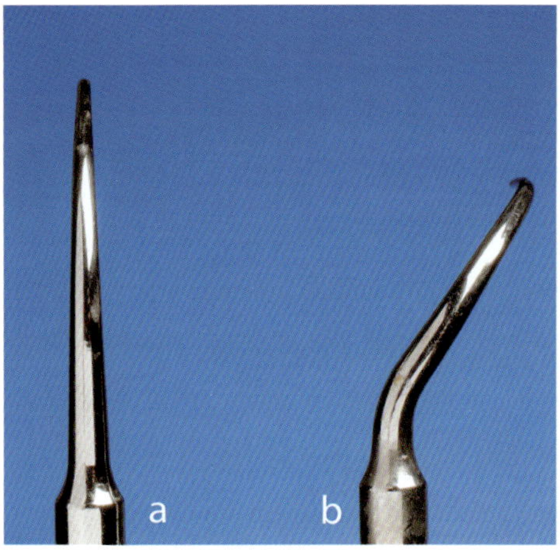

图6.10 超声尖的几何形态可能是直的（a）或弯曲的（b）。

柄部的反角使得工作尖能包绕牙面的最大轮廓进行贴合，以使工作尖能接触到治疗位点，正确执行超声刮治技术（见第8章，图6.12）。

工作尖的几何形态对贴合度的影响

进入治疗位点后，工作尖需要与治疗面充分接触，以破坏和清除沉积物。

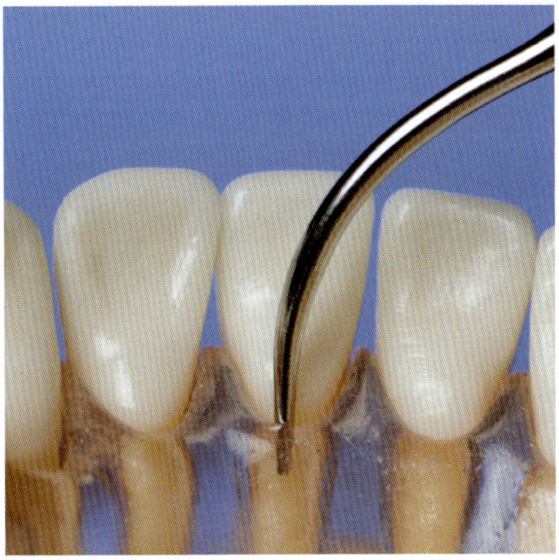

图6.11　直形工作尖能很轻易地贴合前牙平坦的根面。

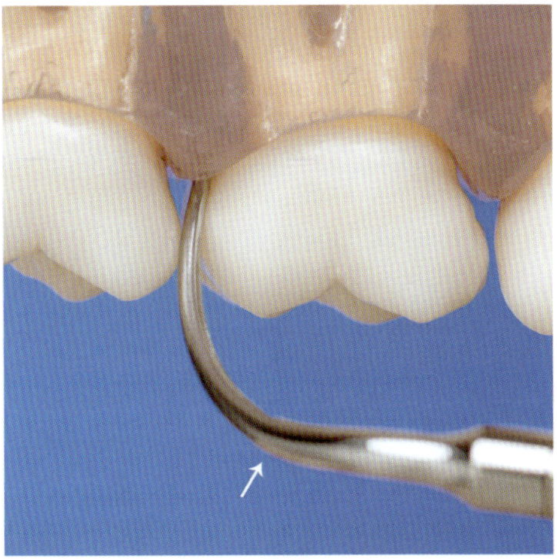

图6.12　弯形工作尖的反角（箭头）便于工作尖进入有效区域并贴合后牙根面。

工作尖的几何形态能够影响贴合度的原因在于，通常直形工作尖的有效区域也是直的，而弯形工作尖的有效区域也有弧度（图6.13）。

直形有效区域与牙面生理曲度的贴合度比弯形有效区域更低（图6.14）。但这种更低的贴合度也未尝不可，因为清除不同牙石和生物膜所需的贴合度不同。在刮治中等量牙石时，较小的贴合度也足以清除这些牙石。事实上，绝大多数标准直径工作尖都是直形工作尖。

相比之下，清除菌斑生物膜和少量牙石需要更大的贴合度。因此，细直径工作尖有直形和弯形两种几何形态。

工作尖的侧面轮廓

工作尖的侧面轮廓是指直形工作尖柄部为了方便治疗入路而设计的弯曲数目。最常见的是只有1个弯曲的直形工作尖。当然，为了更好地贴合线角和邻间区域，也有2~3个弯曲的直形工作尖设计（图6.15）。

一些生产商将只有1个弯曲的磁致伸缩式直形工作尖标识为#10，2个弯曲的标识为#100，3个弯曲的标识为#1000。但正如前文所述，这些标识在不同换能器类型（磁致伸缩式与压电陶瓷式）和不同生产商之间并不具有普遍性及标准性。不过，大多数生产商都使用了一个值得讨论的标识（译者注："通用"），这个标识可能会对临床医

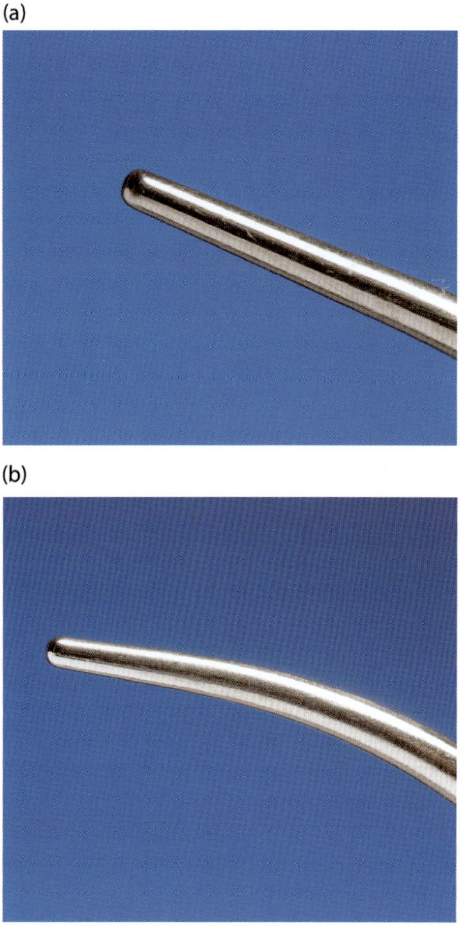

图6.13　直形工作尖（a）和弯形工作尖（b）有效区域对比。

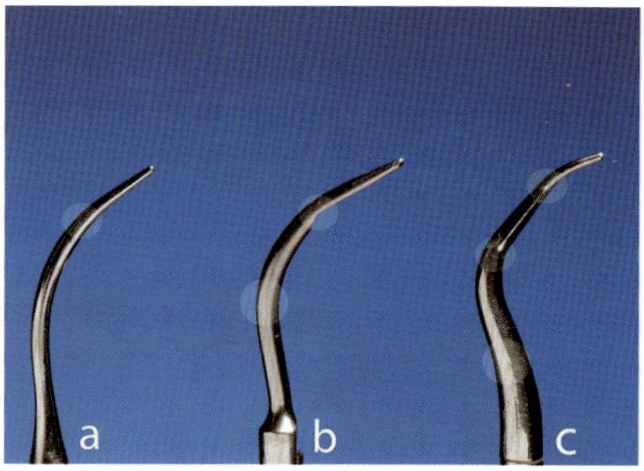

图6.15　直形工作尖柄部不同弯曲数目的比较：（a）1个弯曲。（b）2个弯曲。（c）3个弯曲。

生实施分阶段治疗（译者注：即洁治和刮治）造成误导和混淆。关于工作尖设计的“通用”标识讨论见专栏6.1。

随着工作尖弯曲数目增加，其末端的长度会随之减少。单曲或双曲工作尖的末端足够到达深牙周袋的底部，但3个弯曲的工作尖因为柄部第3个弯曲的增加，尖部末端长度会减少，从而使其仅限于浅牙周袋和龈上牙面使用。

表6.3总结了工作尖设计的各要素对其临床性能的影响。

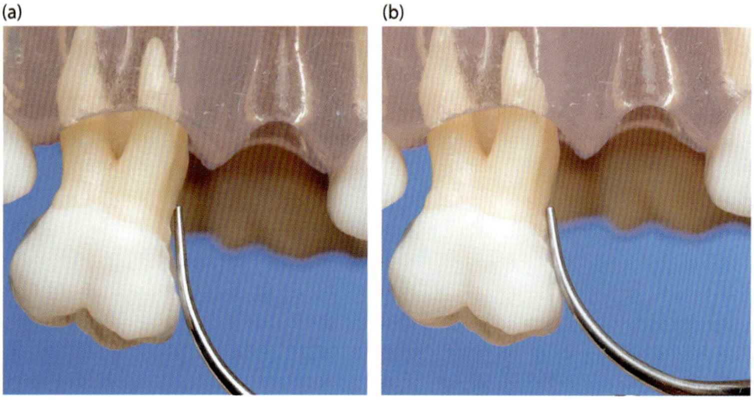

图6.14　直形工作尖（a）和弯形工作尖（b）与上颌磨牙近中凹面的贴合度比较。注意，直形工作尖与凹面间可见间隙，而弯形工作尖与凹面完全贴合。

专栏6.1 “通用”工作尖：一个被误用的概念

超声工作尖被生产商标识为“通用”（universal）这一现象十分常见。这是一个值得关注的问题，因为这个概念很含糊，也并不符合如今分阶段的牙周非手术治疗理念。

在www.merriam-webster.com上快速搜索“universal”这个词会得到很多结果，例如“包括但不限于”“可应用于任何部位/任何情况下均适用”“可调节以满足不同需求”等。因此，将某个工作尖加标识为“通用”则意味着它可以有效贴合所有牙面，并能够在不过度损伤根面的情况下彻底清除牙石和菌斑生物膜。

被标识为“通用”的工作尖通常是指一个带有洁/刮治或清创指示的单弯直形工作尖（aka #10），其横截面可能是圆形或矩形，直径可能是标准直径或细直径。但是，鉴于直径、形状、贴合度都可影响工作尖性能，那么这些具有明确适用性的配置与“通用”的定义是相悖的。

事实仍然是，为了达到牙周治疗的效果，必须要有足够多种类型的工作尖。真正意思上的“通用”工作尖是只一个神话。也就是说，不存在真正的“通用”工作尖，因此，我们强烈建议生产商、临床医生、学者（指编写文章、书籍、研究报告等作品的人）和教学人员弃用“通用”这一标识。

表6.3 超声工作尖各要素对工作尖性能的影响

变量		力量（F）	空穴效应（CA）和微声流效应（AMS）	治疗位点入路	接触程度
工作尖直径	标准	↑F	↑CA/AMS（波腹处）	足够进入牙周袋	
	细	↓F	↑CA/AMS（有效区域）		
工作尖形状	矩形	↑F	↑CA/AMS		足以清除牙石
	圆柱形	↓F	↓CA/AMS		↑清除生物膜
工作尖几何形态	直			所有牙齿的冠面和前牙的根面	足以清除牙石
	弯			↑后牙根面入路	↑清除生物膜
工作尖侧面轮廓	1~2个弯曲			↑牙周袋底入路	
	3个弯曲			↑邻间区域入路	

工作尖的选择

明白了这些关键要素是如何影响工作尖性能后，我们可以更快地选择合适的工作尖。选择工作尖时考虑的主要因素有：（1）需要去除的沉积物类型；（2）治疗位点的解剖形态。因此，对治疗位点的评估和根面形态的了解是必不可少的。图6.16以决策树的形式对这些因素进行了说明，以便正确选择工作尖。

如何选择工作尖#1：沉积物类型

治疗位点的沉积物类型决定了沉积物有效清除所需的作用力大小。如前文所述，工作尖的作用力随质量（译者注：这里的质量指重量，临床上常通过工作尖直径来粗略估计）和功率增加而增加。去除牙石需要比去除菌斑生物膜更大的力才能完成。因此，如果治疗位点主要是中等量牙石，建议使用标准直径工作尖，以提供更大的作用力从而有效去除牙石。而当治疗位点是菌斑生物膜或少量牙石时，建议使用细直径工作尖，它产生的较小力量就足以去除这些沉积物，而不对根面造成过度损伤。

如何选择工作尖#2：治疗位点的解剖形态

选择好工作尖的直径后，就要根据

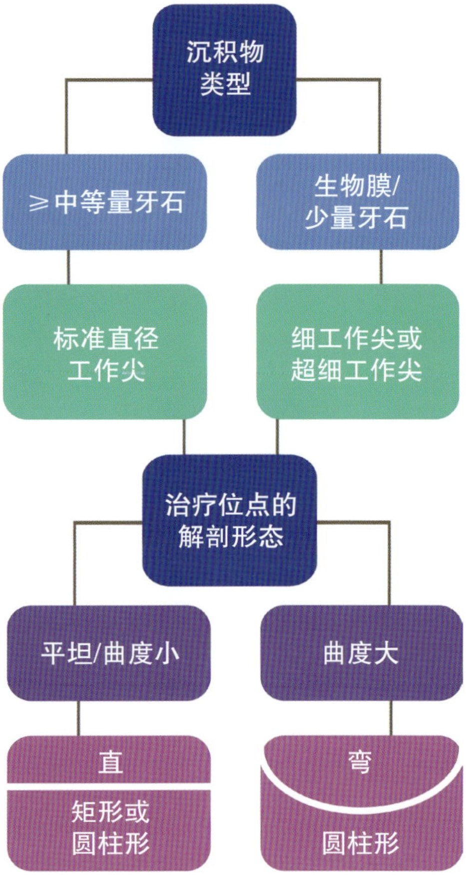

图6.16 选择合适工作尖的决策路径。

治疗位点的解剖形态决定所选工作尖的形状和几何形态，以获得最佳贴合度。此外，除了工作尖的形状和几何形态，沉积物类型也必须考虑在内。

当治疗位点外形曲度很小或平坦（典型的部位包括大部分冠面和前牙根面）时，矩形或圆柱形直形工作尖都能提供良好的接触以去除牙石。回想一下，相同直径的矩形工作尖比圆柱形工作尖的力量更大，这使得它在更有效去除牙石的同时会对根面组织造成更多损伤（Jepsen等，2004；Lea等，2009）。因此当清除前牙根面的菌斑生物膜时，只能使用圆柱形工作尖（直形或弯形均可）。

在牙面曲度较大的位点（例如后牙根面），圆柱形或矩形直形工作尖产生足够的作用力粉碎/减少牙石（记住所有的标准尖都是直的）。但是，在曲度极大的区域，只有弯曲弧度延伸至有效区域内的圆柱形弯形工作尖才可以去除该部位的菌斑生物膜。该弯曲弧度是该工作尖的一个重要区别点，因为不是所有弯形工作尖的弯曲弧度都延伸至有效区域，这点具有重要的临床意义（图6.17）。工作尖的“弯曲”标识是指柄部具有反角，而不是指工作尖有效区域的几何形态。

表6.4归纳了工作尖的选择流程。

工作尖的使用

第8章将阐明所有工作尖的使用原则，也就是说，虽然工作尖设计根据沉积物类型和治疗位点的解剖形态而有所不同，但不同工作尖的使用技术是相同的。即便如此，一些具有独特功能的工作尖值得进一步讨论，以优化使用。

弯形工作尖

为了使后牙根面各面获得彻底的刮治，需要使用一对具有位点特异性的互补弯形工作尖。在一对互补工作尖中，

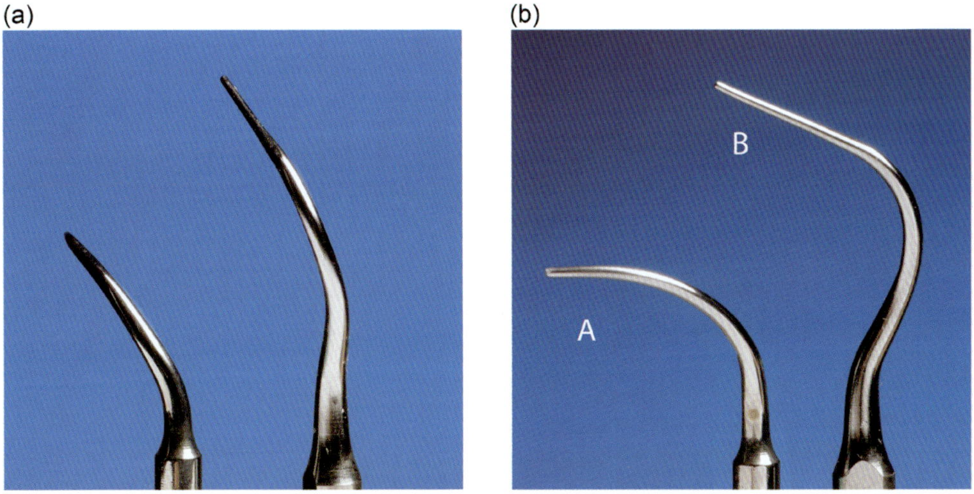

图6.17　不同弯形工作尖有效区域的比较。（a）虽然工作尖柄部有反角，两个工作尖都属于弯形工作尖。（b）A尖有效区域呈弧形，而B尖有效区域是直的，所以A比B更贴合弯曲度高的区域。

专栏6.2 关于袋深

袋深通常被生产商或学者错误地用来作为工作尖的选择依据。将袋深（≤4mm或＞4mm）作为器械的选择标准是没有证据支持的。更重要的是，已有研究表明，标准直径工作尖和细直径工作尖都能够进入深牙周袋，且无明显差异。

如前所述，工作尖的选择标准包括沉积物类型和治疗位点的解剖形态。因为只有少数工作尖仅限于浅牙周袋或龈上牙面使用（例如较短的3个弯曲的工作尖），所以应该避免把袋深作为工作尖的选择标准。

表6.4 工作尖的选择流程

沉积物类型	牙面外形	设计要素			
		工作尖直径	工作尖形状	工作尖几何形态	工作尖侧面轮廓
中等量牙石	**平或弯曲牙面** 所有冠面 所有根面	标准	圆柱形或矩形	直	1～3个弯曲
生物膜/少量牙石	**平或微曲牙面** 所有冠面 前牙根面	细或超细	圆柱形 矩形（仅用于冠面）	直或弯	1～2个弯曲 3个弯曲（矩形横截面，仅用于冠面）
	高曲度牙面 后牙根面	细	圆柱形	弯	不适用于弯尖

两个尖的反角弯向相反的方向，一个尖的螺旋弯向左，而另一个尖弯向右，因此也称为“左弯工作尖”和“右弯工作尖”（图6.18）。

每个工作尖的设计都是为了能在牙列的特定区域内达到最佳的刮治效果（即每个工作尖都具有区位特异性）。在此特定的牙列区域内，工作尖垂直贴合时尖端指向远离牙面的方向（图6.19）。这个设计充分利用了工作尖的曲度，使其与牙面充分贴合的同时又能防止尖端损伤根面。

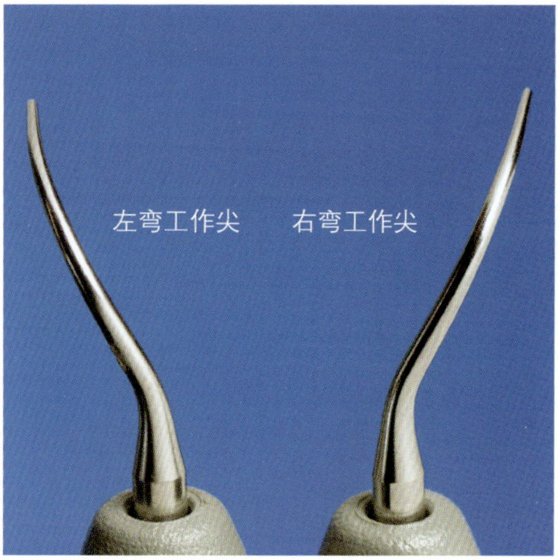

图6.18 从背后观左弯工作尖和右弯工作尖，二者工作尖尖端指向反方向。

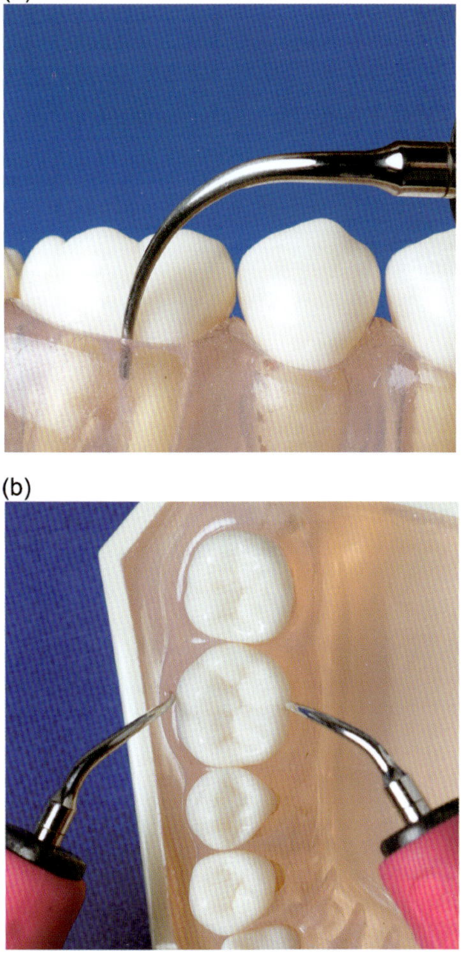

图6.19　弯形工作尖垂直贴合30（FDI 46）。（a）右弯工作尖贴合情况的颊面观。（b）殆面观表明，正确贴合时，右弯工作尖的反角朝向颊侧，而左弯工作尖的反角朝向舌侧。

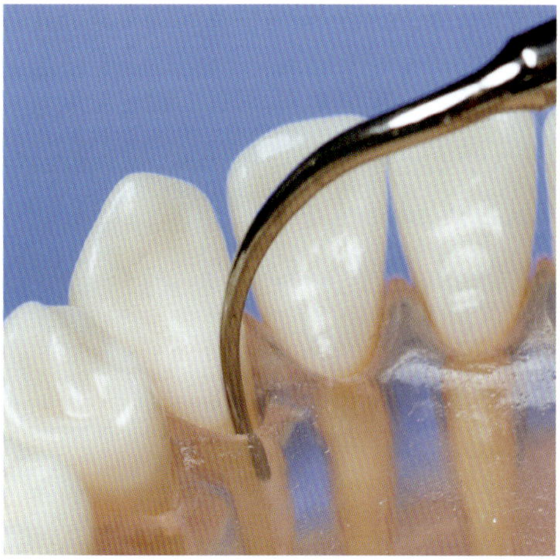

图6.20　右弯工作尖在下颌前牙舌侧进行操作。

因此，左弯工作尖适用于上颌右侧颊面和左侧腭面，以及下颌左侧颊面和右侧舌面。右弯工作尖适用于上颌右侧腭面和左侧颊面，以及下颌左侧舌面和右侧颊面。

虽然弯形工作尖主要用于后牙的刮治，但它们也能代替细直工作尖对前牙进行治疗（图6.20）。表6.5总结了每种弯形工作尖的适用区域。

根分叉球形末端工作尖

根分叉区域的彻底刮治很具挑战性，因为多根牙都是后牙，位于牙列后部，而且表面凹陷或形态不规则（Takacs等，1993）。可以预判的是，根分叉区沉积物残留最多的地方是器械最难到达的地方：上下颌牙根分叉顶部、上颌牙近颊根分叉入口、下颌牙颊侧根分叉区入口（Takacs等，1993）。因此，根分叉区的治疗效果很大程度上取决于工作尖的形状和直径。

改良型左弯工作尖和右弯工作尖是针对根分叉病变特别设计的。其螺旋状末端是一个直径为0.8mm的圆球，用以

表6.5 左弯工作尖和右弯工作尖使用指南

区段	右	前牙	左
上颌牙列			
颊面	左弯尖	右弯尖	右弯尖
腭面	右弯尖	左弯尖	左弯尖
下颌牙列			
舌面	左弯尖	右弯尖	右弯尖
颊面	右弯尖	左弯尖	左弯尖

改善工作尖与根分叉区域凹面的贴合度而不会造成根面损伤（图6.21）。

不管是在上颌还是下颌，左/右球形末端工作尖都比细弯工作尖（Takacs等，1993）和Gracey刮治器（Oda和Ishikawa，1989）更能有效清除根分叉处的沉积物。这种优势主要归功于球形工作尖更方便的根分叉区入路和其与根分叉更好的贴合度（Takacs等，1993）。球形末端工作尖之所以能轻松进入根分叉区，是因为其球形末端能像Nabers探针一样，与根分叉区的解剖结构相适应，而不损伤根面组织（图6.22）。

与左/右弯工作尖类似，左/右球形末端工作尖也具有区位特异性，但是因为球形末端工作尖的贴合方式与Nabers探针类似，其适用区域与左/右弯工作尖相反。表6.6描述了球形末端左/右弯工作尖的适用区域。

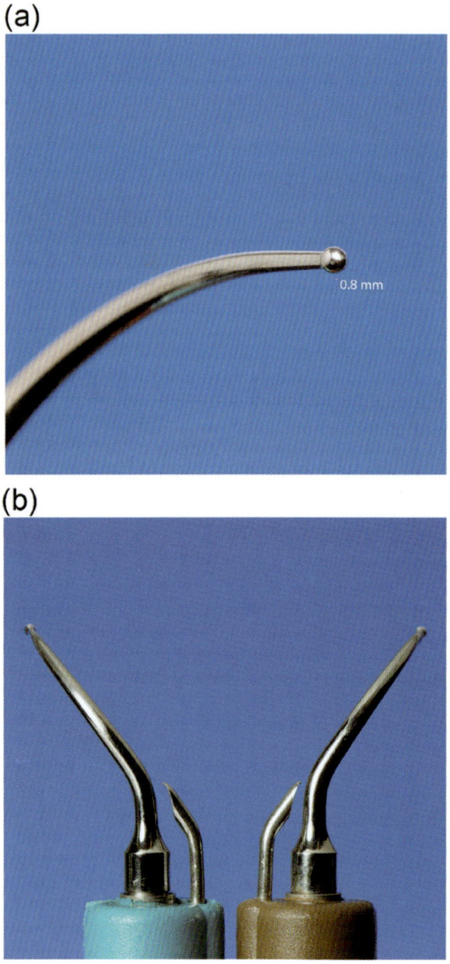

图6.21 用于根分叉区域的球形末端工作尖外形特点：直形工作尖（a）或左/右弯工作尖（b）末端均为球形。

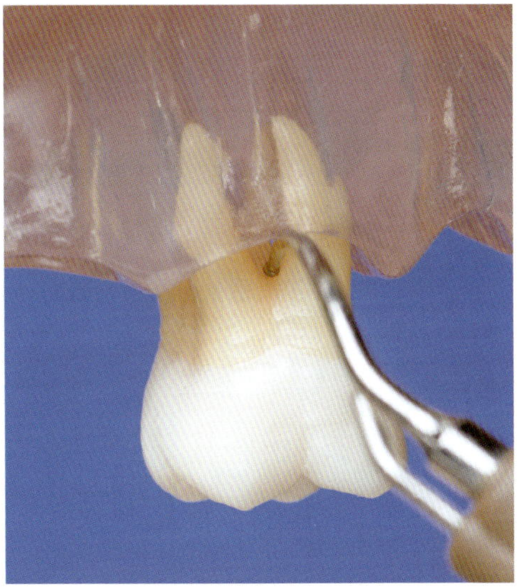

图6.22 球形末端工作尖能够像Nabers探针一样，贴合根分叉区。

表6.6 用于根分叉区域的球形末端左/右弯工作尖使用指南

区段	右	左
上颌牙列		
颊面	右球形工作尖	左球形工作尖
腭面	左球形工作尖	右球形工作尖
下颌牙列		
舌面	右球形工作尖	左球形工作尖
颊面	左球形工作尖	右球形工作尖

种植体专用工作尖

因为暴露于口腔中的种植体钛表面会因为使用金属尖而产生损伤（Augthun等，1998；Bailey等，1998；Mann等，2012；Park等，2013；Rapley等，1990；Thomson-Neal等，1989），所以多种非金属工作尖应运而生（图6.23）。这些碳纤维或塑料材质的工作尖，能够去除光滑钛表面的沉积物而不带来损伤（Kawashima等，2007；Sato等，2004），但是可能会对离子体和羟基磷灰石涂层表面造成严重破坏（Augthun等，1998；Bailey等，1998；Ramaglia等，2006；Thomson-Neal等，1989）。此外，这些工作尖的直径比较大，限制其入路，因此清除效率也比较低。关于种植体表面不同清理方法的效率比较在第3章中已经阐述。

鉴于塑料工作尖和碳工作尖在钛表面的安全使用，将其扩展应用于修复体边缘的刮治似乎是可行的，尽管在编

(a) (b) (c)

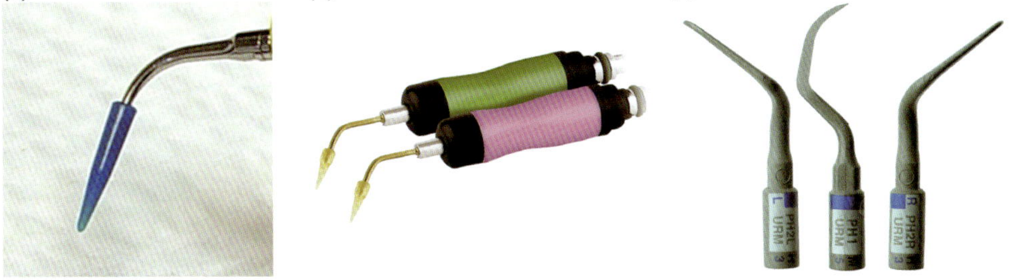

图6.23 专门为种植体完全清创设计的超声工作尖，包括塑料包被的工作尖（a，b）和碳纤维材质的工作尖（c）。（a）Cavitron SofTip™。（b）GentleCLEAN™磁致伸缩式（来源：Parkell，Inc.）。（c）赛特力压电陶瓷式（来源：Satelec，Inc.）。

写本书时，尚无证据支持或反对这一观点。

金刚砂涂层工作尖

细小金刚砂涂层或中等粒度金刚砂涂层超声工作尖只适用于翻瓣刮治时在直视下使用（图6.24）。

金刚砂涂层为工作尖提供多个切割边缘，比常规超声工作尖能够更快地去除牙石（Scott等，1999；Yukna等，1997，2007）。但要注意，牙石清除的效率和根面损伤直接相关，因此，与同样形状的常规工作尖相比，金刚砂包被的工作尖会造成更多的根面组织损失，并增加根面粗糙度（Lavespere等，1996；Vastardis等，2005；Yukna等，1997）（图6.25）。

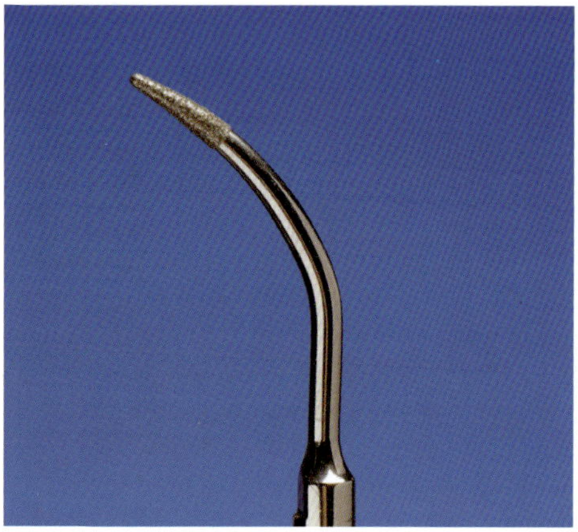

图6.24 金刚砂涂层工作尖。

因为金刚砂涂层工作尖能在非常短的时间内去除大量根面组织，所以应谨慎使用，并且只能在牙周手术中用于愈合后会有牙龈覆盖的根面区域（Lavespere等，1996；Vastardis等，2005；Yukna等，2007）。

磨损对工作尖临床性能的影响

回顾一下，超声刮治的机械和生物物理机制受振荡工作尖的振幅影响（见第5章），最大振幅区域（有效区域）是从最后一个波腹至工作尖尖端的长度，约为4mm。

	10次刮治	20次刮治	30次刮治	每次刮治
金刚砂涂层工作尖	46.2（18.4）	95.4（28.3）	142.0（42.3）	4.7
常规超声工作尖	10.7*（6.5）	18.2*（8.7）	21.6*（27.1）	0.9
Gracey刮治器	15.0*（14.8）	25.7*（15.5）	33.2*（24.6）	1.3

* 与金刚砂涂层工作尖有显著差异。

图6.25 刮治10次、20次、30次后根面缺损的平均深度（标准差）［以微米（μm）计］。超声工作尖在中等功率、1N侧压力下工作，无特定角度。（来源：Vastardis等，2005）

在常规临床使用中，超声工作尖可能会磨损，以致长度缩短，表现为工作尖的有效区域变短，因而振幅变小，最终影响工作尖的临床性能（Lea等，2006）。

如图6.26所示，对于中等功率、0.5N侧压力下振动的细直径工作尖（红色柱），当其磨耗1mm时，振幅平均减少约50%，即从无磨耗时的22μm降至11μm。如果侧压力增大（绿色柱），将导致位移振幅进一步降低。但通过增加功率来补偿磨损所致的性能下降是无效的，不建议使用该方法（Lea等，2006）。

因此，为了保证工作尖的临床性能，必须定期监测其磨损，并挑选出其中因过度磨损必须丢弃的工作尖。各个品牌都提供了相应的磨损评估指南，以便评估工作尖的长度（图6.27）。生产商通常建议，当工作尖有效区域磨损2mm或50%时更换工作尖。而Lea等观察到，磨损1mm时工作尖的振幅已显著减小，所以我们可能需要更早地更换新的工作尖。

基本工作尖配置

市场上工作尖的种类繁多，如何选择牙周刮治中不可或缺的工作尖是一个令人困扰的难题。笔者的意见如下：任何牙周非手术治疗——基础治疗、牙周维护治疗和预防性治疗至少需要4种类型的工作尖，才能彻底清除不同治疗位点的不同类型沉积物。基本（最低）超声工作尖配置见表6.7和图6.28～图6.31。

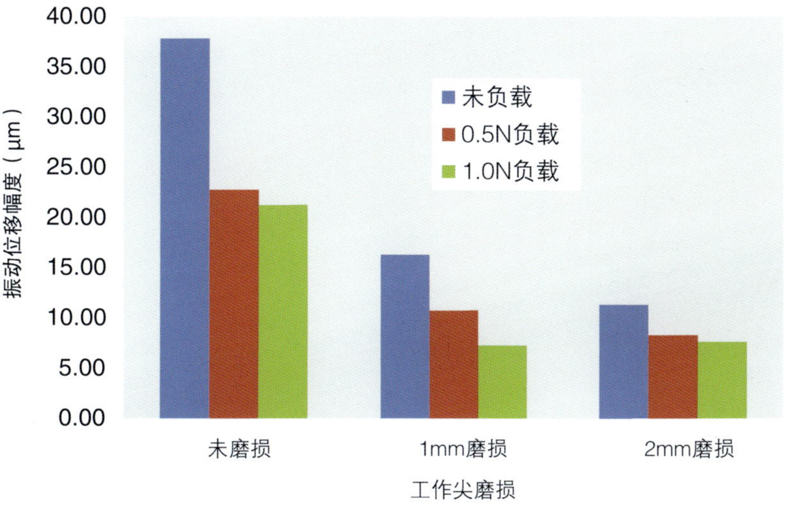

图6.26　负载和未负载条件下，磨损对细直径圆柱形直形工作尖振幅的影响。（来源：Lea等，2006）

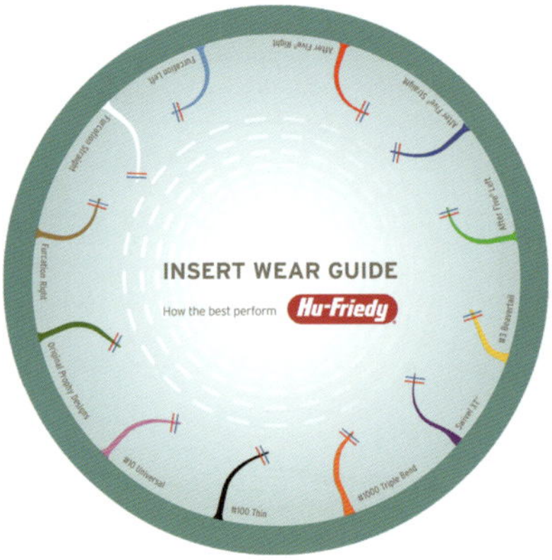

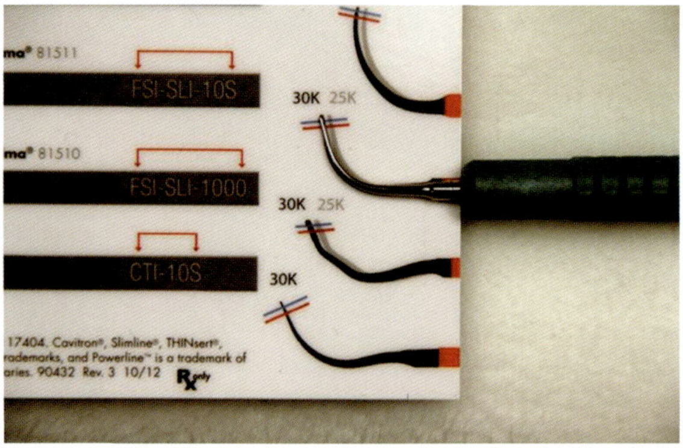

图6.27 超声工作尖的磨损指南。（来源：Dentsply Sirona）

表6.7 笔者推荐的基本（最低）超声工作尖配置

工作尖设计	适应证	理由
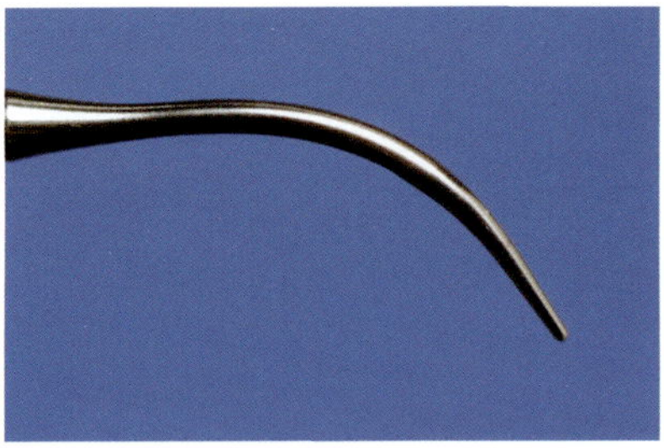 图6.28 标准单弯工作尖。	去除/减少中重度牙石	长度足够且有1个弯曲，能深入牙周袋底
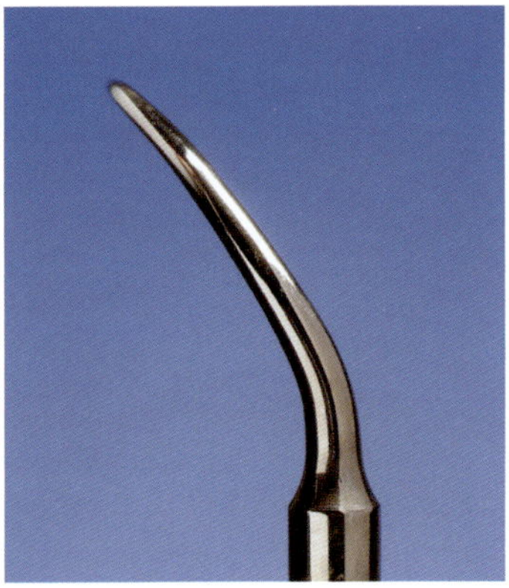 图6.29 细左弯工作尖。	充分去除少量牙石和菌斑生物膜	能与曲度大的牙面良好贴合

（续表）

工作尖设计	适应证	理由
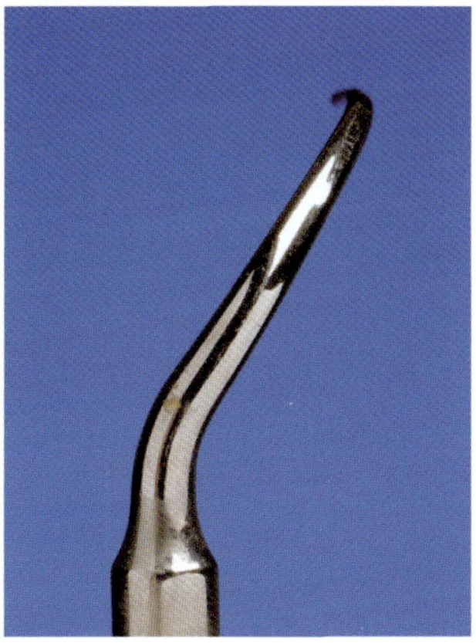 图6.30　细右弯工作尖。		可替代细直工作尖用于微曲或平坦牙面
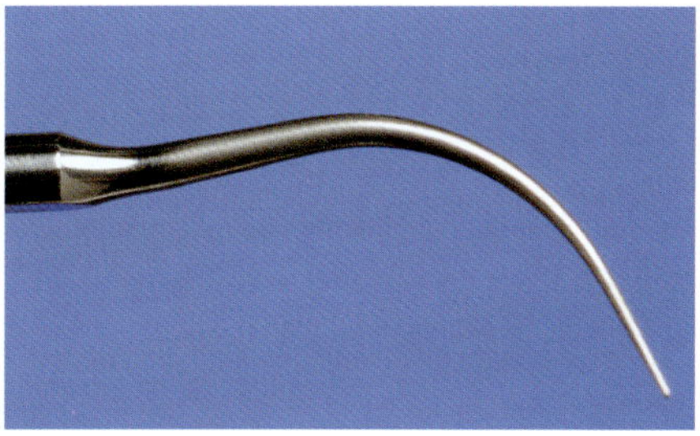 图6.31　超细工作尖。	充分去除少量牙石和菌斑生物膜	方便进入细直工作尖无法进入的狭小区域，例如邻接比较紧的区域，或者牙龈较健康、与根面贴合较紧的区域

第7章 气溶胶管理

本章目标
1. 了解气溶胶产生的特点。
2. 回顾有关气溶胶和疾病传播风险的证据。
3. 解释安全、有效的超声刮治术需要吸引器的原因。
4. 探讨超声刮治过程中有效捕获微粒的影响因素。

如第5章所述，所有超声器械运行时，振荡工作尖上必须有持续冲洗的水流，以作为冷却剂并减少摩擦热。工作尖的高频振荡与水流相互作用会产生气溶胶或细雾，气溶胶的产生量受功率和水流量影响（图7.1）。

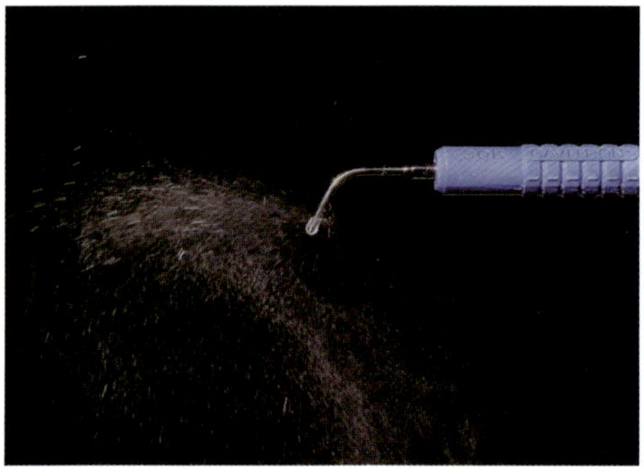

图7.1 超声工作尖以较高功率振动清除牙石时产生的气溶胶。

气溶胶

在感染控制领域，空气中悬浮的＜50μm的固体或液体颗粒被定义为气溶胶，而＞50μm的悬浮颗粒物称为“飞沫”（Harrel等，1998；Rivera-Hidalgo等，1999）。气溶胶所含颗粒物的大小会影响其在空气中的传播和其进入呼吸系统的程度（Abramovitz等，2020）。只有直径＜10μm的微粒才能通过喉部，＜4μm的微粒才能通过无纤毛的气道，而＜2.5μm的微粒才能沉积在肺泡中。研究表明，大多数疾病的传播都需要吸入直径＜1μm的微粒（Rafiee等，2022）。

气溶胶并非牙科/医疗环境所独

Ultrasonic Periodontal Debridement: Theory and Technique, Second Edition. Marie D. George, Dani Botbyl, Timothy G. Donley, and Philip M. Preshaw.

Companion Website: www.wiley.com/go/george/ultrasonic

有。医疗操作或咳嗽、说话和打喷嚏等人类常见行为都会产生气溶胶和飞沫。由于大量患者所需的牙科有效治疗都会产生气溶胶，因此，研究气溶胶如何产生以及如何有效减少气溶胶，对医生和患者来说都非常重要。在牙科诊疗和其他医疗过程中，产生气溶胶的操作（aerosol-generating procedure，AGP）被定义为产生可吸入空气颗粒物的医疗操作（Proffitt，2020）。

毫无疑问，常规牙科治疗，包括使用高速钻头、三用喷枪、激光、喷砂设备、手工器械和超声器械等，均能产生临床无法区分的气溶胶和/或飞沫（Arnabat-Dominguez等，2021；Johnson，2021；Virdi等，2021）。这是因为它们都需要水和/或空气冷却仪器并冲洗和/或干燥治疗部位。

无论使用多少冷却水，超声和声波器械都会产生气溶胶和飞沫（Gross等，1992）。牙科设备产生气溶胶的多少取决于许多因素，包括颗粒大小和气溶胶捕获方法。影响气溶胶/飞沫产生和扩散程度的因素目前所知甚少（Johnson等，2021）。然而，对于临床医生来说，最重要的问题不是“超声刮治是否会产生气溶胶”，因为答案显然是“会的”。相反，最重要的问题应该是“在进行AGP时产生的潜在污染能否得到充分管理，从而充分降低牙科环境中疾病传播的风险”，答案是肯定的，至少对于超声器械的使用来说是的。

早期研究表明，治疗部位的血液和细菌污染了水/汽悬浮液（Barnes等，1998；Bentley等，1994；Fine等，1992；Grenier，1995；Gross等，1992；Holbrook等，1978），成为血源性病原体的潜在传播媒介。随后的研究表明，超声产生的气溶胶中大部分污染物来自牙科设备的水管，只有微量污染物来自患者的唾液（Kumar和Subramanian，2020；Madathil等，2022；Rafiee等，2022）。

超声波在全球范围内使用数十年以来，尽管从业人员没有常规使用手套、口罩和防护眼镜，也并未导致疾病在工作人员之间或医患之间广泛传播（美国疾病控制与预防中心，2016）。现代社会对感染控制准则的遵守进一步降低了牙科环境中本已极低的疾病传播风险。SARS-CoV-2病毒全球大流行期间的严格审查为我们提供了更准确的疾病传播数据收集和分析能力。美国牙医协会和美国牙科卫生士协会正在进行的一项联合研究的初步结果显示，牙科卫生士或寻求牙科治疗的患者感染COVID-19（SARS-CoV-2引发）的概率并未增加（Estrich等，2020）。关于口腔医生的类似数据进一步强化了牙科治疗的安全性（Madathil等，2022）。

迄今为止，并无口腔医生或就诊患者感染呼吸道传播疾病（包括严重急性呼吸综合征冠状病毒和SARS-CoV-2）的相关报道（Epstein等，2021）。

并且，对COVID-19阳性患者进行超声刮治时，其气溶胶中并未检测到SARS-CoV-2病毒（Madathill等，2022）。

有效的牙周刮治须在不过度去除牙骨质的情况下，去除所有临床上可查及的病因并破坏生物膜。虽然机械治疗（即手工器械）仍是牙周刮治的常用方法，但长期证据表明，即使是最彻底的机械治疗，也无法做到始终如一地充分控制微观的细菌层面病因（Ciantar，2014；Cobb，1996）。在COVID-19大流行期间，尽管缺乏证据表明使用超声器械存在任何实质性风险，但许多关于牙周治疗的临时建议都只推荐使用手工器械，并避免使用超声器械。这种应对疫情的仓促反应给从业人员造成了负担，他们因为风险而不得不选择效果可能较差的治疗方案。随后的数据证实，控制不佳的牙周炎可能会影响COVID-19的发病、严重程度和持续时间。因此，如果在医患双方均无显著风险的情况下，放弃潜在更有效的治疗方案实非明智之举（Basso等，2021）。

尽量减少气溶胶污染

要最大限度减少气溶胶的交叉感染，就需要采取Harrel和Molinari（2004）所说的分级保护程序，每采取一个步骤或实施一层保护，气溶胶污染的风险就会进一步降低，直至最低。目前，还没有数据可帮助确定和排序每个防护步骤对减少气溶胶传播的影响。有关牙科气溶胶产生和捕获的研究主要集中在细菌方面，而有关病毒和真菌的相关研究成果很少。资源的可获得性也会影响气溶胶总体控制策略的步骤执行和遵守。任何旨在提高牙科治疗环境安全性的策略都应包括合理的实施步骤，并有数据支持实施的益处。

以下3个基本策略可以减少超声产生气溶胶所带来的影响：（1）减少传染病携带者在诊室出现的可能性；（2）干预潜在传染性气溶胶的产生、传播和持续时间；（3）及时处理诊室内的潜在污染物。

在临床实践中，具体防护措施包括个人防护设备（personal protective equipment，PPE）、术前含漱、室内空气过滤或净化，以及采用抽吸策略在气溶胶或微粒逃逸到口腔外之前进行最大限度的捕获。此外，通过HEPA过滤、紫外线照射、电离和其他方法进行室内空气过滤或净化可能会带来一些益处，但现有证据很少且不确定（Kumbargere Nagraj等，2020）。

为保护工人免受职业危害，美国国家职业安全卫生研究所（NIOSH）建议按照感染风险控制层级（图7.2）来实施可行且有效的控制方案。

处于层级顶端的控制方法可能比处于底部的控制方法更有效、更具保护性。遵循这一层级结构通常可以在本质上实施更安全的防护系统，大大

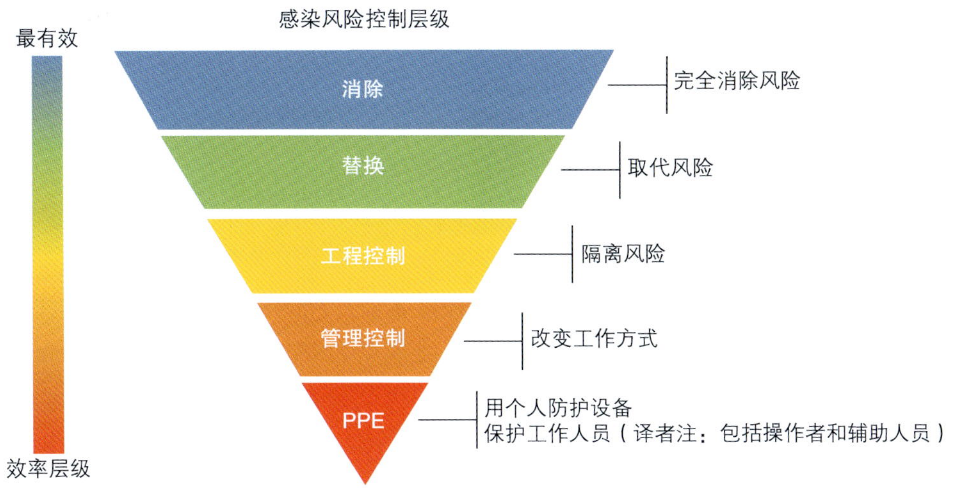

图7.2 感染风险控制层级（图像由NIOSH提供https://www.cic.gov/niosh/topics/hierarchy/default.html）。

降低患病或受伤的风险。例如，与个人防护设备相比，抽吸对减少气溶胶传播更有意义。将这些保护层级结合起来，可为临床医生提供最大限度的安全保障。

个人防护设备（PPE）/屏障保护

1991年美国职业安全卫生管理局（OSHA）颁布的《血源性病原体职业接触标准》规定，在美国所有牙科治疗过程中都必须使用个人防护屏障（防护眼镜、口罩、手套和防护服）。虽然现有个人防护设备的有效性和牙科从业人员对防护设备的使用率在后疫情时代有所提高，但本书将不再讨论此类基本感染控制措施的具体细节（例如，对比不同类型的口罩或不同程度的防护衣物）。相应地，美国疾病控制与预防中心在《Guidelines for Infection Control in Dental Health-Care Settings》（Kohn等，2003）中建议，通过使用屏障保护来防止灭菌或消毒无法充分清洁的临床接触表面受到污染。

术前含漱

事实证明，在超声刮治前用含有精油的抗菌漱口水漱口30秒可使气溶胶中能重新恢复活力的细菌数量减少94%（Fine等，1992）。同样，使用0.12%的葡萄糖酸氯己定进行术前含漱可显著减少唾液中的细菌数量（Veksler等，1991）和超声刮治相关气溶胶内的细菌数量（Klyn等，2001）。

虽然术前含漱可以有效减少唾液

和口腔游离微生物对气溶胶的污染，但并不能消除龈下超声刮治产生的血液和细菌对气溶胶造成的污染（Harrel和Molinari，2004）。为减少术区产生的污染，应在气溶胶逃逸出术区前尽可能对其进行物理清除（Harrel和Molinari，2004）。

高通量吸引器

吸引器在牙科治疗中用途广泛，临床医生需要熟悉其方方面面，以确保最安全有效的超声治疗。值得一提的是，牙科相关的研究和产品开发正处于蓬勃发展阶段，因此临床医生应意识到它们可能会发生迅速的变化。吸引器的吸力不足会使临床医生难以看清治疗部位，也会导致患者的气道通畅难以维持，同时还使得气溶胶的产生难以控制（Bentley等，1994；Junevicius等，2005），此外吸引器还能保护临床医生的健康（Pierre-Bez等，2021）。因此，吸引器的主要目标是：在气溶胶、液滴和飞沫逃逸到口腔外并接触临床医生前，在源头将它们捕获，而次要目标则是收集液体。表7.1回顾了颗粒和液体的特征，包括吸引器对它们的作用（Froum和Strange，2020；Harrel和Molinari，2004；Veena等，2015）。

吸引器既可以是外置的（不连接），也可以是一体化的（连接到治疗室牙科设备上）（图7.3）。一体化集成吸引器可进一步细分为高通量吸引器（high-volume evacuation，HVE）（译者注：国内临床通常称为“强力吸引器”）和低通量吸引器（LVE）（译

表7.1 超声刮治过程中产生的颗粒和液体的特征

气溶胶/小液滴	较大的液滴/飞溅物	液体
尺寸非常小，重量更轻 <50μm 肉眼不可见	尺寸更大，更重 >50μm 肉眼可见	比空气重 一摊液体
悬浮在空气中，速度慢/缓慢消失	不可预测，快速/弹道式轨迹	气溶胶产生过程中唾液和水的混合物
强吸引力设备有效	难以被设备控制/捕获	由于重量大，易逃脱捕捉
如果不在源头捕获，可能会在空气中停留更长时间	快速降落 可能脱水、变为气溶胶	滴落到口腔后部/积聚在口底
受气流、温度、重力和湿度的影响	污染个人防护设备和环境表面	需要在产生气溶胶的过程中收集

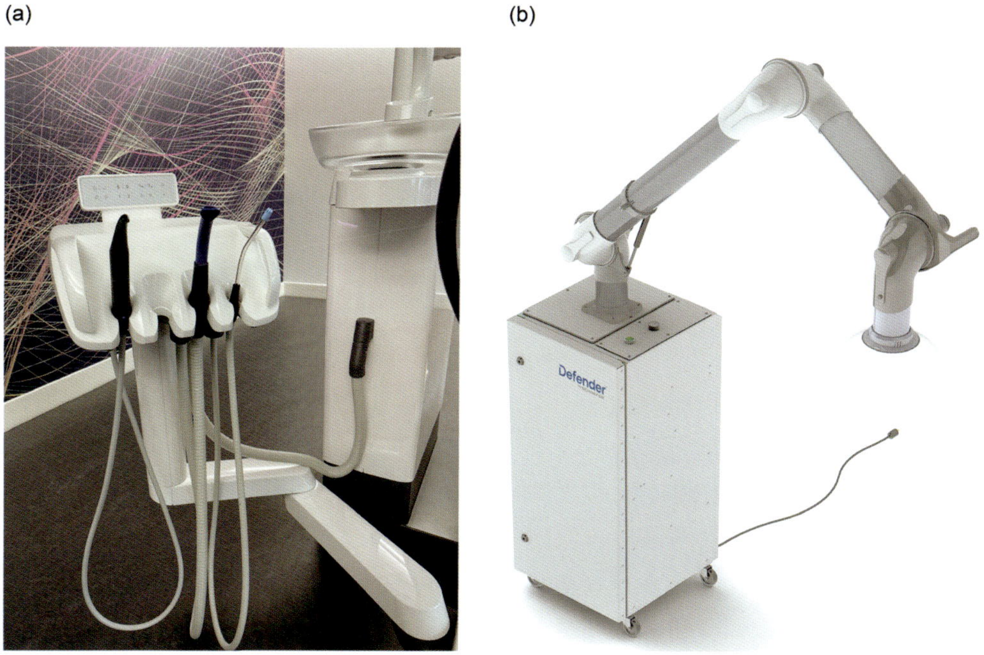

图7.3　牙科诊所/治疗区的吸引器类别。（a）牙科治疗椅上的一体化吸引器装置。（b）Pinnacle Climate Technologies™ Defender是一种带轮子的外部即插即用吸引器装置，便于携带。（来源：Bruce Stephan）

者注：国内临床上通常称为“弱吸引器”）。适配器，也可称为“手柄”，一端与HVE和LVE软管相连，另一端连接至不同特定用途的各种设备（图7.4）。

吸唾器通常与LVE相连。它的孔径小、吸气量低，不能有效清除气溶胶（Agostini-Walesch等，2021；Jacks，2002），适用于清除积聚在口腔中的水和/或唾液。与LVE相反，HVE能在短时间内吸入大量气体。有效的“强吸”装置通常孔径较大（≥8mm）（Agostini-Walesch等，2021；Harrel和Molinari，2004；Melzow等，2022），可以从源头清除气溶胶（Li等，2004）。HVE和LVE可以互补使用。

高通量吸引器（一体化）

研究表明，HVE可捕获90%～99%的气溶胶（Agostini-Walesch等，2021；Bentley等，1994；Devker等，2012；Harrel等，1996，1998；Hidalgo等，1999；Jacks，2002；King等，1997；Klyn等，2001；Micik等，1969；Narayana等，2016；Ravenel等，2020）。然而，捕获率并不仅仅取决于HVE本身，还由HVE、HVE的位置和主

真空装置的功能三者共同决定。遵循指导原则结合使用以上3个要素可以最大限度地从源头上消除微粒，避免其逃逸到口腔外危害诊室内人员的健康（图7.5）。可合理推测，这3个要素中的任何一个不够理想，都会降低微粒捕获率。

有效的HVE

如前所述，有效的HVE依赖于其吸引力大小。许多生产商会巧妙地推销其HVE设备，暗示如果将HVE连接到HVE适配器/软管上，就能有效收集气溶胶。但我们不要被其误导，这种说法是不准确的。吸引力强但排气量不够的设备并不属于HVE。HVE捕获气溶胶的量遵循气体流动力学的基本规律。空气流速取决于捕获点的吸引力和HVE吸管开口的直径，因此当HVE连接到HVE适配器/软管时，并不一定意味着它可以捕获90%甚至所有气溶胶（Donley等，2020）。具有强吸引力的牙科HVE有宽大的孔径，单开口≥8mm（Akin等，2022；Harrel和Molinari，2004；Holliday等，2021），或者具有HVE软管的最宽孔径（Allison等，2021）（图7.6）。根据气流动力学的基本规律（Donley等，

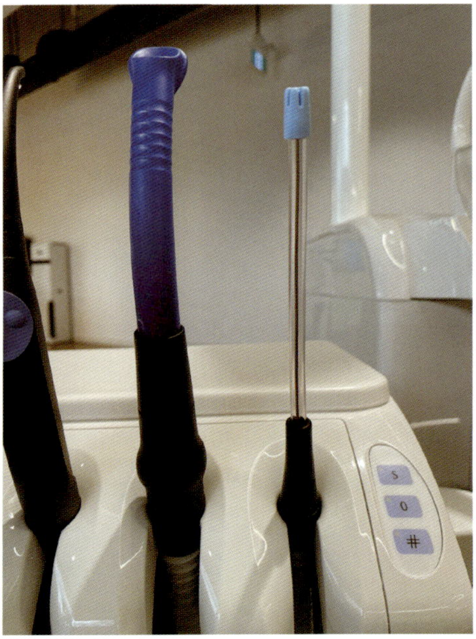

图7.4 高通量吸引器（HVE）喷嘴（左）（译者注：即我们常说的“强吸器”）和低通量吸引器（LVE）（右）（译者注：即我们常说的“弱吸器”）。

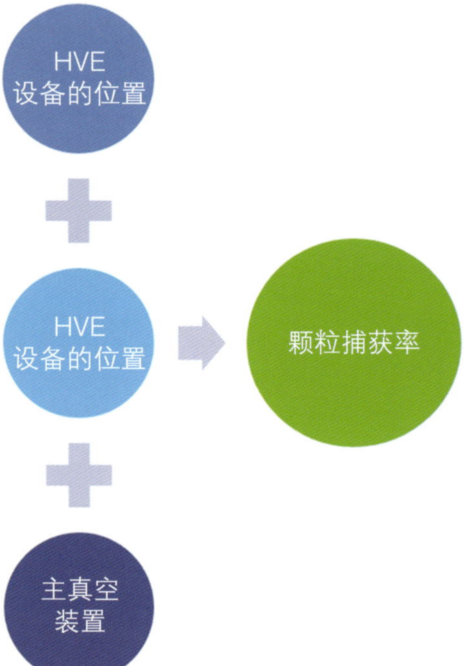

图7.5 振荡超声工作尖源头处的颗粒捕获率受3个主要因素的影响：HVE、HVE的位置和合适的主真空装置。

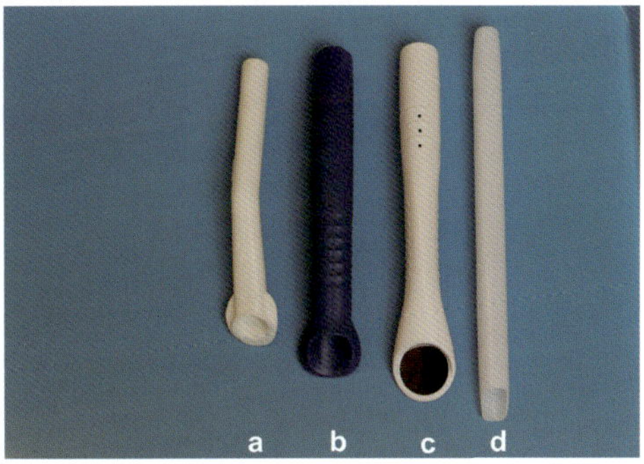

图7.6　（a）Pellote®斜角吸引头。（b）Durr Dental通用吸引头。（c）Purevac® HVE镜面吸引头。（d）传统开口HVE吸引头。

2020），对于多孔设计的设备，即使其各孔总表面积与8mm的孔径面积相当，也无法消除与之等量的气溶胶。

HVE的放置位置

为有效减少气溶胶，需在气溶胶源头附近正确放置HVE（Bentley等，1994；Jacks，2002；Nulty等，2020）。推荐的具体距离为6~15mm（Ge等，2020）和10~20mm（Mamoun，2011）。Jacks在2002年的一项研究中称，≥8mm开口的HVE放置距离超声治疗仪1~2英寸（2.54 ~ 5.08cm）时，气溶胶可减少90%。相反，≥8mm开口的HVE放置距离超声治疗仪12英寸（30.48cm）时不能减少任何气溶胶（Desarda等，2014）。2021年，Agostini-Walesch等称，HVE减少了99%的微粒，其研究图（图7.7）显示此时HVE开口距离超声治疗仪 < 20mm。

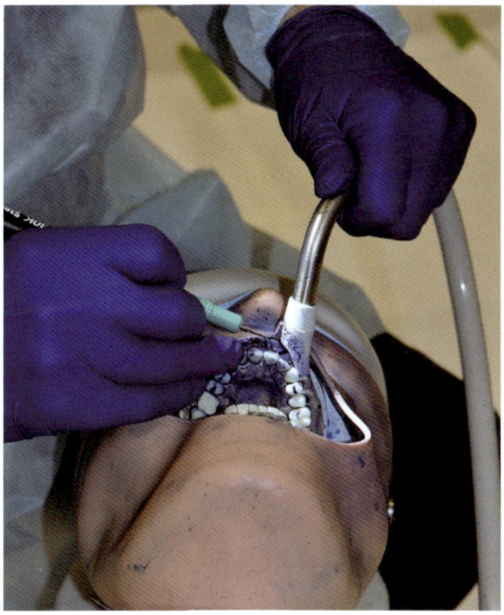

图7.7　在仿真头模上使用HVE能减少99%的颗粒。注意，HVE开口与超声工作尖距离很近。（来源：Agostini-Walesch GM等，2021；经American Dental Hygienists' Association许可转载）

尽管HVE尺寸相似，但气溶胶产生源到HVE开口的距离会显著影响气溶胶的清除效果。HVE开口距离超声治疗仪越近，颗粒捕获率就越高。临床医生如果试图达到研究所显示的气溶胶清除效果，即减少至少90%的气溶胶，则推荐使用可移动式HVE（即设备在整个过程中跟随超声治疗仪移动）。反之，固定HVE，即那些不跟随超声治疗仪移动的HVE，会增加气溶胶、液滴和飞沫逃逸到口腔外的风险。这是因为在刮治过程中，临床医生很可能会在某一时刻将HVE开口与超声治疗仪之间的距离拉大到超出目前确定的最佳范围。但如第9

章所述，助手在术者进行超声刮治时协助吸引可以提高HVE的效果。

要点

HVE开口不应过分靠近超声治疗仪，以免水流在有效冲洗和冷却之前就被吸走。

许多免手持装置都是固定的，但至少有一家生产商提供了一种免手持可移动式HVE，可直接连接到超声手柄上，随超声仪器的移动而移动（图7.8）。目前，市面上较新的HVE都有一些改进，例如重量更轻、长度更短，以及角度配置和/或镜面，所有这些改进都是为了方便医生独立操作时使用HVE。图7.9展示了其中几种产品。

正常运行的主真空装置

操作环境中的主真空系统可高度影响HVE的抽吸能力。HVE的正常真空流量为7.25标准立方英尺（0.21m^3）（SCFM）/分钟（Molinari，2021），而牙科吸引系统每分钟可抽吸高达100立方英尺（2.8m^3）的气体（Harrel和Molinari，2004）。2022年，Akin等称，325L/min的高通量抽吸力足以清除病毒污染，而其他人则认为360L/min才足够（Melzow等，2022）。

合格的技术服务人员可测量HVE开口处气体流速，并能就主真空系统的最佳类型（即湿式或干式）提供咨询。在临床工作中，无论使用哪种类型的主真空设备，为了维持牙科治疗椅吸引装置的高效工作，都需要进行定期维护，

(a)　(b)　(c)

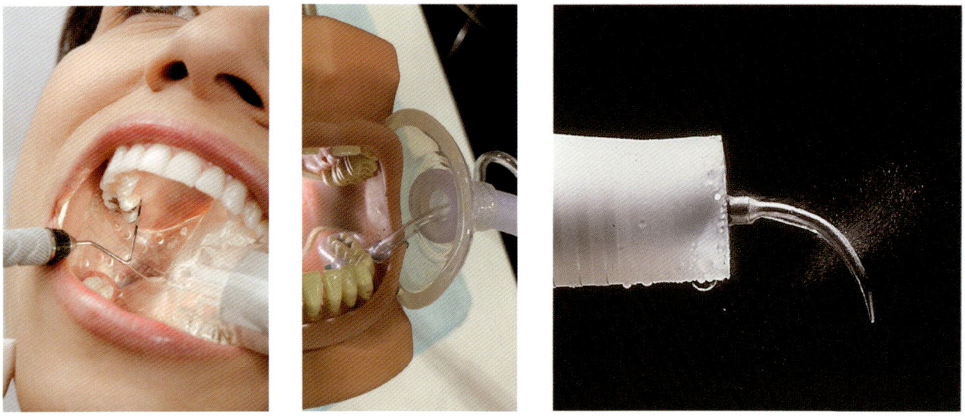

图7.8　免手持可移动式HVE。（a）Isolite™ i2干场照明系统免手持可移动式HVE（来源：Isolite Systems）。（b）Aerosol HV Sippressor™ 配有气溶胶捕获的口外漏斗和液体管理的口内微管（来源：Maycher Healthcare Innovations Inc.）。（c）Safety Suction® Quality Aspirator直接连接到超声波仪器（来源：Stephen K. Harrel，DDS）。

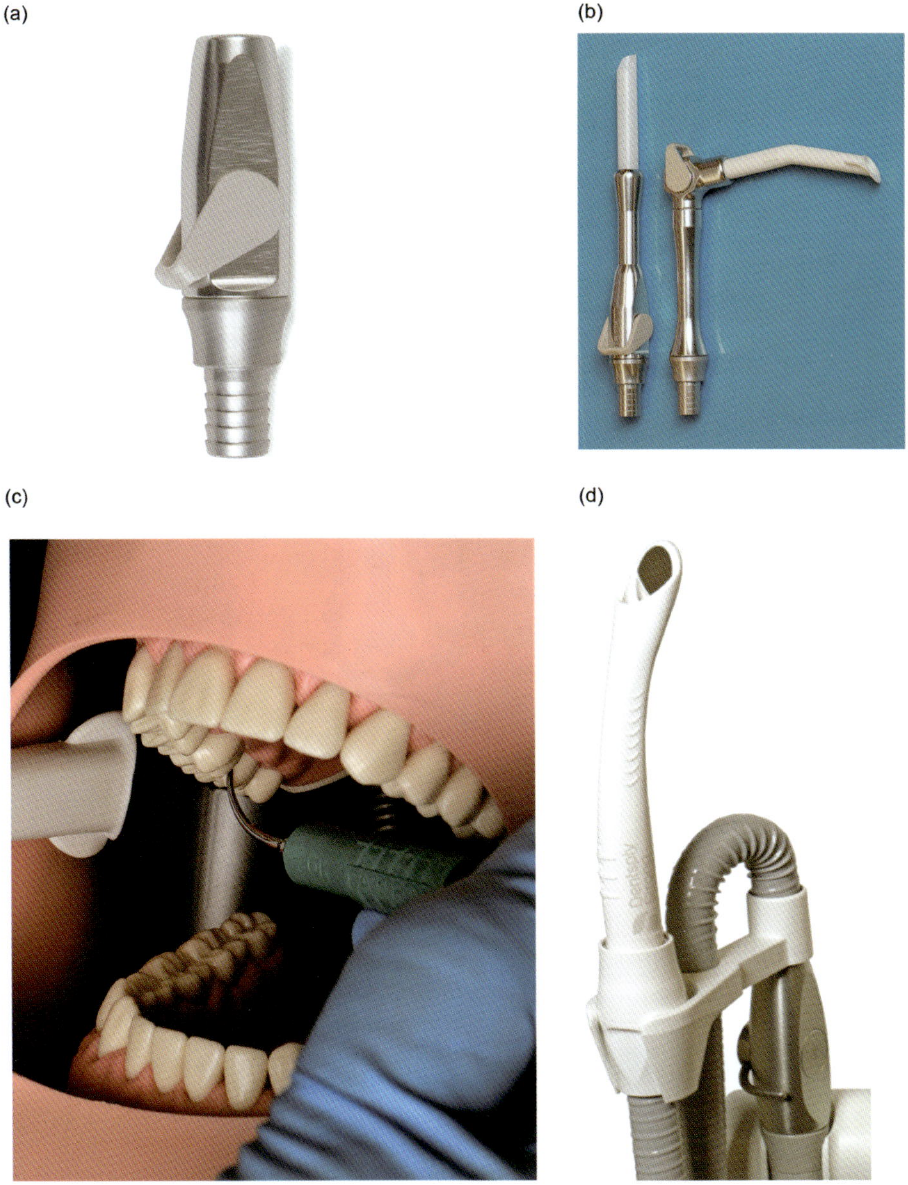

图7.9 （a）BullFrog®铝制轻质HVE手柄/适配器-短（来源：Hager Worldwide）。（b）左为BullFrog®铝制轻质HVE手柄/适配器-加长型，搭配传统HVE一次性吸头（切为两半），右为BullFrog® ErgoVac™铝制轻质HVE手柄/适配器，与Pellote™ HVE吸头组合。（c）Pellote™吸头的喇叭末端可防止软组织吸入。（d）Purevac® HVE系统，配有轻质加长软管和镜面吸引头。（e）内置镜子可提供间接观察视野。（f）镜面吸引头的宽大末端有助于防止软组织吸入。

(e)

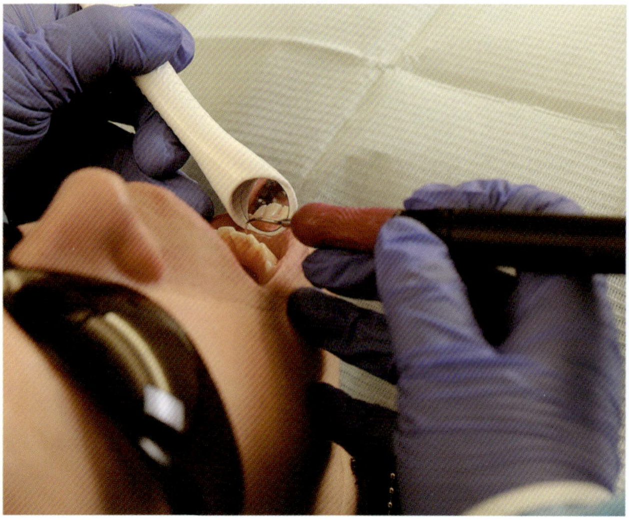

(f)

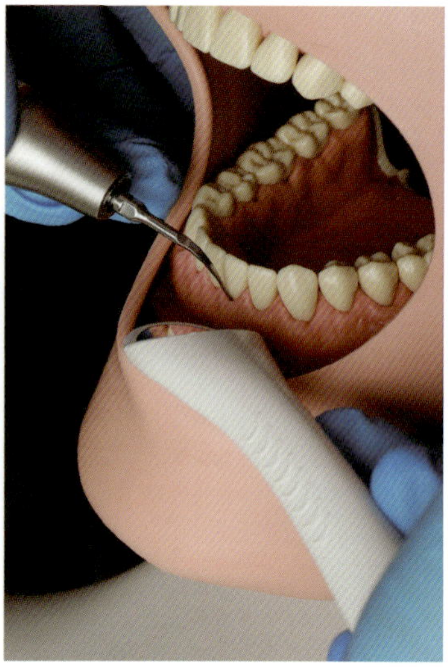

图7.9（续）

具体参阅生产商的使用说明（IFU）。最常见的是，管道需要每日清洁和消毒1～2次，且在不同患者就诊间隙用清水冲洗（Boyle等，2015；Molinari，2021）。吸引系统的过滤器组件（即液体分离器）也应每日清洁和消毒，如有损坏或破损，应及时更换（Boyle等，2015；Molinari，2021）。在临床工作中，上述清洁和消毒包括通过软管吸入一定量的消毒剂（图7.10）。如果吸入消毒剂无法接触到过滤系统，则应将其拆下清洁。定期检查所有治疗室的软管、阀门和接头，检查是否存在可能影响整体吸力的漏气现象，并请有资质的技术服务人员进行每年至少一次的系统检查（Molinari，2021）。

(a)

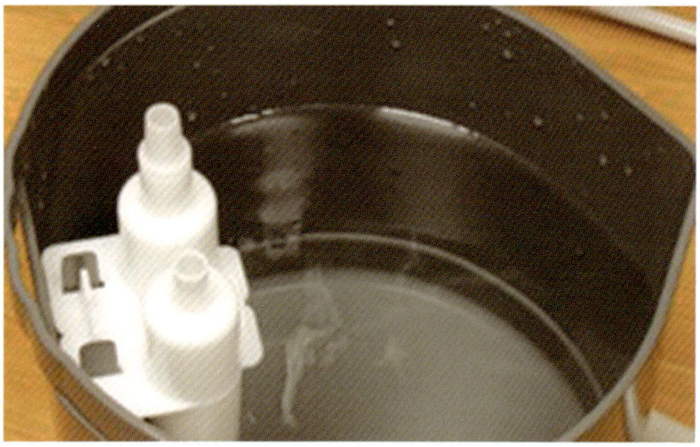

(b)

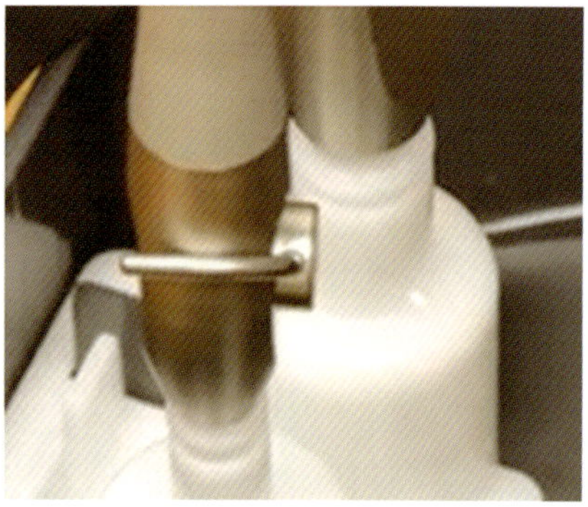

图7.10 （a）椅旁吸引器的带阀消毒剂分液器。（b）HVE和LVE软管连接到安装的阀门上，可产生湍流的气/液（消毒液）混合物，以清洁吸引器。

第3部分 临床应用

第8章 超声治疗操作技术

本章目标

1. 阐述超声牙周治疗操作的基本原则。
2. 解释各种操作技术变量对沉积物去除和根面损伤的影响。
3. 明确超声牙周治疗的步骤。

超声和手工器械共同的目标是在不过度刮除根面的前提下，彻底破坏和清除菌斑生物膜与牙石。然而，不同器械完成这一目标的原理却大不相同。每种器械都有其固有的设计原理，从而导致其操作技术有所不同。

手工刮治器械的设计原理如下：将器械的工作刃放在牙面–沉积物交界处，通过机械的手工刮治动作破坏沉积物与牙面的结合（Lea和Walmsley，2009）。如第5章所述，超声洁牙机的设计是通过钝金属尖高频振荡产生的振动和生物物理力来清理和破坏牙面沉积物（Khambay和Walmsley，1999；Walmsley等，1984）。

虽然超声和手工器械在去除沉积物以及改善和维持牙周健康方面一样有效［根据临床指标（BOP、PD、CAL）（见第2章）］，但与手工器械相比，超声器械对根面的损伤更小（Busslinger等，2001；Dragoo，1992；Jacobson等，1994；Kawashima等，2007；Ritz等，1991；Schmidlin等，2001）。然而，在超声器械操作过程中，根面损伤程度取决于操作技术（专栏8.1）。

为了实现利用超声器械进行牙周刮治的目的，临床医生必须充分了解超声器械操作技术，以及影响沉积物清除和根面损伤的各种因素。

Ultrasonic Periodontal Debridement: Theory and Technique, Second Edition. Marie D. George, Dani Botbyl, Timothy G. Donley, and Philip M. Preshaw.

Companion Website: www.wiley.com/go/george/ultrasonic

> **专栏8.1 要点**
>
> 沉积物的清除效果和根面损伤程度都取决于操作技术！

超声器械：操作原则

在超声刮治过程中，一个常见的重大错误是临床医生采用手工器械的操作原则，将超声器械当作“有动力的手工刮治器”使用。这种错误很大程度上是由缺乏超声器械的相关理论知识，以及曾经在手工器械的培训中产生的固化思维造成的。

超声器械及手工器械操作原则的总结和区别见表8.1。

贴合

与常规观点相反，压电陶瓷式和磁致伸缩式器械都能产生椭圆形的作用力模式（见第6章），这就是使振荡的工作尖可与任何牙面贴合以完成刮治。这种能够充分利用工作尖任何表面（背面、正面或侧面）的能力，能使工作尖有效区域与治疗牙面更大程度地接触，从而实现更有效、更可预测的刮治效果。当工作尖的形状与治疗牙面解剖形态贴合时，可达到更大程度的贴合（图8.1）。

获得更大程度的接触面积取决于工作尖的形状，更准确地说，取决于工作尖表面与对应牙面的贴合程度和方式。理想状况是使用与治疗牙面解剖形态最贴合的工作尖表面进行治疗，但在某些治疗部位，这是不可能的。因此，也可

表8.1 牙周器械治疗操作原则比较

原则	超声器械	手工器械
贴合	可使用工作尖的任何表面 ● 垂直向 ● 水平向 （仅用于牙齿邻面）	仅使用工作刃的侧面 ● 倾斜方向
角度	与牙面成0° ~15° 角	与牙面成45° ~90° 角
侧压力	使用轻力与牙面保持接触	使用中等程度力量嵌入切割边缘
洁刮治动作	方向可变，持续运动	从根方向冠方的间断用力 （译者注：手工器械也可以有水平向和倾斜向的运动）
插入	龈缘或沉积物边缘（译者注：包括冠方、根方和侧方）	沉积物根方（译者注：在水平向运动时也可在沉积物侧方）
器械握持	放松的执笔式	稳固的改良执笔式
支点	在离治疗部位一定的距离保持稳定	直接建立在治疗区域以充分利用施加力

(a)　(b)

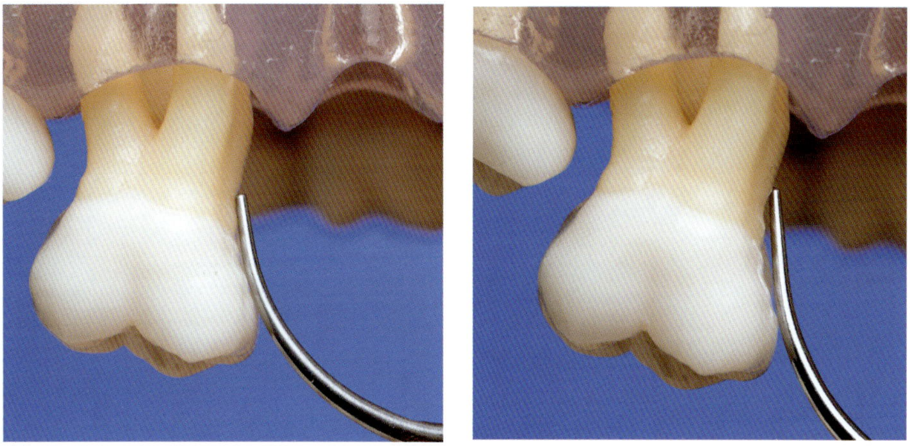

图8.1　工作尖背面与牙齿近中凹陷3（FDI 16）贴合。弧形工作尖的凸面（a）与牙面的凹形解剖形态贴合；而直形工作尖与牙面解剖形态（b）不一致，在工作尖和牙面之间留有间隙。

(a)　(b)

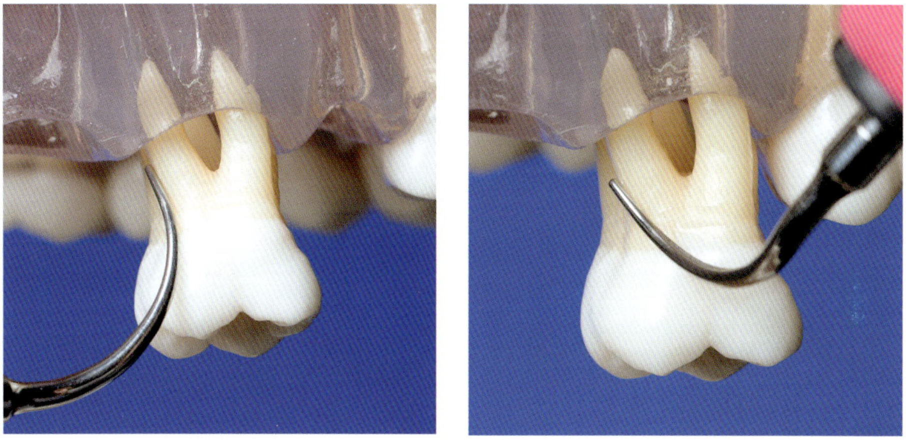

图8.2　在远中凹面，工作尖的背部凸面与牙面的贴合是理想的（a），但这在临床上不可实现；作为替代方案，可使用工作尖的侧面（b）。

以应用与治疗表面形状最接近的工作尖表面（图8.2）。

超声工作尖可通过以下几种方向与牙面贴合：垂直贴合、水平贴合和传统的倾斜贴合。表8.2列出了这些方向的使用说明。

垂直贴合

垂直贴合是将工作尖有效区域呈垂直向，尖端指向牙周袋底部（图8.3）。这与牙周探诊的方向是一致的（图8.4）。

垂直贴合是超声刮治过程中最主要

表8.2　超声器械的贴合技术

图片	贴合技术	描述	使用说明
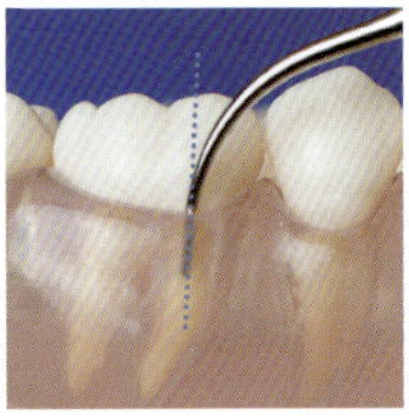	**垂直贴合**	工作尖有效区域呈垂直向，工作尖指向牙根部，朝向牙周袋底	工作尖的任何表面都能对龈下和龈上区域（不包括牙齿邻面）进行器械操作
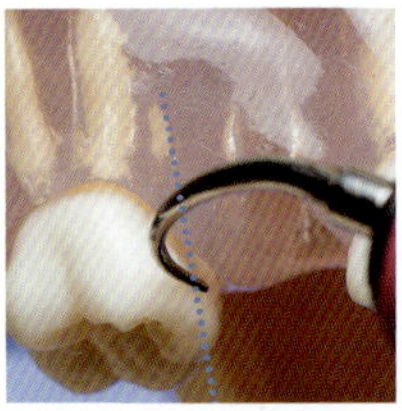	**水平贴合**	工作尖有效区域呈水平向，尖端指向邻间隙	工作尖的背面或正面能对牙齿邻面进行器械操作
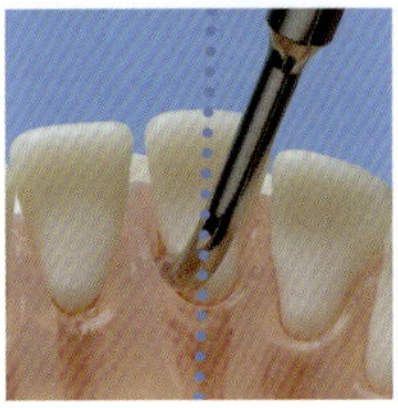	**倾斜贴合**	工作尖侧面的有效区域倾斜于牙长轴	适用于手工器械；笔者不建议在超声器械中使用

也是最理想的贴合方法，原因如下：

- 在牙周探诊过程中，垂直向有利于最直接地进入更深的牙周袋底部，从而提高工作尖有效区域到达治疗位点最深处的可预见性（图8.5）

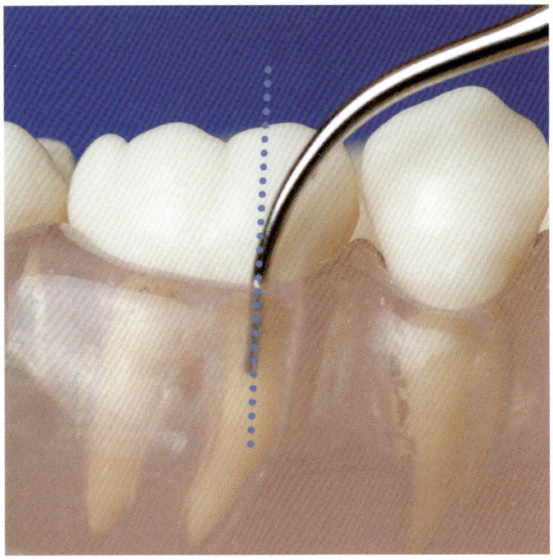

图8.3　工作尖的垂直贴合。工作尖垂直放置，尖端指向牙周袋底部。

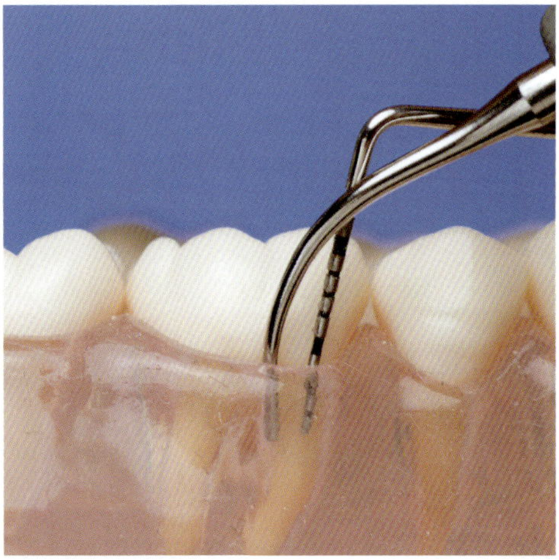

图8.4　超声工作尖的垂直贴合与牙周探针的贴合方式类似。

- 空穴效应和微声流破坏菌斑生物膜的程度会随着垂直贴合程度增加而增加（Gartenmann等，2017；Thurnheer等，2014；Walmsley等，1988）。Walmsley等（1988）的研究表明，工作尖的垂直贴合可使菌斑生物膜的去除效率提高8倍，而传统的倾斜贴合只能使菌斑生物膜的去除效率提高6倍（图8.6）
- 垂直向有利于将工作尖的任何表面与任意牙面相贴合。在这个方向上，临床医生可以很容易地将选定的工作尖表面与牙面相贴合，并且可以最少地改变操作位置（图8.7）
- 在牙齿的凹面和凸面上，将工作尖平行于牙面，能形成更广泛的有效接触面（2～3mm，而倾斜贴合则为1～2mm），从而使每次器械运动的清理面积最大化，治疗每个区域所需的运动次数减少（图8.8）

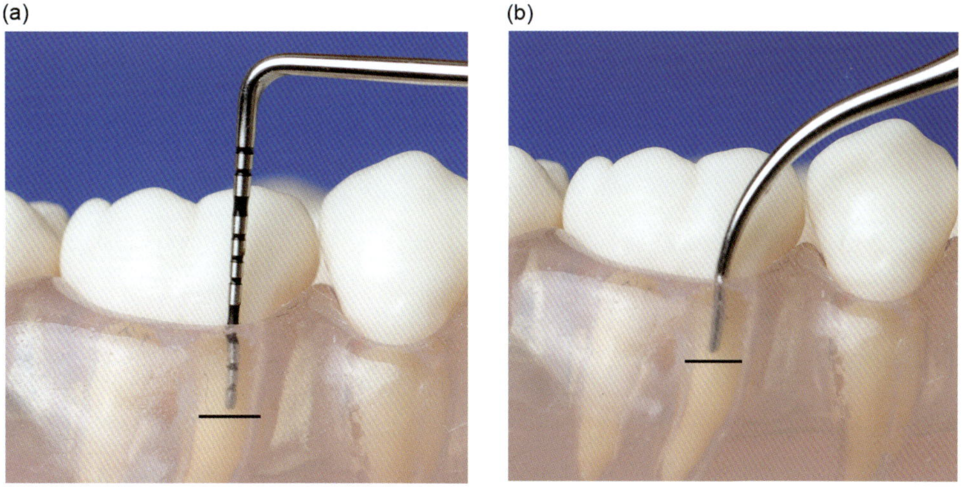

图8.5　垂直贴合有利于直接进入牙周袋底牙周探诊（a）和超声牙周治疗（b）。

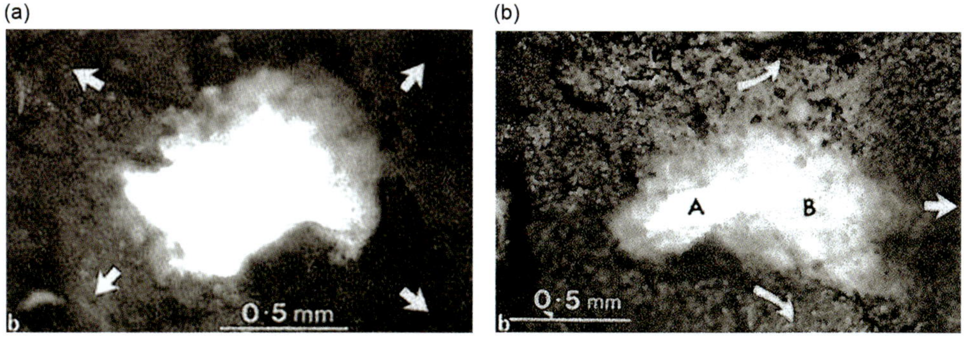

图8.6　通过工作尖的空穴效应去除菌斑的过程中，工作尖垂直贴合（a）与工作尖倾斜贴合（b）对菌斑去除效果的比较图。箭头表示水流方向。（来源：Walmsley AD等，1988；经John Wiley&Sons许可转载）

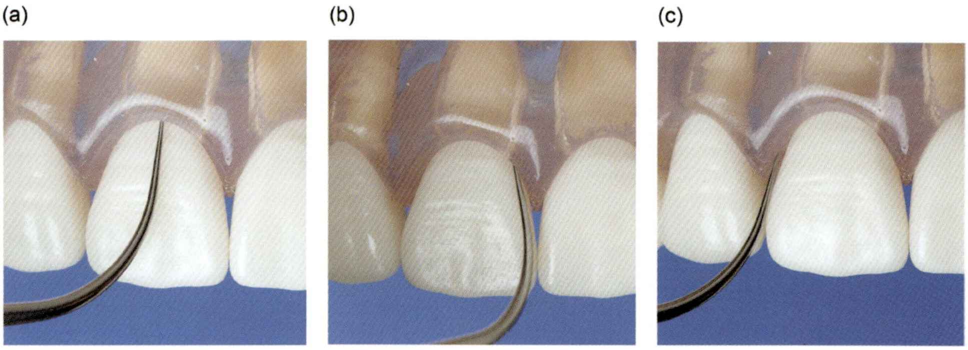

图8.7　垂直贴合时，工作尖可以很容易地接触到所有牙面：唇面或舌面（a）、近中面（b）和远中面（c），并且无须改变支点或操作位置。

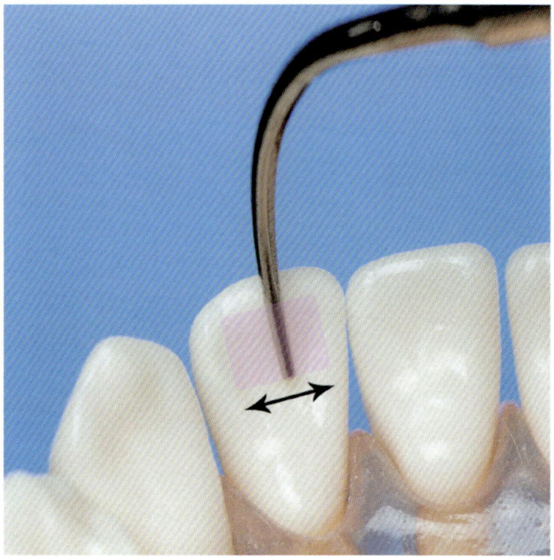

图8.8　在牙齿凹面上，垂直贴合可使工作尖有效区域与牙面接触的面积更大，从而增加每次器械运动的清理面积（阴影区域）。箭头表示工作方向。

水平贴合

水平贴合主要用于牙齿邻面的洁刮治操作（图8.9）。水平贴合将工作尖有效区域放置在水平方向，垂直于牙长轴，以便充分利用工作尖的背面和正面。

与传统的倾斜贴合相比，水平贴合让操作者更容易从垂直贴合的操作区域转换到牙齿邻面，也更符合人体工程学。这种转换的详细描述见第10章。

倾斜贴合

倾斜贴合是将工作尖的有效区域与牙长轴成倾斜角度（图8.10）。这与刮治器和镰形洁治器等带刃器械的使用方向相同。

本章开头提到使用倾斜贴合是超声器械的常见错误应用之一。在手工器械操作过程中，为了使刮治器或镰形洁治器的工作刃与牙面接触，并使临床医生能够沿着破坏牙面沉积物和牙面间连接的方向移动器械，倾斜贴合是必要的。换句话说，倾斜贴合是手工器械操作中的固有机制。

然而，由于超声器械清除沉积物的机制截然不同，笔者既未提及也未推荐倾斜贴合，因为倾斜贴合不利于高效地清除牙面沉积物：

- 倾斜贴合使临床医生只能使用工作尖的侧面

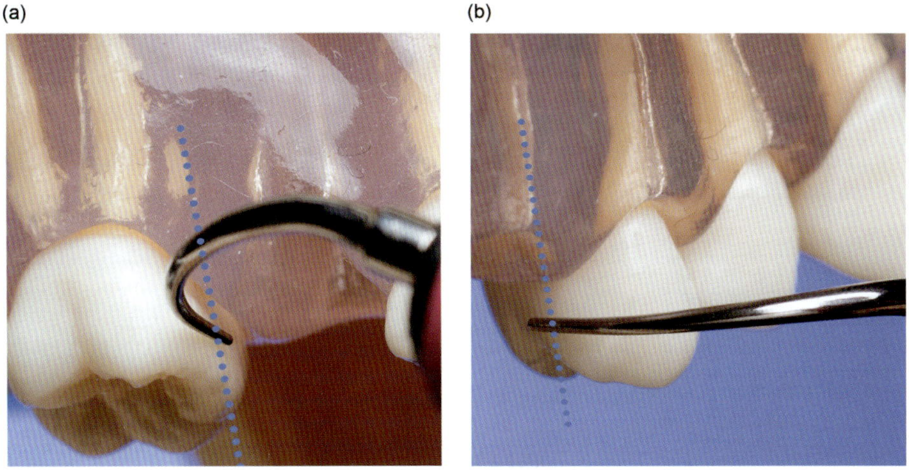

图8.9　工作尖的水平贴合。工作尖的位置与牙长轴垂直，有利于在牙齿邻面使用工作尖背面（a）和工作尖正面（b）（译者注：工作尖所在的平面与牙长轴垂直，因此工作尖的两个侧面与牙齿不接触，但可以使用工作尖背面和正面）。

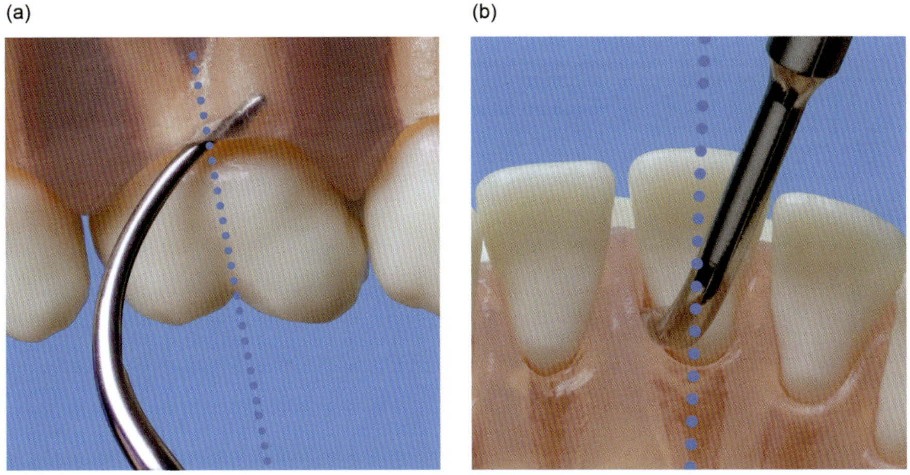

图8.10　（a，b）工作尖的倾斜贴合。工作尖倾斜于牙长轴，使工作尖侧面贴合牙面。

- 取决于工作尖的设计，尖端侧面并不是最贴合治疗位点的解剖学表面，因此可能不利于生物膜的彻底清除
- 工作尖侧面可能不能充分接触到治疗部位，因此需要像使用手工器械那样频繁地改变操作者的位置

- 如图8.6所示（Walmsley等，1988），与垂直贴合相比，倾斜贴合使工作尖去除生物膜的数量和面积都有所减少（6倍 vs 8倍）
- 倾斜贴合可能会阻碍工作尖有效区域进入较深的牙周袋底部，降低彻底清创的可能（图8.11）

- 工作尖侧面的倾斜贴合只能使工作尖尖端1～2mm的有效区域与牙面接触，导致每次刮治所清理的面积显著减少，从而使每个治疗位点需要更多的刮治次数（图8.12）

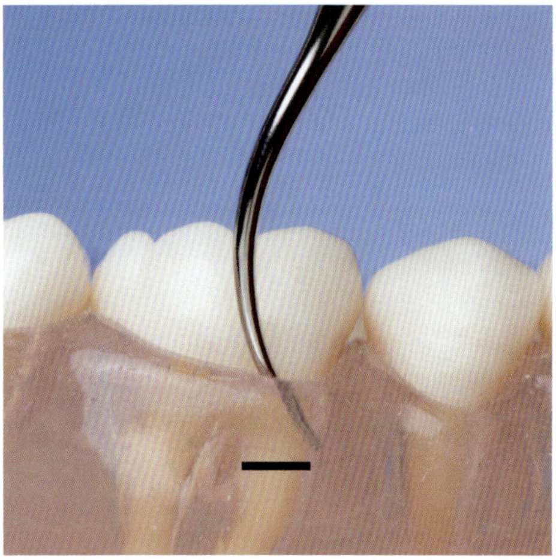

图8.11 工作尖的倾斜贴合限制了工作尖有效区域进入牙周袋底部。

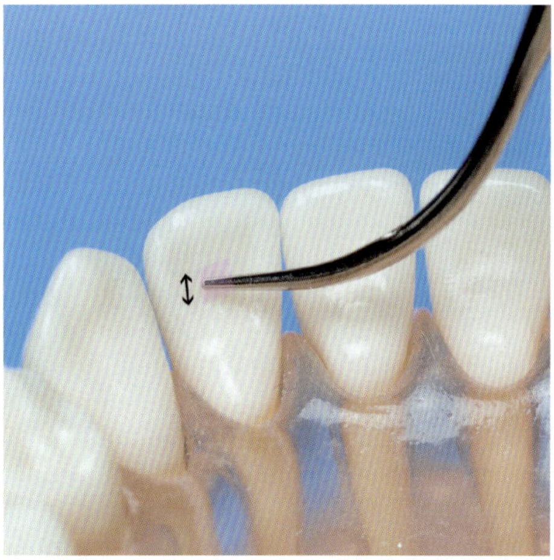

图8.12 在牙齿凹面上，倾斜贴合使工作尖与牙齿的接触限制在工作尖尖端1～2mm的范围，导致每次刮治所清理的面积（阴影区域）最大限度地减少。箭头表示刮治的方向。

角度

工作时，工作尖有效区域与被治疗牙表面的角度应保持在0°～15°：尽可能接近0°，但不能超过15°（图8.13）。这与牙周探诊的角度相似，但明显小于完成手工刮治所需的工作刃与牙面之间的角度：45°～90°（Nield-Gehrig等，2019）。

声波和超声器械操作过程中，工作尖与牙面间角度超过推荐的0°～15°，根面损伤会随着工作尖与牙面间角度的增加而增加。

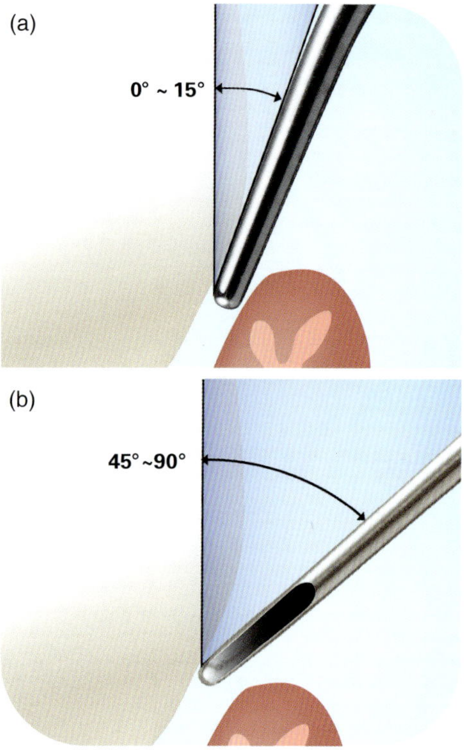

图8.13 （a）工作尖有效区域与被治疗牙面的角度为0°～15°。（b）而手工刮治器械的角度为45°～90°。

Flemmig等（1997，1998a，1998b）的研究表明，根面损伤量与工作尖和牙面间角度的增加呈正相关。使用磁致伸缩洁牙机时（Flemmig等，1998b），随着工作尖与牙面间的角度从0° 到45° 再到90° ，根面损伤的深度也在增加，这与功率设置或侧压力无关（图8.14）。而评估压电陶瓷式洁牙机时，发现根面损伤模式不同。使用压电陶瓷式洁牙机时（Flemmig等，1998a），45° 角的根面损伤量明显大于90° 角（图8.15）。

当时，学者得出结论，压电陶瓷式器械对工作尖角度和根面变化的技术敏

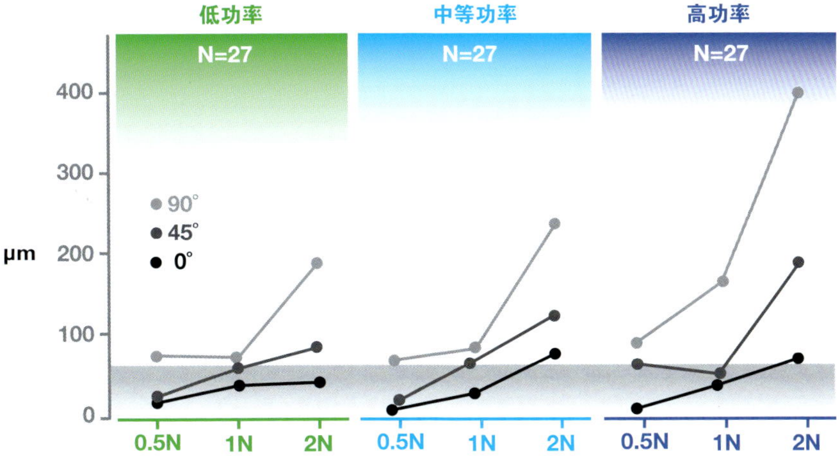

图8.14 在不同功率设置下，磁致伸缩式器械进行刮治40秒后，侧压力和工作尖角度对根面缺损深度的影响。（来源：Flemmig等，1998b）

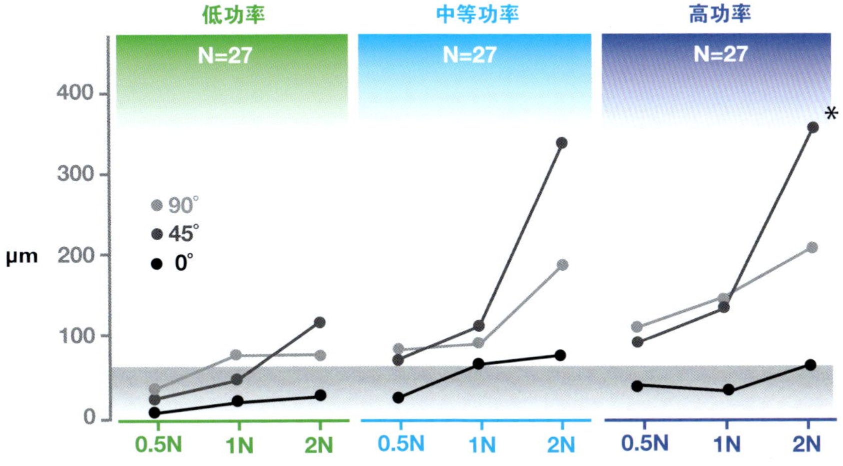

图8.15 在不同功率设置下，压电陶瓷式器械刮治40秒后，侧压力和工作尖角度对根面缺损深度的影响。（来源：Flemmig等，1998a）

感性高于磁致伸缩式器械。随后发表的几项研究结果表明，就刮治性能（Lea等，2009a）和根面损伤量（Jepsen等，2004；Lea等，2009b）而言，工作尖形状比发生器类型的影响更大（见第5章和第6章）。在工作尖角度方面，Flemmig等观察到的磁致伸缩式和压电陶瓷式刮治器在工作尖角度及根面损伤量方面的差异很可能是由每种发生器使用的工作尖形状不同，而不是发生器类型不同导致的。与磁致伸缩式圆柱形（探针样）的工作尖（图8.16b）相比，压电陶瓷式刮治使用的宽而扁（刮匙样）的工作尖（图8.16a）更具破坏性和角度敏感性。

侧压力

当工作尖与牙表面相接触时，工作尖被描述为在“负荷”下振荡，而术语“无负荷”是指工作尖在空气中自由振荡。为工作尖施加的侧压力通常用力的标准单位——牛顿（N）来表示。

根据要去除牙面沉积物的类型，施加到振荡尖侧压力的数值范围为0.5～2N（图8.17）。低于此范围的力（＜0.5N）可能会导致临床医生难以保持工作尖与牙面的持续接触；而高于此范围的力（＞2N）会影响沉积物去除的效率，并增加根面损伤量。

超声器械施加的侧压力显著低于手工器械。手工器械操作时施加的侧压力为1.01～15.73N，其中口腔医生使用的平均值为5.70N，而口腔卫生士使用的平均值为5.38N（Zappa等，1991）。

侧压力对沉积物去除的影响

当振荡的工作尖接触牙面时，位移幅度在开始时一般会减小（或减弱），但当侧压力增加到1.0N时，位移幅度则

(a) (b)

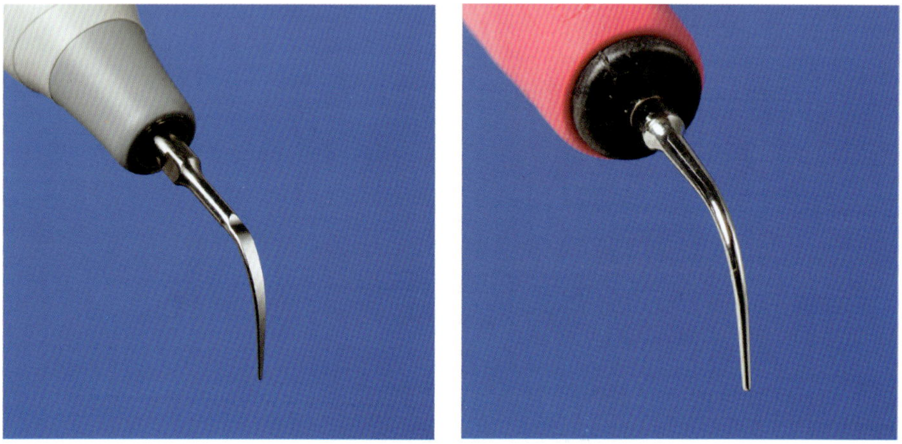

图8.16 引用文献中所使用相同或类似的工作尖设计的比较。比较压电陶瓷式采用宽而扁（刮治器样）的工作尖设计（a）和磁致伸缩式采用的圆柱形（探针样）设计（b）。

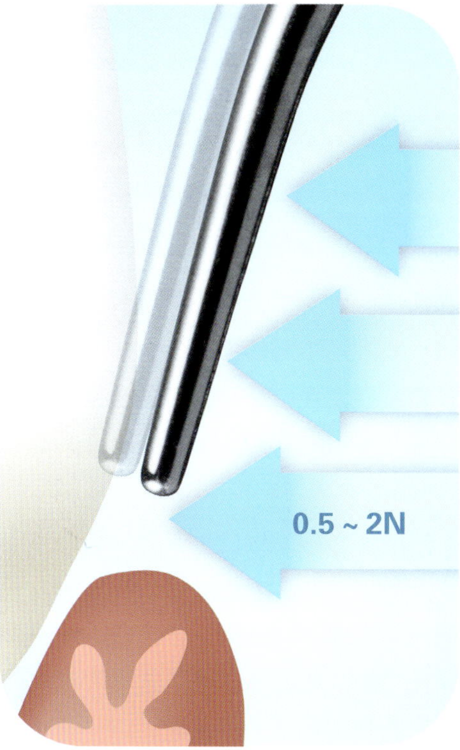

图8.17　超声器械使用过程中施加的侧压力范围。

不会继续减小（Lea等，2003；Trenter等，2003；Walmsley等，2013）。与直径较宽的工作尖相比，直径较细的工作尖更容易在负荷下出现位移幅度减弱（Lea等，2003；Trenter等，2003）。

如前所述，空穴效应会随着工作尖直径的增大而增加，并会随着位移幅度的增大而增加，在工作尖有效区域之外的振荡波腹处达到最大（见第6章）。如果施加了侧压力，位移幅度被限制或降低，则空穴效应也会随之减少。

相反，Walmsley等（2013）认为，在低功率设置下，尤其是细直径工作尖，1N和2N的加载力会增加空穴效应的产生，并改变空穴效应的分布，从先前的发生于波腹到更多地出现在临床上使用的工作尖有效区域（图8.18）。

这些发现具有临床意义，因为低功率设置和细直径的工作尖可在不对根面进行过度刮治的情况下完成对菌斑生物膜的清除。根据这些工作参数，通过对空穴效应进行优化，可施加相当于1N或

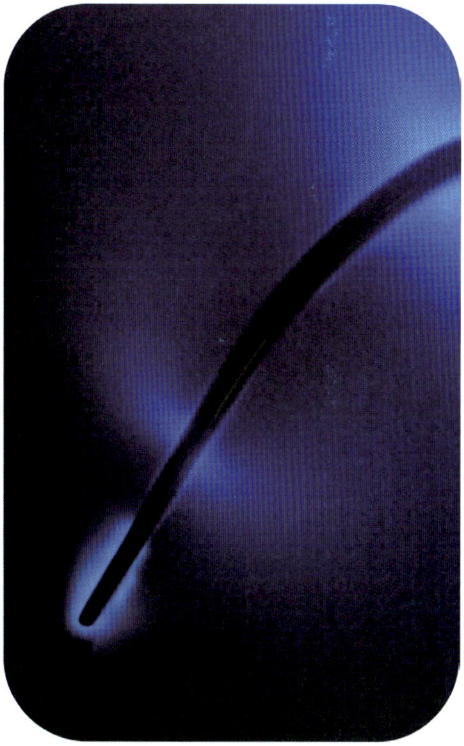

图8.18　在超声洁治工作尖上施加一个10/10功率的刺激。施加的负荷改变了空穴效应的分布，导致工作尖有效区域的空穴效应增加。（来源：Felver B等，2009；经Elsevier许可转载）

2N的侧压力来增强对菌斑生物膜的清除效果。

侧压力对根面的影响

基于侧压力对根面变化的影响，侧压力的增加通常会导致根面损伤量的增加。评估的侧压力包括0.3N（Jepsen等，2004）、0.5N（Flemmig等，1998a，1998b）、0.7N（Jepsen等，2004）、1N及2N（Flemmig等，1998a，1998b；Lea等，2009b）。在所有功率配置（Flemmig等，1998a，1998b；Jepsen等，2004；Lea等，2009b）或角度（Flemmig等，1998a，1998b）下，侧压力的增加与根面缺损体积和深度增加相关。

临床医生必须知道，侧压力、工作尖角度和功率配置等工作参数的组合对根面损伤量具有协同效应（Flemmig等，1998a，1998b；Jepsen等，2004；Lea等，2009b），其中侧压力和工作尖角度对根面损伤的影响大于功率配置（Flemmig等，1998a，1998b）。图8.19和图8.20表明侧压力、工作尖角度和功率配置对根面损伤深度具有协同效应。应利用不同的工作参数组合将根面损伤量限制在临床可接受的深度范围，即每年＜50μm（Flemmig等，1998a，1998b）。

与工作尖角度一样，Flemmig等（1998a）发现压电陶瓷式刮治装置对侧压力的技术敏感性高于磁致伸缩器械（1998b），建议使用压电陶瓷式仪器时施加的侧压力不超过0.5N，而在使用低-中功率配置和角度为0°的前提下，磁致伸缩式仪器可施加高达2N的

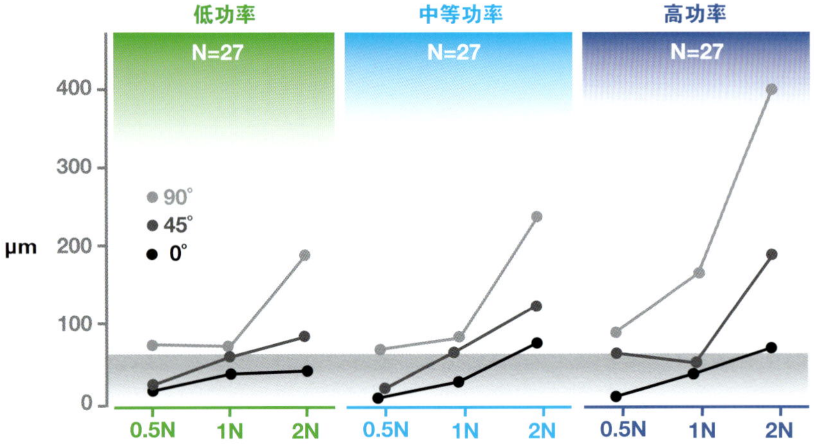

图8.19 磁致伸缩式器械刮治40秒后，在不同功率设置下，侧压力和工作尖角度的不同组合对根面损伤深度的影响。阴影区域表示产生临床可接受的缺损深度（＜50μm）的工作参数组合。（来源：Flemmig等，1998b）

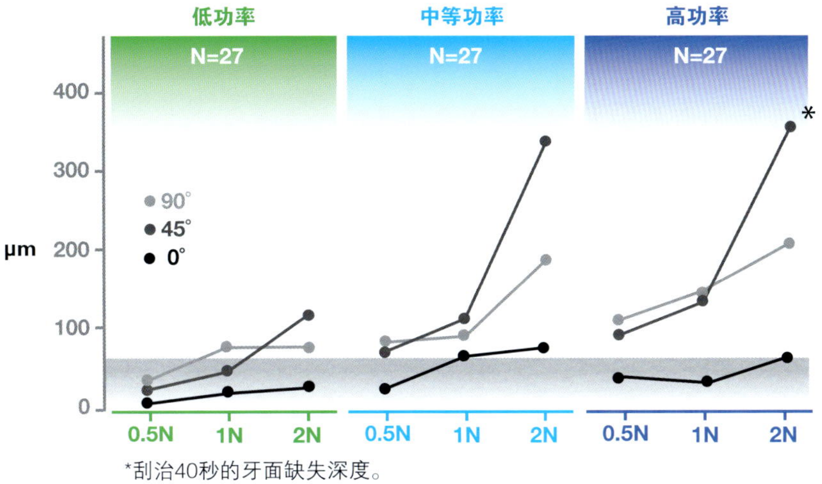

图8.20　压电陶瓷式器械刮治40秒后，在不同功率设置下，侧压力和工作尖角度的不同组合对缺损深度的影响。阴影区域表示产生临床可接受的根面缺损深度（＜50μm）的工作参数组合。（来源：Flemmig等，1998a）

侧压力，并且不会对根面造成过度损伤。如前所述，这些结论比发现工作尖形状对根面损伤的影响的研究来得更早（Jepsen等，2004；Lea等，2009b）。考虑到目前已知的工作尖形状对根面的影响，Flemmig等观察到的压电陶瓷式和磁致伸缩式装置在侧压力及根面变化方面的差异很可能也是由于工作尖形状的不同，而非发生器类型的不同。尤其是在施加的侧压力增加时，压电陶瓷式器械（图8.16a）使用的宽而扁形工作尖比磁致伸缩式器械（图8.16b）使用的圆柱形工作尖更具破坏性。

假设工作尖角度为0°～15°，并且功率配置适合邻近需要去除的牙面沉积物时，根据要去除的沉积物类型，侧压力的变化范围应为0.5～2N，以保持最小的根面损伤和最大的沉积物去除效率：

- 采用宽直径工作尖去除牙石应使用最小的侧压力（0.5N）使根面损伤最小化
- 采用细直径工作尖进行菌斑生物膜清创时，应使用更大的侧压力（1～2N），使工作尖有效区域产生的空穴效应最优化

在临床上，无法以牛顿为单位对侧压力进行客观测量，这就需要临床医生依赖一个主观的压力指征来替代。侧压力主观指标，例如“轻”，是一种主观判断，因此在临床操作者之间会有所不同。研究发现，临床操作者在超声器

械操作过程中施加的侧压力平均值为0.2～1.34N，口腔卫生士施加的平均值为（0.77±0.28）N，而口腔医生施加的平均值为（1.00±0.25）N（Ruppert等，2002）。

为了保持临床医生测量的一致性，侧压力的最小限度（0.5N）被视为“仅用于保持工作尖与牙面的接触”，类似于（但不是略小于）探诊的力量。

相比之下，为了让人更容易理解，可将侧压力的最大值（1～2N）描述为：稍微大于探诊的力量，或明显小于手工洁刮治的力量（约为手工洁刮治侧压力的1/5），这样的描述更容易让人理解。

洁刮治动作

洁刮治动作是指临床医生使用超声器械时的洁刮治手法，而不是工作尖的固有运动。

为了优化超声作用机制的有效性，洁刮治动作需要引导工作尖全面且系统地通过治疗位点，目的在于使工作尖与目标牙面的每平方毫米充分接触。在不受解剖学限制的情况下，运动不充分，尤其是工作尖每次的运动区域不重叠，是牙面沉积物清除不彻底的主要原因（Breininger等，1987）（专栏8.2）。

专栏8.2　关键点
在没有解剖学障碍的部位，运动不充分，尤其是运动区域不重叠，是造成牙面沉积物清除不彻底的主要原因！

正确超声操作技术使用的洁刮治动作可以比作“擦除”运动，这种运动是双向的、均匀分布的、短距离的、重叠的和持续的。专栏8.3详细说明了这些要素。

刮治动作是通过弯曲拇指、食指和中指进行的，就像牙周探诊和探查时一样（图8.24）。当不需要临床医生用力去除牙面沉积物时，使用手指发力也是可以接受的（Nield-Gehrig等，2019），而用手工器械时需要的是手腕发力。

临床医生进行洁刮治的操作模式或运动方向会因治疗牙面和贴合方法的不同而不同。表8.3总结了各种运动方向的使用指征。

水平运动

如图8.25所示，当振荡的工作尖垂直于牙齿的颊/舌面时，其有效区域以水平（左-右）方向井然有序地工作并通过治疗位点。

倾斜运动

当振荡的工作尖垂直贴合牙根邻面时，工作尖通过适应性的倾斜（对角线）运动使尖端有效区域向前清洁牙根

专栏8.3　超声洁刮治的动作特点（图8.21～图8.23）

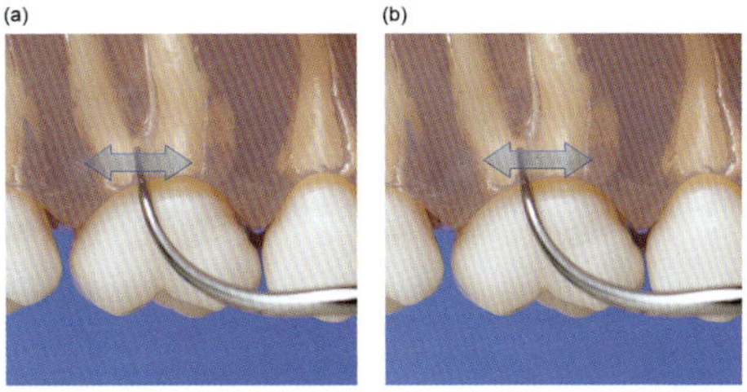

图8.21　（a）超声洁刮治的运动为双向的，例如向前和向后，并且在两个方向上均匀分布。（b）避免使一个方向比另一个方向更明显或运动距离更长。箭头表示刮治的振幅，为了方便观看，采用夸张的视觉效果。

双向：工作尖振荡可通过多种原理发挥作用，但无论操作动作的方向如何，都会破坏和清除沉积物。因此，超声洁刮治的方向是双向的，例如向前和向后（图8.21a）或向上和向下，并且向后或向下的方向与向前或向上的方向在清除沉积物方面同样是有效的。这与手工器械的运动形成了鲜明的对比，在手工器械中，工作刃只能在根尖向冠方一个方向上清理沉积物。

均匀分布：在双向运动的过程中，工作尖在每个方向上移动的距离应相等；向前或向上的振幅不应长于向后或向下的（图8.21b）。

短距离：为了确保振荡的工作尖充分接触受累牙面的每平方毫米，双向器械运动的总长度不应超过2～3mm（每个方向0.5～1.5mm），在狭窄区域或牙周袋中甚至需要更短的运动（图8.22）。

重叠：当工作尖向袋内和袋外移动，以及通过治疗牙面时，洁刮治动作区域应该重叠（图8.23）。

持续：振荡的工作尖需要保持持续的运动，不要让工作尖在任何一个点进行停留，以防止摩擦生热，这可能会导致患者不适并损伤牙齿。操作过程中，对工作尖运动的控制比运动速度更重要。对于刚开始学习超声洁刮治的学生，操作可以缓慢，但要持续；运动的速度会随着技术水平的提高而增加。

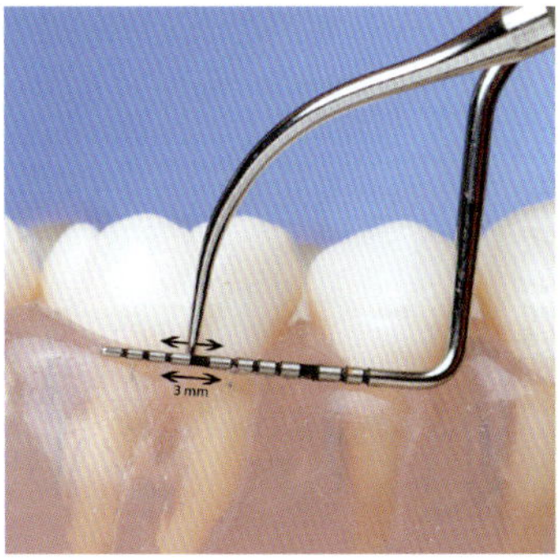

图8.22　双向器械运动总振幅不应超过2～3mm。

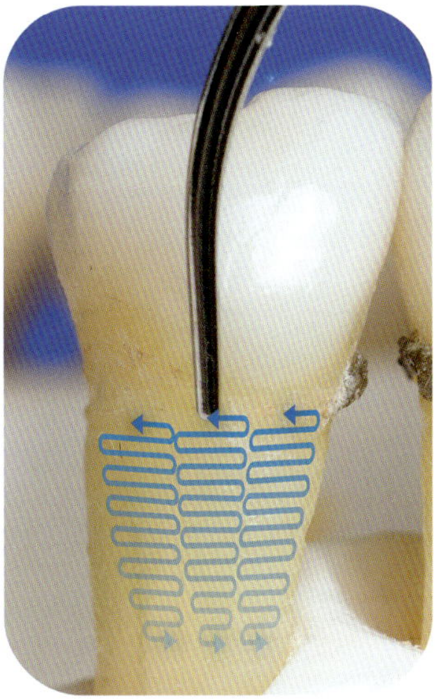

图8.23　当工作尖进出牙周袋和经过目标牙面时，器械运动的重叠模式。

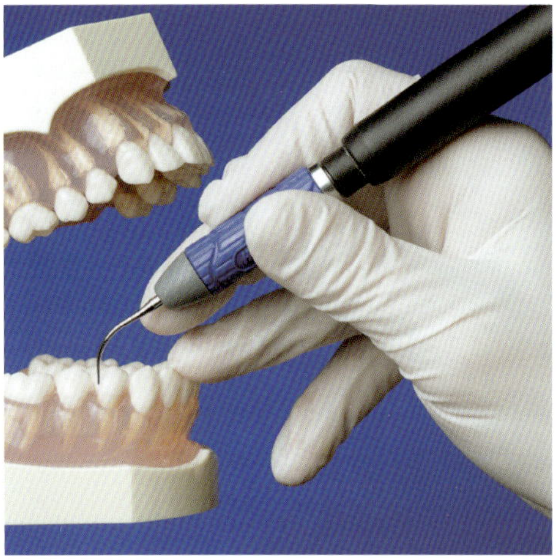

图8.24 弯曲拇指、食指和中指，以手指操作来启动超声刮治。

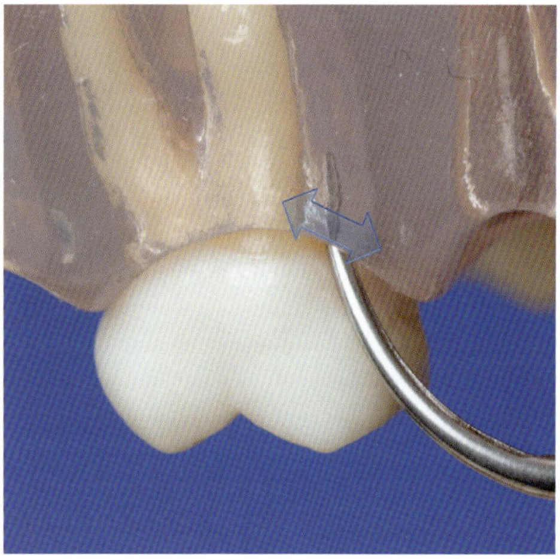

图8.26 倾斜运动。

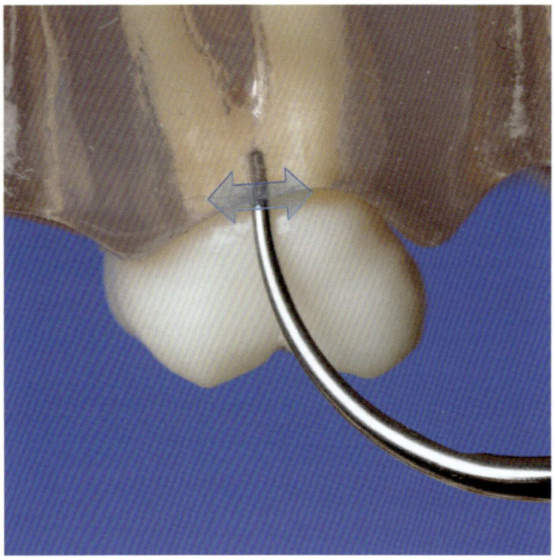

图8.25 水平运动。

邻面（图8.26）。如果工作尖是以倾斜方向贴合牙面，也可以倾斜运动，因为在空间有限的情况下很难实现真正的垂直贴合。

垂直运动

垂直（上下）运动主要用于工作尖背面或正面水平贴合牙面，此时对牙齿邻面进行洁刮治/清创（图8.27）。垂直运动也可用于工作尖垂直贴合的情况下，以清理非常狭窄的牙周袋。

表8.3 超声器械工作模式

运动方向	使用指征
水平	工作尖进行垂直贴合，以清理牙齿的唇（颊）面和舌（腭）面
倾斜	工作尖进行垂直贴合，以清理邻间隙
垂直	工作尖在邻间隙进行水平贴合，以清理牙周袋内牙齿的邻面
敲击	附着牢固的或大块的龈上牙石

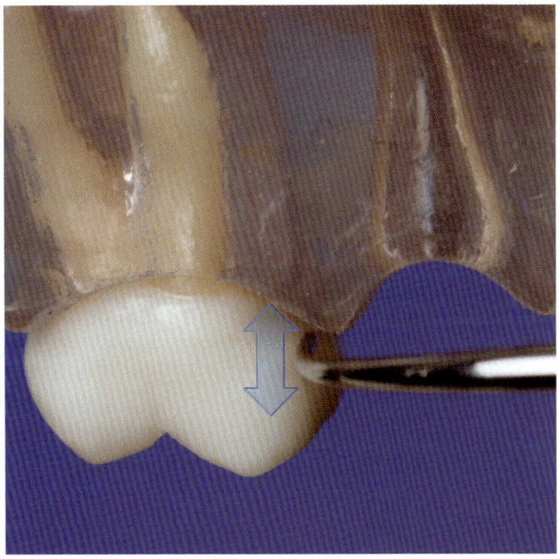

图8.27 垂直运动。

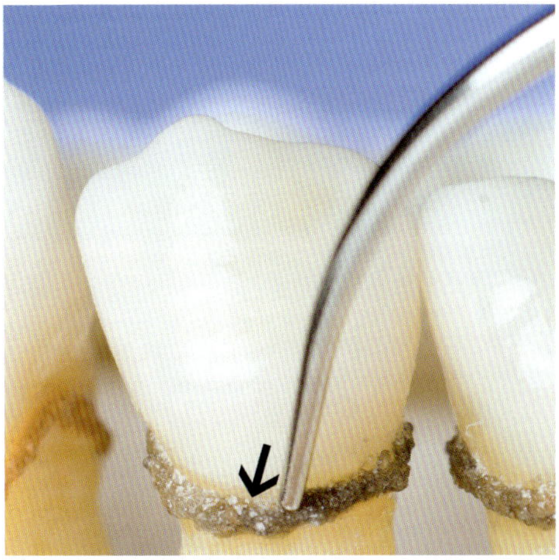

图8.28 敲击运动（仅用于龈上）。

敲击运动

敲击运动仅适用于附着牢固的龈上牙石。在敲击运动中，超声工作尖轻轻"敲击"牙石，利用其固有的高能量将附着牢固的牙石击碎（图8.28）。正如第6章所述，超声工作尖绝对不能对着根面（译者注：这里指的是工作尖与根面成较大角度直接接触），否则会造成严重的牙根损伤。

插入和移行

由于超声器械的工作原理是通过工作尖与沉积物接触从而破坏和清除沉积物（见第5章），因此，龈下器械操作应从牙龈边缘（图8.29a），或者从龈上沉积物边缘开始（图8.29b）。这与手工器械操作不同，手工刮治器械操作需要将工作刃插入牙石下方，以便在开始刮治时破坏牙石和牙面间的连接。

工作尖从龈缘开始插入，然后必须在龈下移行，最佳贴合方式的要点是提高工作尖有效区域（末端3～4mm）和目标牙面的贴合面积。对于深度超过工作尖有效区域长度（＞4mm）的牙周袋，可以使用"隧道法"（译者注：和膜龈手术类似，形成一个潜掘性的空间。不同的是，膜龈手术的隧道是在骨膜和牙龈结缔组织之间形成的，而这里的隧道是在牙面和牙龈之间形成的，也就是牙周袋内的空间）。如前所述，在隧道法中，使用一系列短距的、重叠的水平或倾斜方向将工作尖移行到牙周袋底。到达袋底后，工作尖再系统地向龈缘后退至完全退出牙周袋，随着再次沿着同样的路径插入，向邻面移动，清理下一个"隧道"（图8.30）。

这种"隧道法"可以避免常见的技术错误，从而使龈下刮治更为彻底（图8.31）。由于工作尖有效区域仅限于

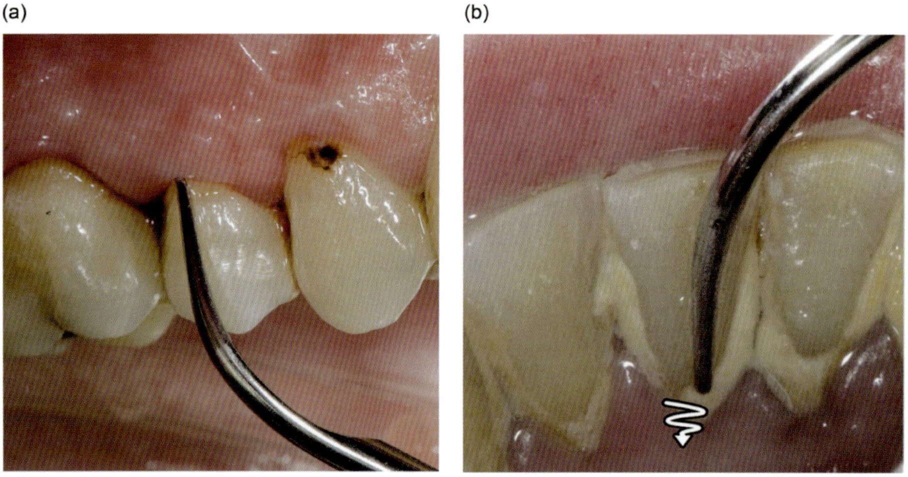

图8.29 插入：工作尖的运动开始于龈下操作的牙龈边缘（a）或龈上牙石的任意边缘（b）。

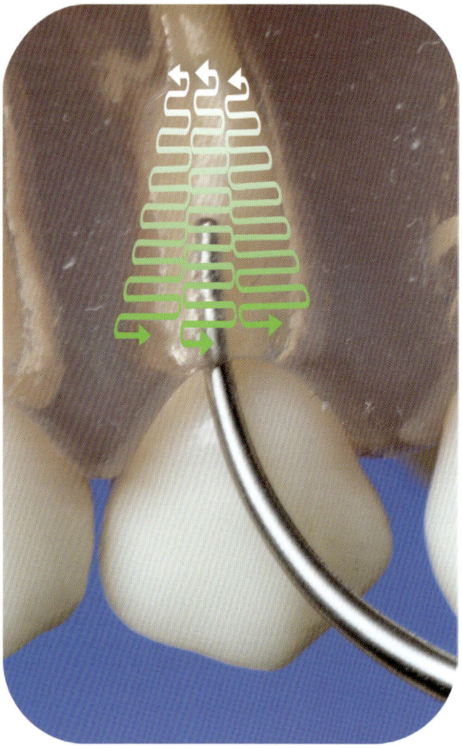

图8.30 “隧道法”。在牙周袋内的治疗目标区域（译者注：需要清理的牙面）移行工作尖，从而优化工作尖的贴合，使其可以清理所有目标牙面。

工作尖末端3～4mm，如果将工作尖直接插入深牙周袋底，并从该深度向近中移行，工作尖有效区域就无法接触到工作尖冠方的根面，从而无法进行彻底清创（图8.31中阴影）。

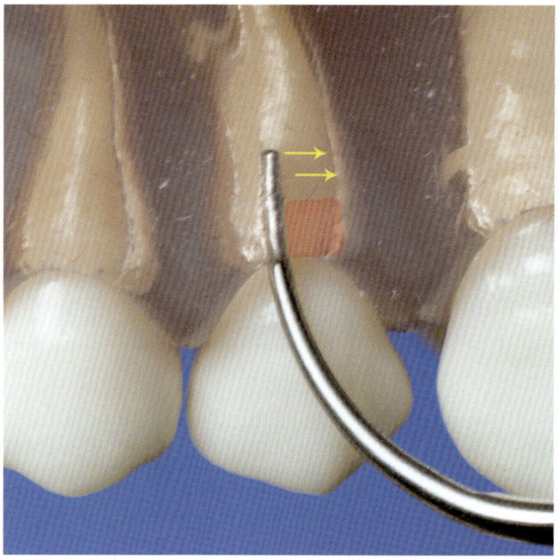

图8.31 如果直接将工作尖插入深牙周袋底，然后向近中移动，工作尖的有效区域就无法接触到图中阴影部分的牙根表面（译者注：即工作尖冠方的根面），导致沉积物清除不彻底。

器械握持

在通过腕部发力开始手工刮治动作的过程中，为保持器械的稳定性，需要一个稳固的改良执笔式握持带刃器械。而在超声手柄的使用中，轻力且平衡的执笔式或改良执笔式握持则有利于使用指力，这对最大限度地减少侧压力、提高临床医生的触觉灵敏度以及符合临床医生的人体工程学至关重要。要确定握持超声手柄的正确位置，临床医生应首先用拇指和食指平衡手柄（图8.32a）。从这个平衡点开始，临床医生再将拇指、食指和中指向下包绕形成执笔式或改良执笔式握持（图8.32b，c）。

使用磁致伸缩式器械时，握持范围应在接口处和手柄之间（图8.32b）。而3根手指握住磁致伸缩式工作尖部分（图8.33a）或压电陶瓷式手柄靠近尖端的位置，则是错误的（图8.33b）。如此靠近工作尖的握持方式会使临床医生难以稳定手柄，从而无法正确地使用超声器械的贴合和洁刮治技术。

触觉敏感性是通过触觉分辨牙齿不平整的能力。触觉灵敏性随着经验的积累而提高，并受器械设计和临床医生握持方式的影响，临床医生最佳的本体感觉需要放松的握持方式和轻微的侧压力。一般认为，临床医生在使用超声器械时的触觉敏感性低于手工器械。尽管针对这一问题的现有证据很少，但现有证据并不支持这一观点。使用振动感觉分析仪（vibratory sensory analyzer，VSA）进行客观测量，刚上岗的口腔卫生士在超过45分钟的测试后，触觉敏感性会随着超声器械的使用显著增加，而手工器械则有所下降（Ryan等，2005）。从主观上来说，有经验的临床医生使用细直径超声工作尖比使用手工器械具有相同或更强的感知附着水平和牙根不平整的能力（Dragoo，1992）。

手柄连接线通常会使手柄末端变得

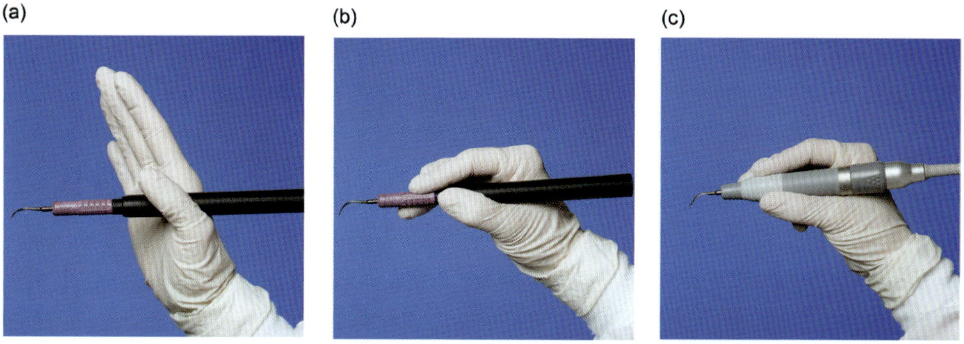

图8.32　标准执笔式握持的正确位置。首先将超声手柄平衡在拇指和食指之间（a），在此平衡点，磁致伸缩式（b）或压电陶瓷式（c）柄的标准执笔式握持在拇指、食指和中指所放的位置。

下沉，增加临床医生肌肉的不适感，使其感觉手柄很重。图8.34举例说明了管理手柄连接线的方法，以减少其对手柄的拉力或干扰器械操作。如图8.34c所示，临床上已证明用腕带固定连接线可消除连接线回拉力，并将临床医生的非功能性握持调整减少60%，从而提高工作尖的贴合性和工作效率（Lin等，2021）。

较新的超声洁牙机设计能最大限度地减少来自连接线的拉力和干扰，这些设计包括手机和连接线之间使用了旋转连接，从而使连接线更轻/灵活性更高。

支点

在超声器械操作过程中，指支点的作用是辅助临床医生稳定地握持手柄，而不是像手工器械操作，为刮治提供杠杆力。因为只需要稳定，而不需要杠杆

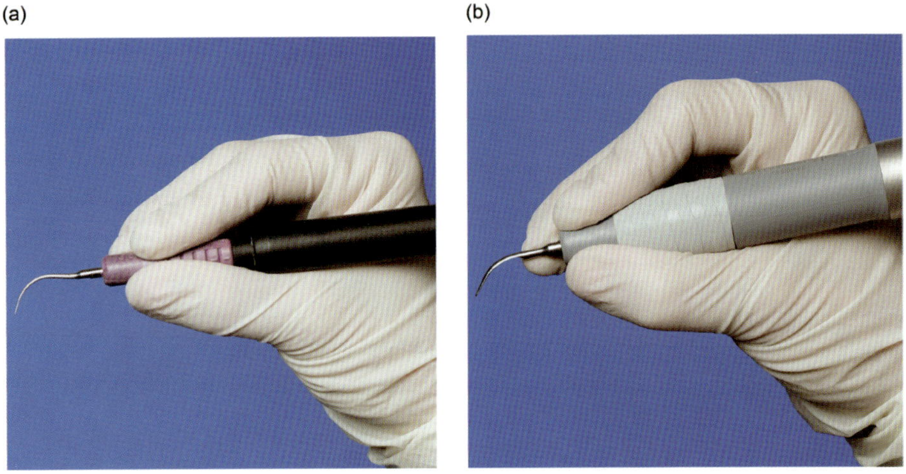

图8.33 如果所有手指放在以下部位，会发生握持错误，磁致伸缩式工作尖（a）或压电陶瓷式工作尖（b）附近。

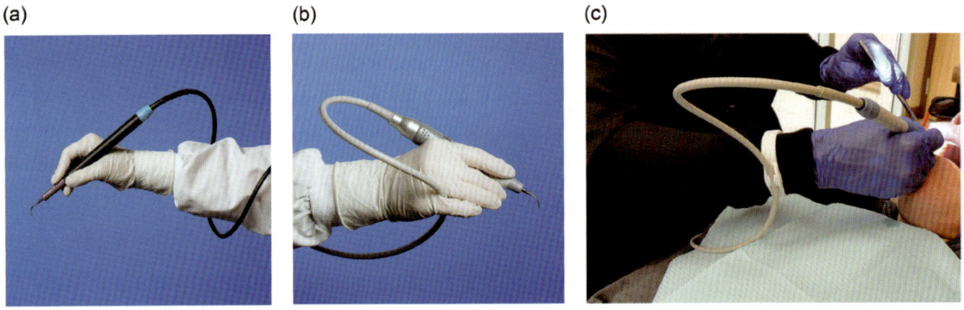

图8.34 管理手柄连接线或减少连接线牵拉的方法。（a）将连接线松散地缠绕在前臂上（来源：CordEze Inc.）。（b）将连接线缠绕在无名指和小拇指之间（来源：CordEze Inc.）。（c）使用连接线支撑装置，例如CordEze®Classic（来源：CordEze Inc.）。

作用，所以“指支点”一词更合适。相较于手工器械的支点，临床医生在确定指支点位置时具有更大的灵活性。指支点的目的是找到一个稳定点，以便临床医生能够在所有治疗区域表面移动工作尖时，保持工作尖与牙面适当贴合。这个稳定点通常距离治疗部位比手工器械使用的支点更远。因此，建议使用与治疗部位在同一牙列上的其他位置，如同象限指支点（图8.35a）或同颌对侧指支

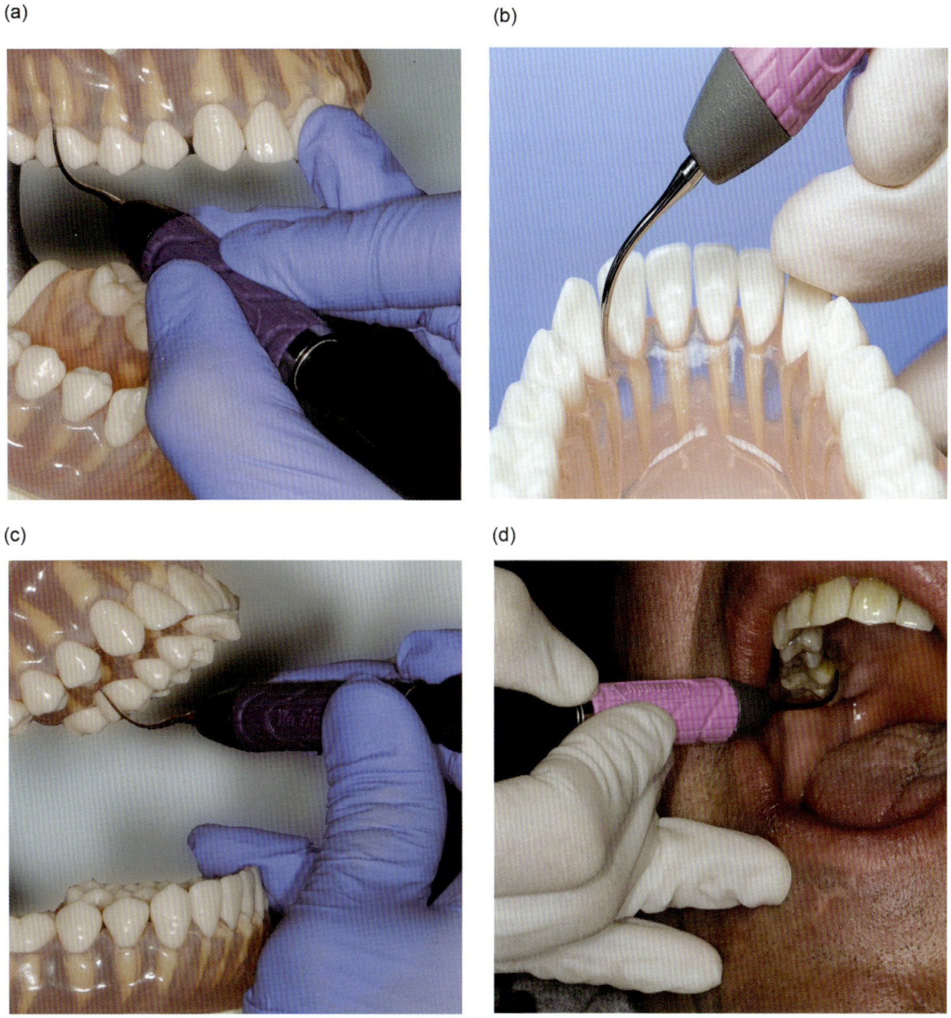

图8.35 在与治疗部位一定距离处提供稳定的指支点。（a）同象限指支点（split finger rest）：支点与治疗部位位于同一象限，但中指和无名指之间无须接触。（b）同颌对侧指支点（cross-arch finger rest）：与同象限指支点相似，与治疗部位位于同一牙弓，但位于另一象限。（c）对侧牙弓指支点（opposite-arch finger rest）：指在治疗部位对侧的牙弓上建立指支点。（d）口外指支点（extraoral finger rest）：口外指支点建立在面部，例如脸颊或下颌骨边缘。

点（图8.35b），而不是标准的口内指支点，对侧牙弓指支点（图8.35c）和口外指支点（图8.35d）也是可接受的选择。

超声器械使用的步骤

关于这个部分，我们已经理解牙周刮治治疗的目的是在不会对根面进行过度器械操作情况下，通过彻底清除所有沉积物来创造一个有利于愈合的环境。我们还需理解，通过超声器械实现这些目标取决于一系列协同的工作参数，包括操作变量（功率、水流）和技术变量（工作尖的设计、角度、贴合和侧压力）。

要实施有效的超声器械操作，临床医生必须了解这些工作参数之间的协同关系，并根据要去除的沉积物类型调整变量。由于有效去除牙石沉积物所需的工作参数与去除生物膜所需的参数不同（Flemmig等，1998a，1998b），因此必须按照Kieser最初的建议（见第1章），分两个阶段（专栏8.4）实施器械操作。

专栏8.4 器械操作的步骤（译者注：此步骤仅为本书观点，和目前流行的“洁刮治”“清创”的内涵并不一致）

洁刮治：器械操作的目的是将中-重度和/或牢固的牙石沉积物降至较低的程度。

清创：器械操作的目的是彻底清除菌斑生物膜和残留的牙石，并且不过度清除牙骨质。

洁刮治阶段

如果治疗部位主要是中-重度和/或牢固的牙石沉积，例如初始牙周治疗时（图8.36），则从刮治阶段开始进行器械治疗。

“洁刮治”一词指的是去除牙石的过程（O’Leary，1986）。洁刮治阶段的目的是将大量牙石沉积减少到较低程度。洁刮治阶段也可以被描述为粗略的，即未经精细处理的牙石清除过程。

为了以最有效的方式去除牙石，建议使用标准直径工作尖（圆柱形或矩形），在中至中-高功率范围内，使用最轻微的侧压力完成洁刮治。

清创阶段

当菌斑生物膜和/或细小牙石在治疗部位占主导地位时（图8.37），例如

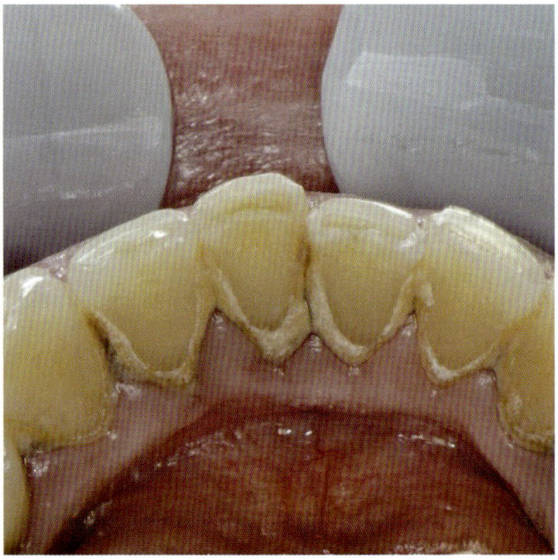

图8.36 在牙周治疗的洁刮治阶段，中-重度牙石沉积被清除或减少。

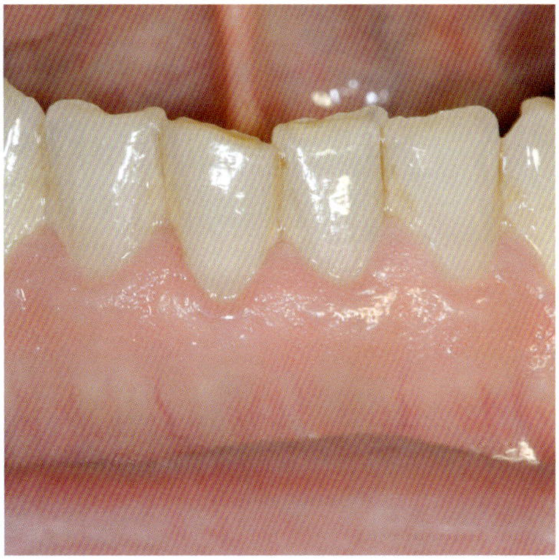

图8.37 菌斑生物膜和细小牙石的存在表明需要使用清创器械。

支持性牙周治疗（SPT）、预防性治疗，以及初始治疗的刮治阶段完成后，就需要使用清创器械。

所谓清创，是指以保守的方式清除细小牙石、菌斑生物膜和内毒素的过程（Smart等，1990）。器械刮治的目的是彻底清除这些沉积物，同时注意避免对根面的过度器械损伤，即保守治疗。这就要求工作参数既要低到足以防止牙根损伤，又要高到足以有效清除生物膜和细小牙石（Flemmig等，1998a，1998b）。在中-低到中功率范围内使用细长或超细圆柱形工作尖，并施加比超声洁刮治牙石时稍大的侧压力，就能满足以上条件。

表8.4总结了超声器械各阶段的工作参数。这些指南的实际应用展示见第11章。

表8.4 超声器械各阶段的工作参数

工作参数	洁刮治阶段	清创阶段
工作尖直径	标准	细或超细
工作尖形状/校准	圆柱形或矩形；直形	圆柱形；直形或弯形 （根据治疗位点的解剖结构）
功率设置	中到中-高	中-低到中
侧压力	≤探诊（0.5N）	>探诊（1～2N） <手工刮治
角度	0°～15°	0°～15°

第9章 超声治疗的医–患体位

本章目标

1. 讨论有助手的超声治疗（译者注：四手操作）与无助手的超声治疗（译者注：医生独立操作）两种工作模式下的医–患体位。
2. 解释超声仪器的握持与临床医生的直接和间接视野下体位选择的相关性。
3. 演示在口腔所有6个分区治疗时的医–患体位，并特别考虑身体、头部、支点和HVE的位置。

超声治疗技术的基本原理不同于手工器械，特别是在器械握持、工作时的侧压力和医–患体位方面。因此，也不可能通过简单地复制手工刮治器械操作技巧来实现成功的超声治疗。

超声洁刮治不是利用临床医生的手动力量，而是利用超声仪器振荡产生的能量来破坏和清除菌斑生物膜和牙石，因此在超声治疗时会产生气溶胶、飞沫、飞溅物和液体。成功的超声刮治术、安全的操作和医生肌肉骨骼的长期健康高度依赖于医生、患者、超声手柄、工作尖和吸引装置的适当位置。医生可以选择与助手一起工作（有助手模式），也可能需要独立操作（无助手模式）。

体位原则

有助手模式和无助手模式下的临床医生

对于有助手辅助的临床医生（图9.1a），助手负责清除颗粒和液体，以及牵开软组织。这通常是通过集成到牙椅中的强吸（high-volume evacuation，HVE）系统来完成的。当助手打开HVE并将强吸头随时跟随超声工作尖移动时，医生有一个自由的非利手，可以握持一个口镜。被辅助的医生可以在刮治过程中选用直接和间接视野。

对于无助手的临床医生（图9.1b），也经常使用集成到牙椅中的

Ultrasonic Periodontal Debridement: Theory and Technique, Second Edition. Marie D. George, Dani Botbyl, Timothy G. Donley, and Philip M. Preshaw.

Companion Website: www.wiley.com/go/george/ultrasonic

HVE系统。临床医生在整个治疗过程中应将HVE系统靠近超声器械的工作尖，重点清除颗粒和吸走液体，并牵开软组织。吸引装置握在临床医生的非利手上，因此，无法使用传统的口镜。吸引装置可能有或没有反光镜（图9.2）。

如果吸引装置没有反光镜，临床医生在操作过程中的唯一选择是通过直接视野并使用相应的体位。如果吸引装置有反光镜，则可以选择间接视野。

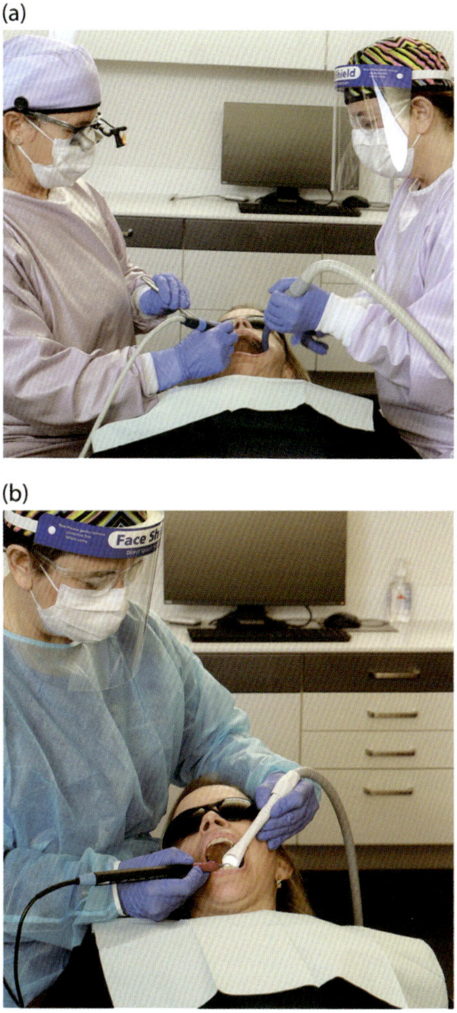

图9.1　（a）有助手的临床操作，显示助手操作HVE和牵开软组织。（b）无助手的临床操作，临床医生在进行超声治疗的同时，还需要独自吸唾并牵开软组织。（来源：Dani Botbyl）

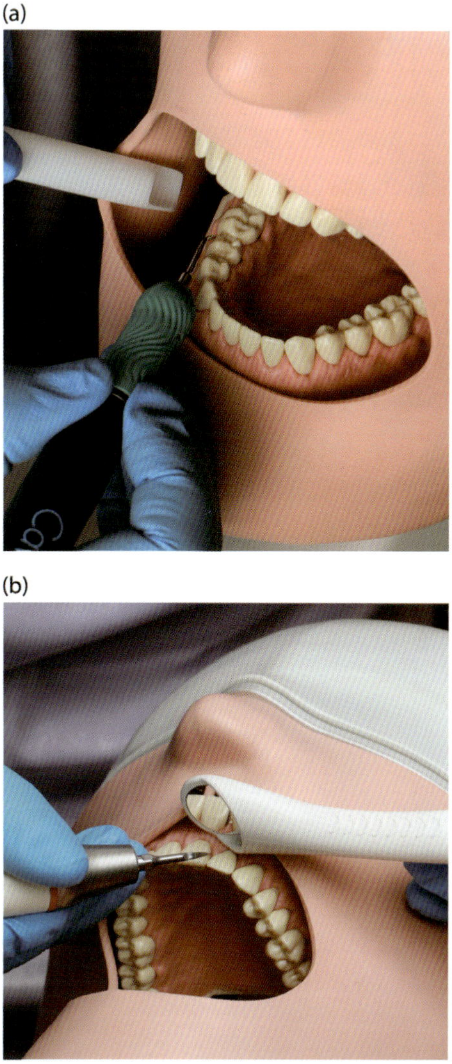

图9.2　（a）无反光镜的吸引装置。（b）有反光镜的吸引装置。（来源：Dani Botbyl）

无论临床医生采用四手操作，还是使用传统的口镜，或者使用具有反光镜的HVE独立工作，在确定理想的支点时，都不要影响超声器械握持。不当的握持方式通常会影响支点的支撑。超声仪器的基本原则执行不当，可能会对侧压力产生负面影响，从而导致沉积物得不到有效去除、牙石被抛光及患者不适。此外，不当的超声器械握持方式增加了对肌肉骨骼健康产生负面影响的风险。如果使用直接视野时不能保证适当的超声器械握持方法和支点，医生应选择间接视野（专栏9.1）。

专栏9.1　关键点
不要为了建立适当的支点而妥协超声器械的握持方式。而是应建立理想的超声器械握持，然后在保持理想握持方式的前提下，建立合适的手指支点。

术者体位

中性体位是对肌肉骨骼系统产生最小压力的体位，同时仍然能够进行发力和控制。超声刮治的中性体位遵循与使用口镜、牙周探针和其他检查器械等相同的基本原则。值得注意的是，全方位的中性体位包括以下部位的中性姿势：

- 颈部
- 背部
- 躯干
- 肩膀
- 上臂
- 前臂
- 手

在使用超声器械治疗具有挑战性的位点时，术者很容易为了更好的刮治效果而对理想的体位进行妥协；然而，长期处于不理想的体位可能对肌肉骨骼健康产生负面影响（图9.3）。尽管术者在进行超声刮治时通常使用坐位，但在无法采用坐姿的中性体位或术者有意脱离坐位的情况下，可以考虑采用站立位。无论是否安装微型头灯，使用放大镜都会对术者有所帮助（图9.4）。

患者体位

调节牙椅位置，使患者处于仰卧位或半仰卧位，头部位于头枕的顶部边缘。最常见的体位是：刮治下颌时，下颌牙弓的𬌗平面与地面平行或接近平行；刮治上颌时，上颌牙弓的𬌗平面与地面垂直或接近垂直（图9.5）。通常，很难仅通过调节牙椅来实现理想的患者体位，术者还需要使患者的头部进一步向上或向下倾斜、向左或向右倾斜，或保持在中间（图9.6）。

患者的头部位置对于获取最佳视野和刮治入路至关重要，并有助于实现超声刮治技术的基本原则，从而有助于成功清除和破坏沉积物。此外，合适的

(a)

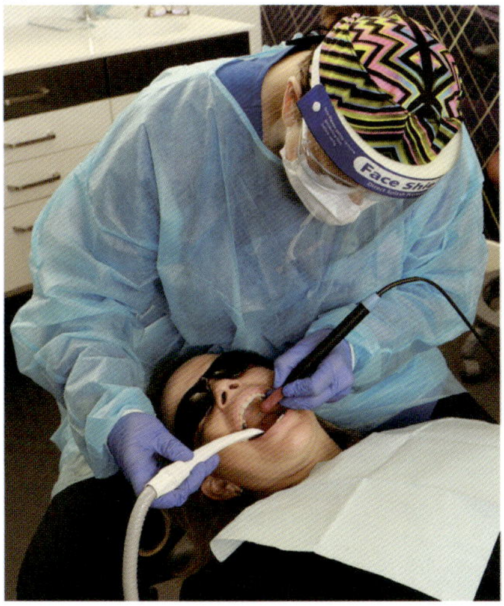

(b)

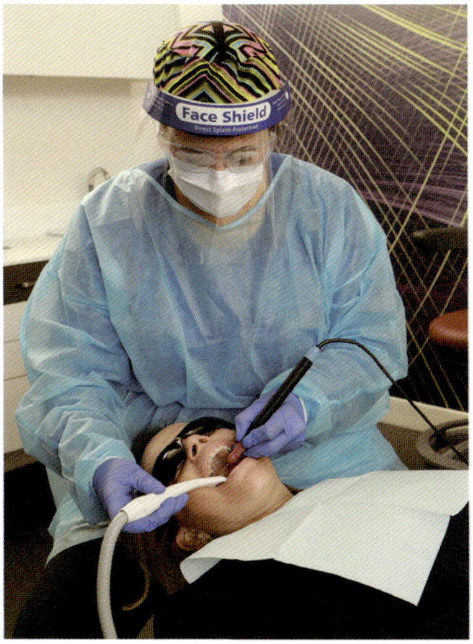

图9.3 （a）不当的背部、肩膀、颈部和头部位置。（b）中性体位。（来源：Dani Botbyl）

患者头部位置有助于液体汇集并被吸出。许多术者在超声牙周刮治中默认使用直接视野，因为可以实现平衡的握持和必要的支点。无论是利用直接视野还是间接视野，正确的握持都直接与理

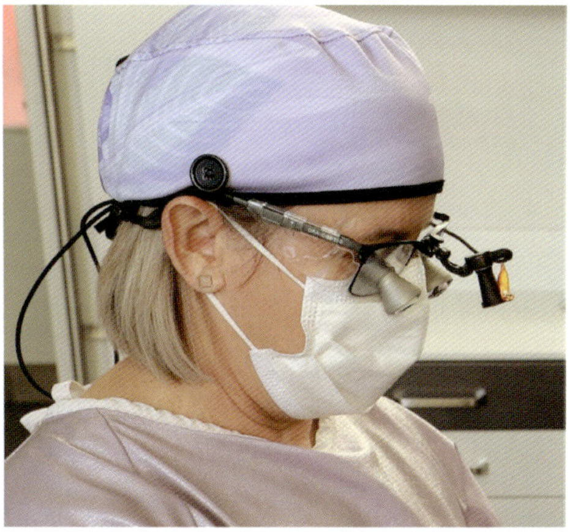

图9.4 放大镜有助于获得理想的姿势并提高视觉清晰度，使术者更高效、更轻松地工作，同时减少对肌肉骨骼健康产生负面影响的风险。（来源：Dani Botbyl）

(a)

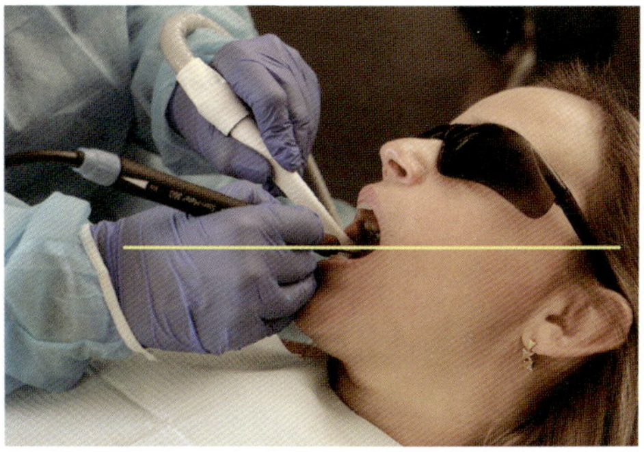

(b)

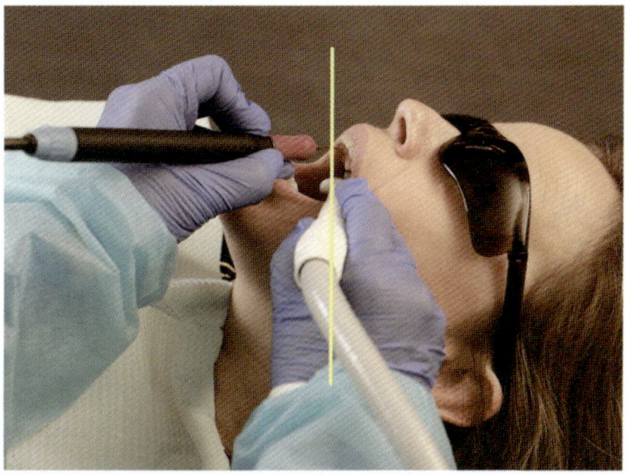

图9.5 （a）下颌牙弓的殆平面与地面平行或接近平行。（b）上颌牙弓的殆平面与地面垂直或接近垂直。（来源：Dani Botbyl）

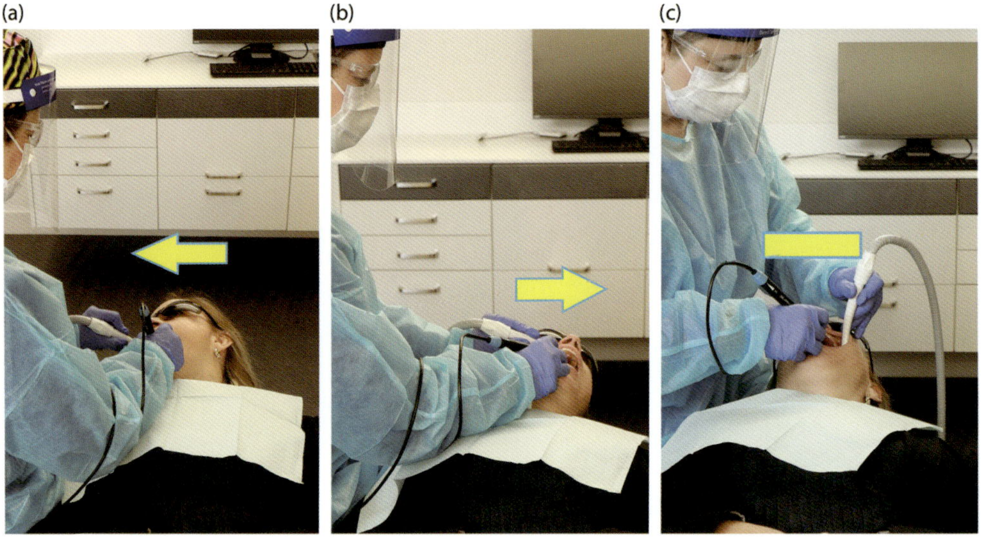

图9.6 各种头部位置，便于获取良好的视野、操作入路和液体汇集（便于吸唾）。（a）患者头部向术者倾斜。（b）患者头部向远离术者的方向倾斜。（c）患者头部保持在中间，不倾斜。（来源：Dani Botbyl）

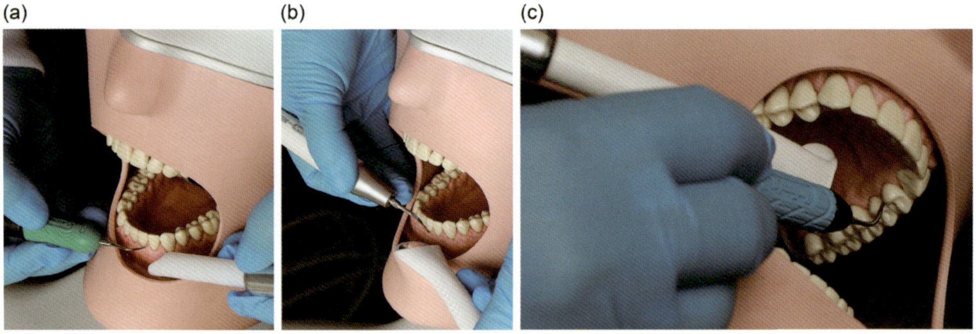

图9.7 （a～c）要想实现超声手柄的平衡握持，通常需要有一个指支点，且支点通常和刮治部位有一定距离。（来源：Dani Botbyl）

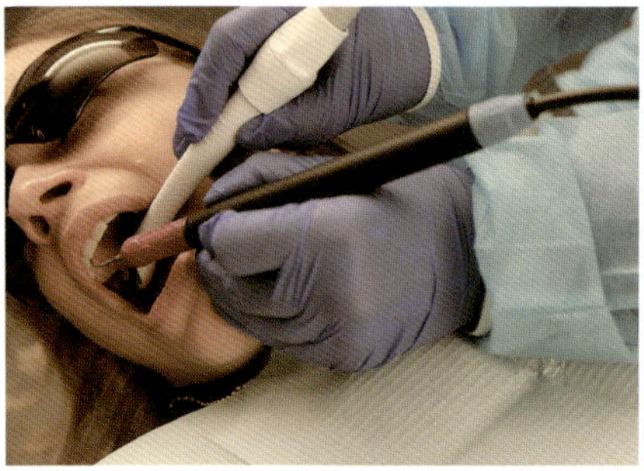

图9.8 需要直视上颌后牙区时，可让患者头部向远离术者的方向倾斜。另外，通常也可能需要患者抬高颏部。（来源：Dani Botbyl）

想的支点关联，支点通常与刮治部位有一定距离（图9.7和专栏9.2）。在使用直接视野的情况下，特别是在上颌腭侧部位，通常需要患者将头部转向左耳或右耳所在的位置，或至少非常靠近此标记（图9.8）。

为了方便术者持续保持中性体位，在整个刮治过程中，需要对术者和患者

专栏9.2 关键点

当使用对颌作为支点时，如果正在治疗的上颌部位因为太远而无法接近和/或保持理想的尖端贴合，可以考虑让患者减小张口度。这将使下颌骨更靠近上颌骨，并缩短使用对颌支点的距离。

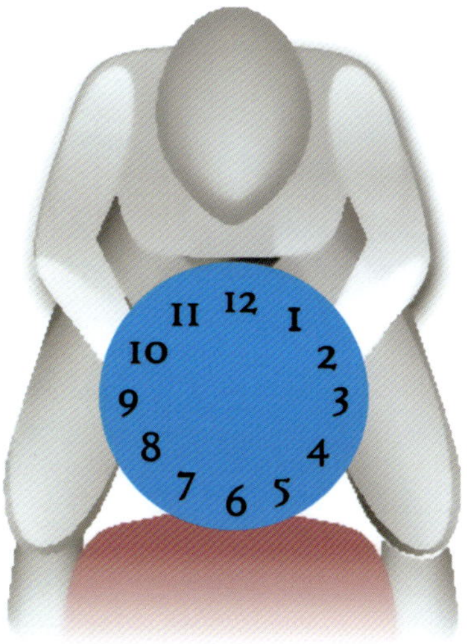

图9.9 模拟时钟面用于指导临床医生在超声刮治过程中的理想体位。

的体位进行必要的调整。作为指导，临床医生可以参考一个模拟时钟面来建立适当的体位（图9.9和专栏9.3）。

专栏9.3 关键点

成功的超声刮治本质上高度依赖于正确的医–患体位。

右利手和左利手临床医生的体位注意事项

对于有助手的临床医生来说，他们的非利手可以握持一个口镜。对于没有助手的临床医生来说，他们的非利手通常会握持一个有或没有反光镜的吸引装置。在确定最佳体位时，应始终考虑握持（专栏9.4）。

专栏9.4 关键点

如果在尝试使用间接视野时不能实现理想的握持方式，临床医生应该选择直接视野，可以配合轻的、平衡的握持方式和适当的支点。

除了第7章中讨论的HVE特征和优点外，在口内使用HVE时临床医生可能会使用干棉卷和干棉角（dry angles）辅助管理软组织。此外，还可以使用产品来辅助管理HVE软管（图9.10）。开口处设计更宽的脊状HVE工作端在管理肌肉、舌体方面可能更具优势。将器械置于舌体上方，而不是像使用口镜那样牵拉，可以使舌肌处于更放松的状态（图9.11）。

表9.1 ~ 表9.24旨在为临床医生在没有助手的情况下进行超声刮治提供指导。每个表都显示了体位选项、临床医生的身体姿势、支点、患者和动态的口内HVE。为左利手和右利手临床医生

展示直接及间接视野体位的变化。**注意，虽然这些表显示了种类繁多的体位，但并不意味着这就是所有的体位选择**。

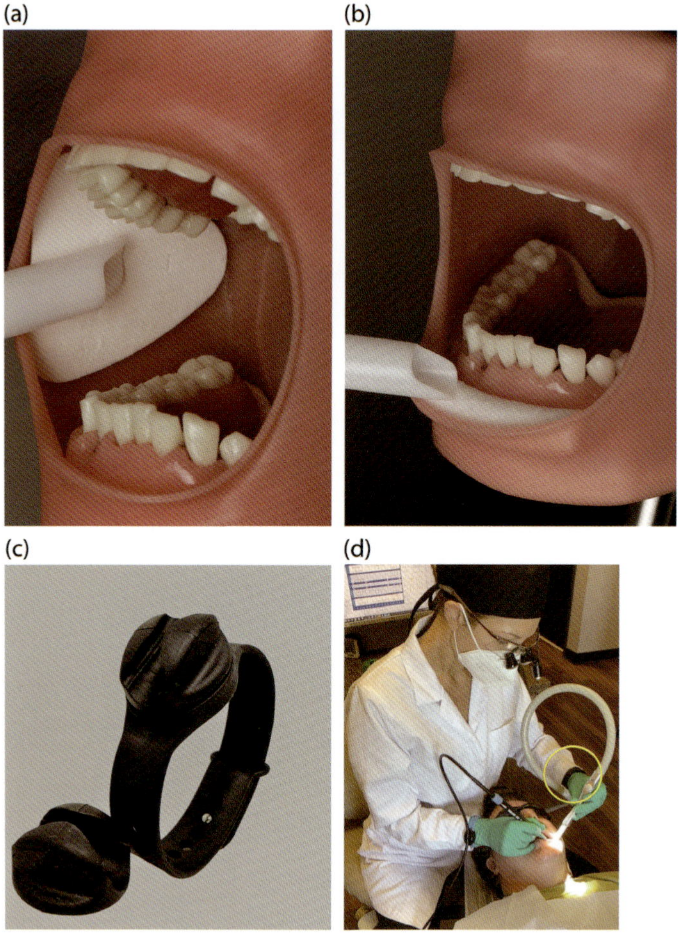

图9.10 （a，b）棉角和棉卷可以帮助管理软组织，防止软组织被吸入吸唾器。（来源：Dani Botbyl）。（c）CordEze®腕带产品的腕带和腕带顶端（该设计最适合用于直径为12～20mm的软管）（来源：CordEze）。（d）HVE软管通过腕带顶端的卡槽连接到腕带，以方便HVE软管管理，并减轻软管的拉力或重量。（来源：CordEze）

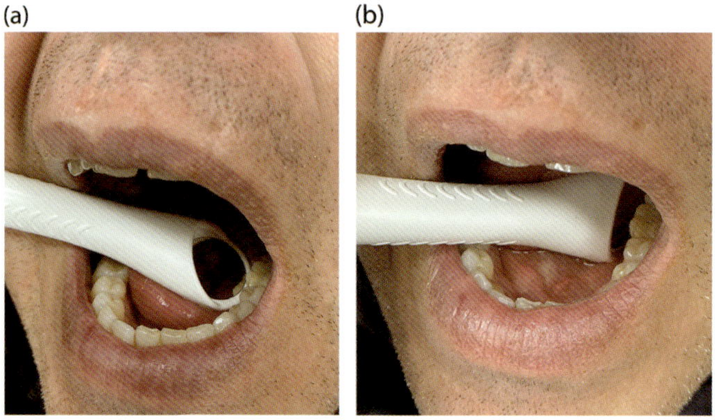

图9.11 相较于牵拉或推开舌体（a），将HVE头部的较宽面置于舌体上方（b）可能是更好的选择，这可以使强壮的舌肌处于更加放松的状态。（来源：Dani Botbyl）

表9.1　右利手医生——右侧上颌颊侧（图9.12～图9.15）

分区：1颊侧	术者体位 范围：8：00—11：00	HVE位置：颊侧
图9.12	图9.13	图9.14

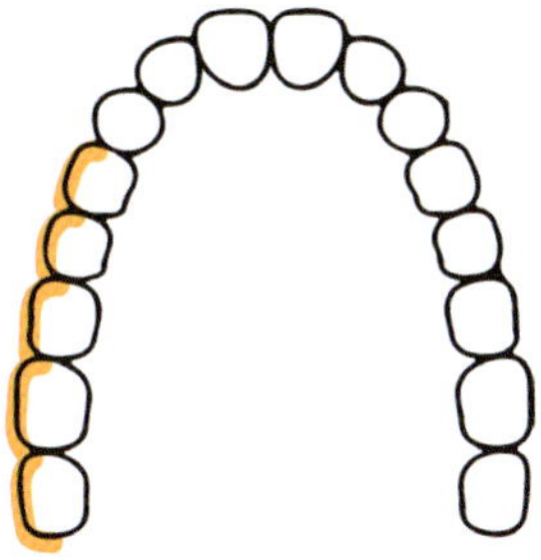

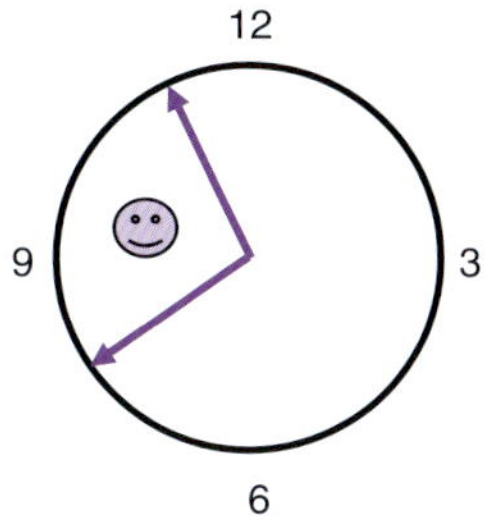

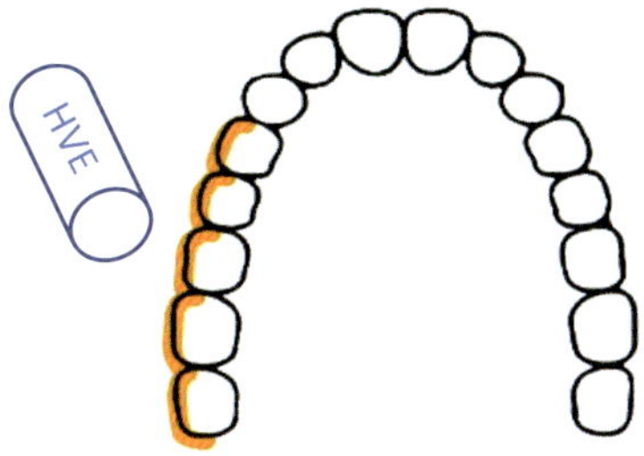

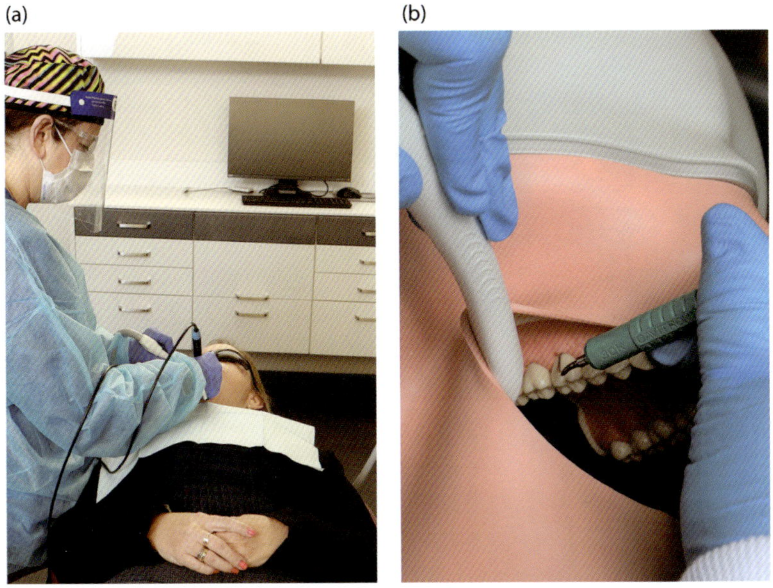

图9.15　（a）直接视野——患者颏部向上倾斜；头部可能需要转向远离临床医生的一侧。即使是轻微的转动也能有助于视野、入路和液体收集。（b）直接视野——利手采用执笔式握持洁牙机手柄，支点为同颌口内指支点。改良执笔式握持HVE。如果有带反光镜的HVE，则有助于间接观察最后一颗磨牙的远中面和/或磨牙的其他表面。**未显示：**直接视野——采用对颌牙弓口内支点。（来源：Dani Botbyl）

表9.2 右利手医生——右侧上颌舌侧（图9.16～图9.19）

分区：1舌侧	术者体位 范围：8：00—11：00	HVE位置：颊侧（直接视野） 舌侧（间接视野）

图9.16

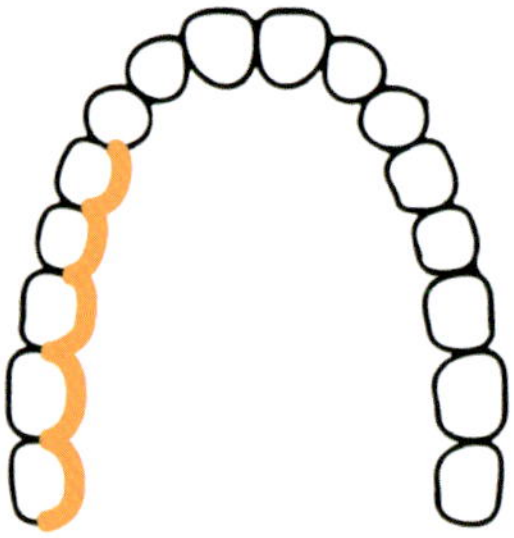

图9.17

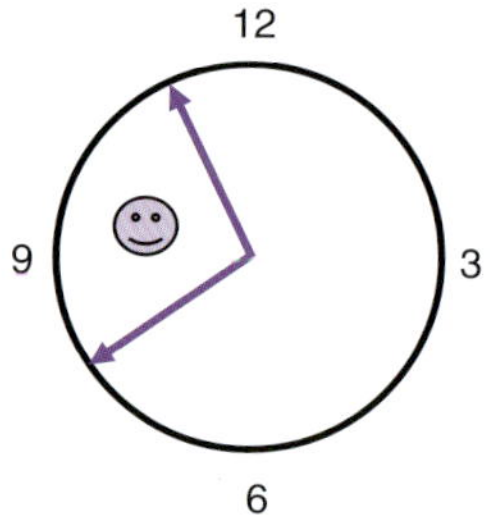

图9.18

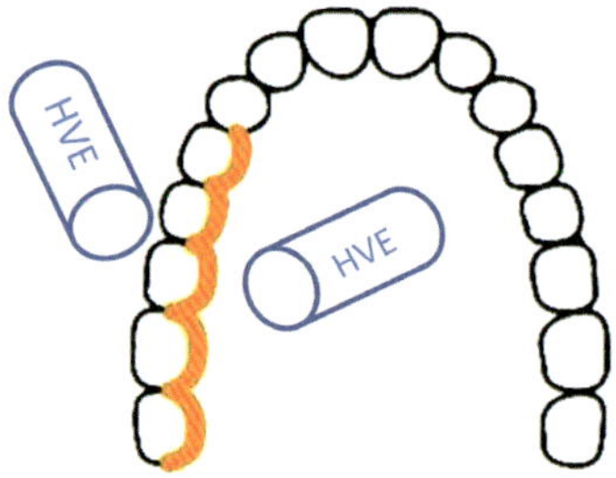

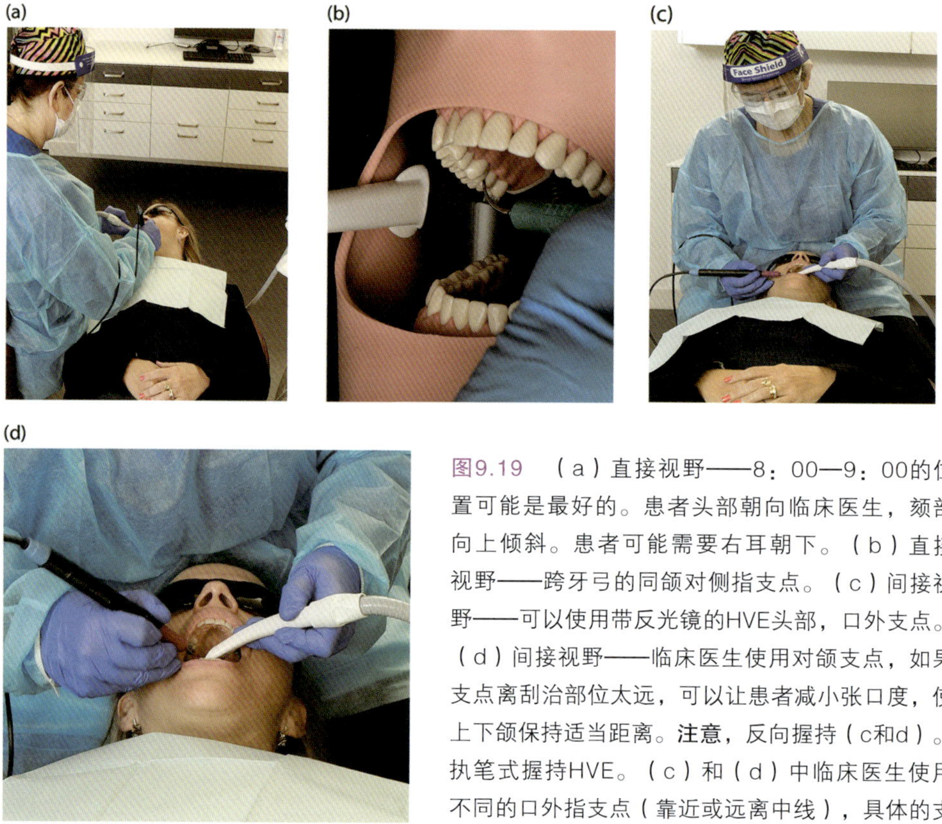

图9.19 （a）直接视野——8：00—9：00的位置可能是最好的。患者头部朝向临床医生，颏部向上倾斜。患者可能需要右耳朝下。（b）直接视野——跨牙弓的同颌对侧指支点。（c）间接视野——可以使用带反光镜的HVE头部，口外支点。（d）间接视野——临床医生使用对颌支点，如果支点离刮治部位太远，可以让患者减小张口度，使上下颌保持适当距离。**注意**，反向握持（c和d）。执笔式握持HVE。（c）和（d）中临床医生使用不同的口外指支点（靠近或远离中线），具体的支点位置取决于刮治的部位和工作尖的贴合面。（来源：Dani Botbyl）

表9.3 右利手医生——上颌前牙唇侧（图9.20～图9.23）

分区：2唇侧	术者体位 范围：11：00—12：00	HVE位置：舌侧

图9.20

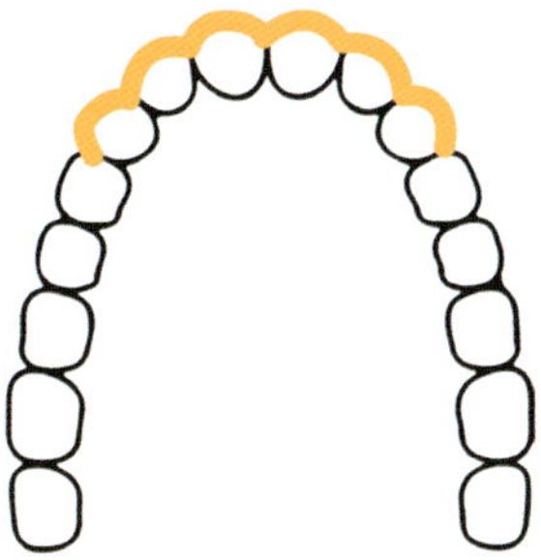

图9.21

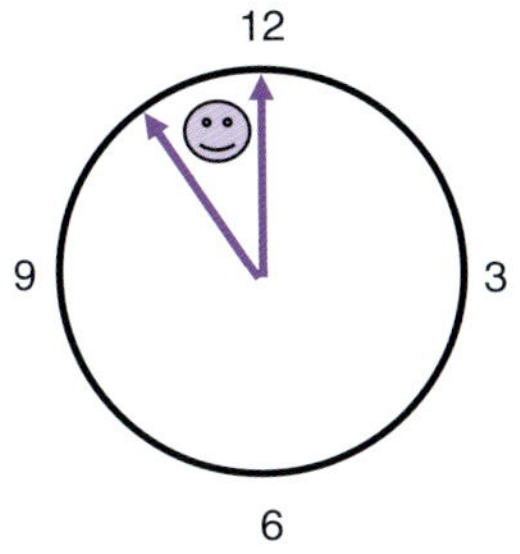

图9.22

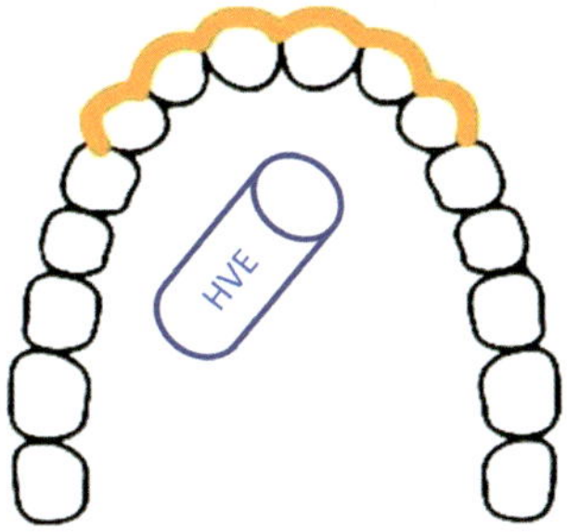

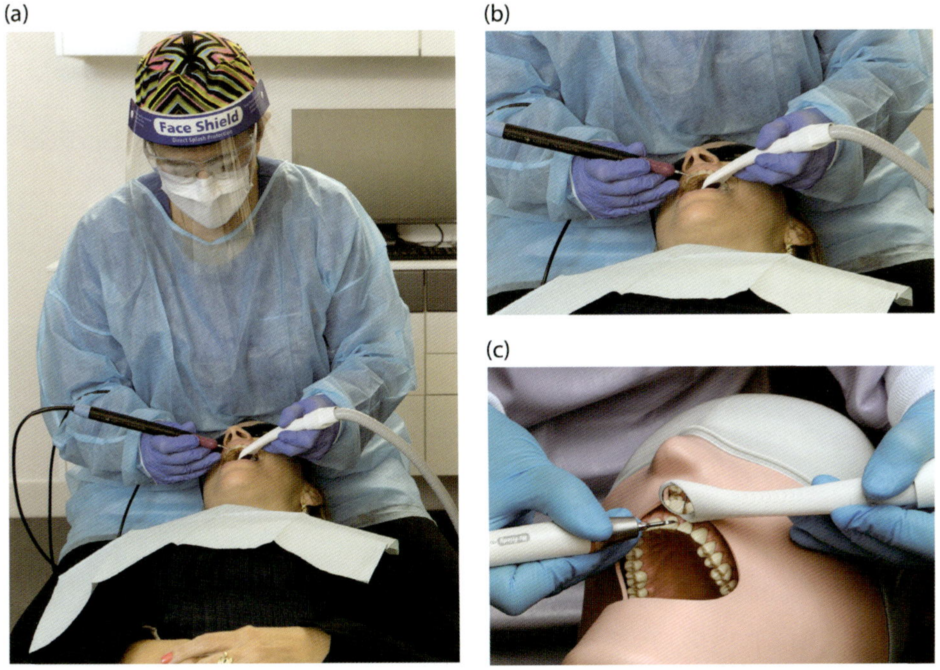

图9.23 （a）直接视野——患者颏部向上倾斜。（b）直接视野——利手采用执笔式握持洁牙机手柄，支点为同颌口外支点。非利手也执笔式握持HVE。患者头部无论向左或向右轻微转动，都有助于液体收集和吸除。（c）将HVE放置在唇侧面是可以的，但这样可能会使HVE难以将超声工作尖喷出的水完全吸走。如图所示，医生已经开始转动手柄将工作尖向邻面接近/贴合。（来源：Dani Botbyl）

表9.4 右利手医生——上颌前牙舌侧（图9.24～图9.27）

分区：2舌侧	术者体位 范围：8：00—12：00	HVE位置：舌侧

图9.24

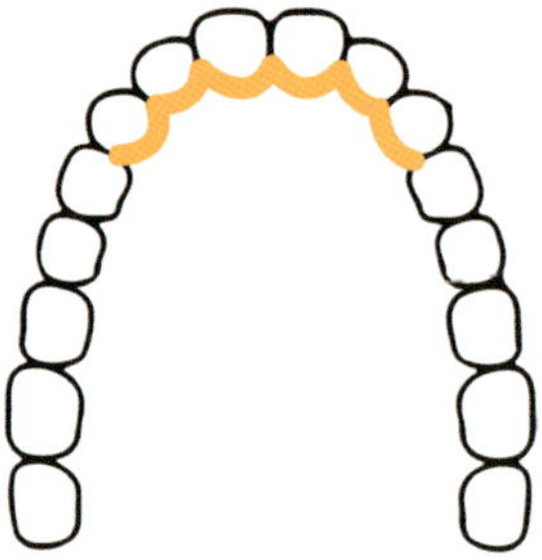

图9.25

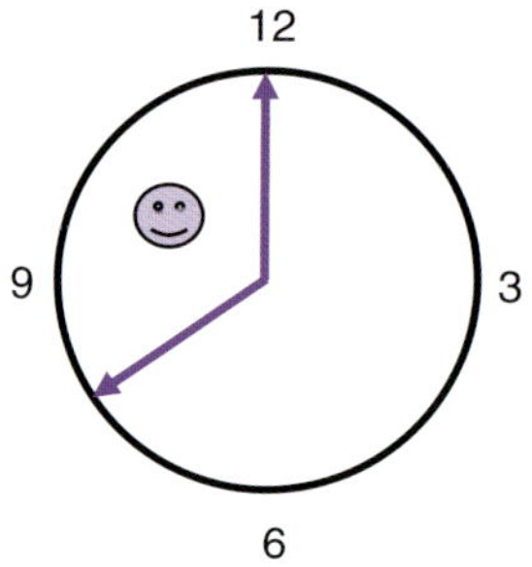

图9.26

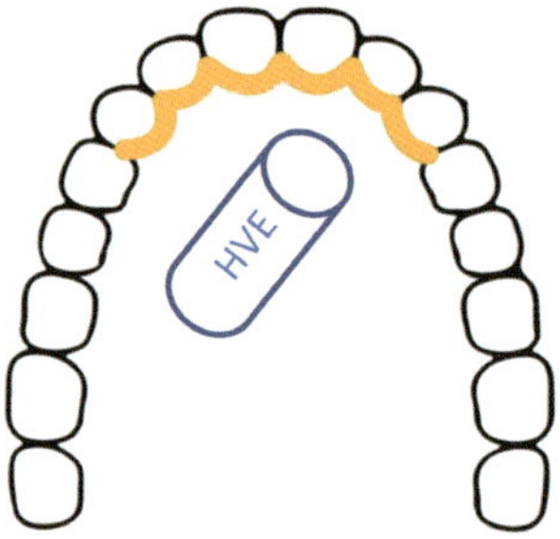

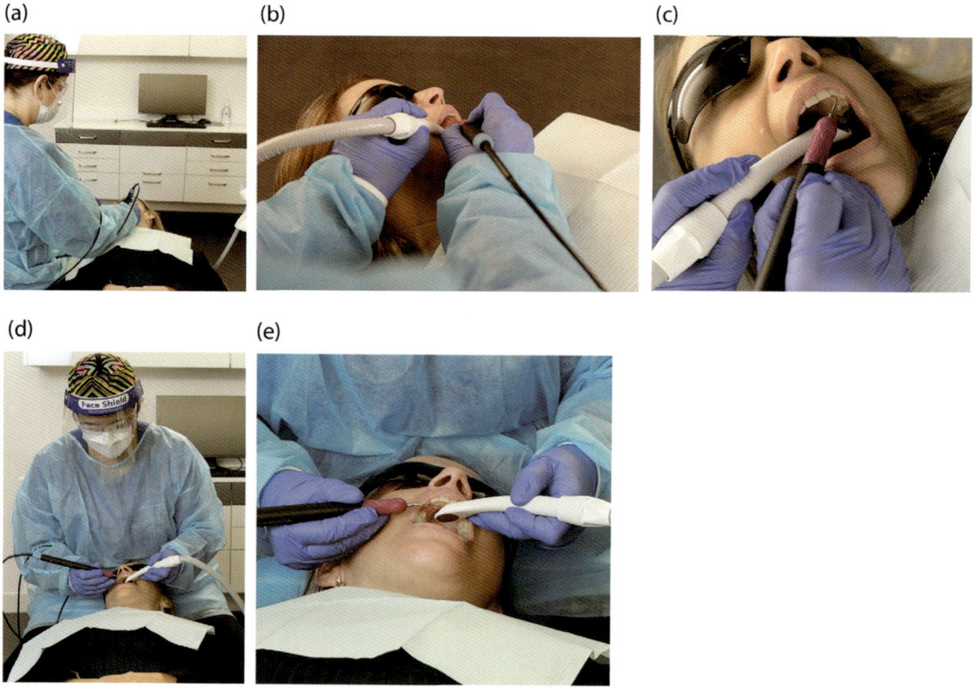

图9.27 （a）直接视野——对于临床医生来说，虽然8：00的位置不是唯一的选择，但却可能是最好的选择。患者完全仰卧位，为了改善视野，让患者颏部向上倾斜。当治疗右侧上颌前牙时，患者转向临床医生。患者头部尽可能向右转，使右耳朝下。（b）直接视野——利手支点为跨牙弓的（译者注：cross arch，中文含义也指越过中线的）对颌口外支点。在治疗左侧上颌前牙时，患者颏部保持向上倾斜，头部远离临床医生。患者可能需患者头部尽可能向左转，使左耳朝下。（c）直接视野——利手横跨牙弓执笔式握持，对颌支点。随着患者进一步远离临床医生，器械尖端可以从尖牙进入切牙，最终朝向临床医生工作，直到到达中切牙的近中面。（d，e）间接视野——利手和非利手都用口外/指关节紧贴颊部的指支点进行反向握持。向左或向右轻微地转动都有助于液体收集和吸除。（来源：Dani Botbyl）

表9.5 右利手医生——左侧上颌颊侧（图9.28～图9.31）

分区：3颊侧	术者体位 范围：8：00—11：00	HVE位置：颊侧

图9.28

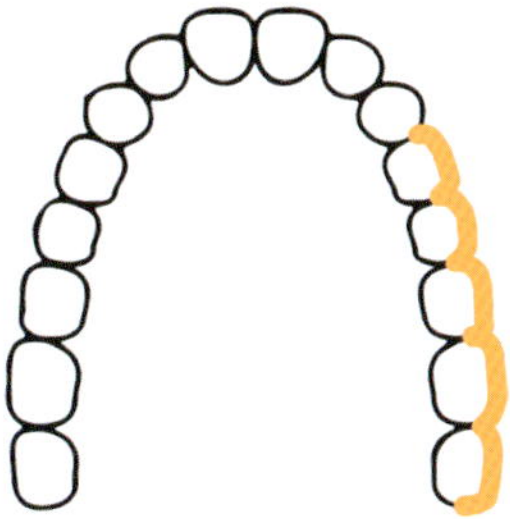

图9.29

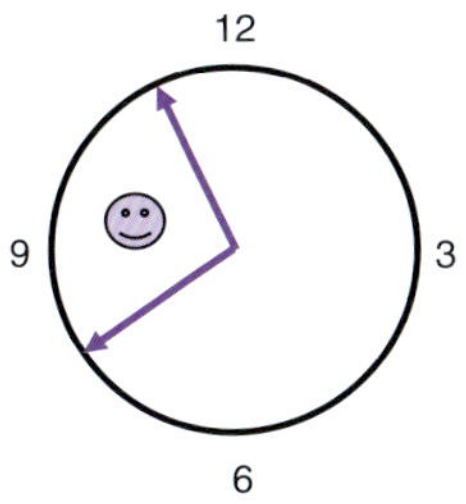

图9.30

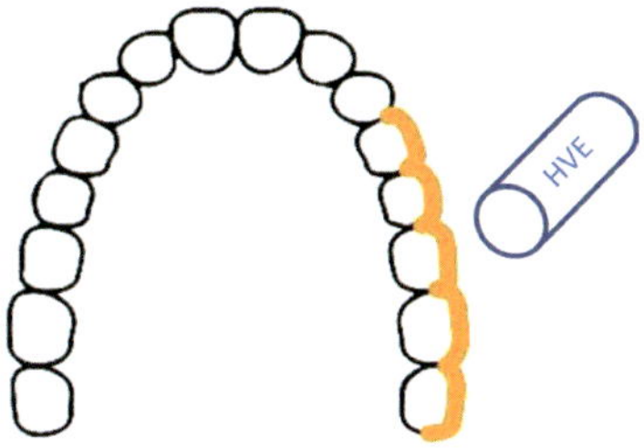

(a)

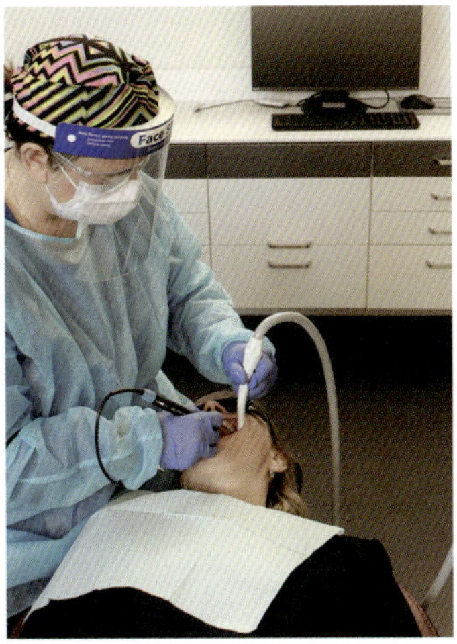

(b)

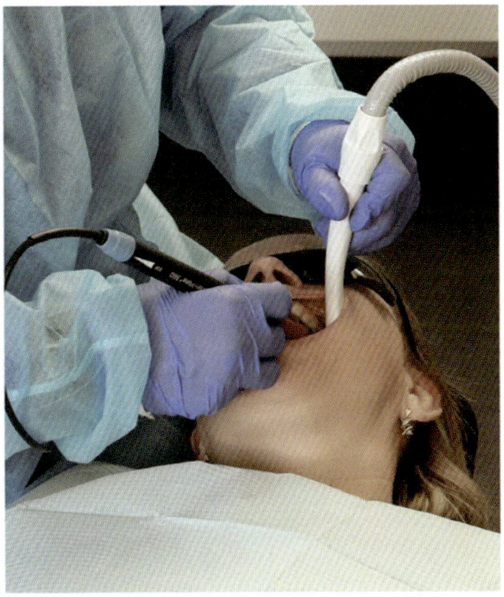

(c)

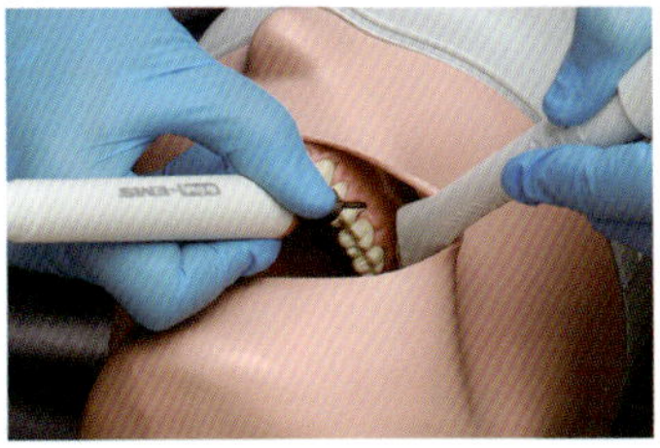

图9.31 （a）直接视野——如果有一个含镜面的HVE，有助于临床医生间接观察磨牙的各个表面。（b）直接视野——利手位于对颌牙弓，采用口外支点进行操作，其指关节紧贴患者颏部。患者颏部根据需要向上倾斜，头部可能需要转向临床医生。患者头部转向临床医生，有助于视野、入路和液体收集。（c）直接视野——采用同颌口内指支点。**注意**，术者的手指不能过于靠近超声工作尖，如发现有此情况，应及时调整。此外，图中非利手未使用支点的情况较为罕见，只有在没有更好的选择、HVE系统有一个非常轻的软管及适配器的情况下才能使用。（来源：Dani Botbyl）

表9.6 右利手医生——左侧上颌舌侧（图9.32 ~ 图9.35）

分区：3舌侧	术者体位 范围：8：00—11：00	HVE位置：舌侧

图9.32

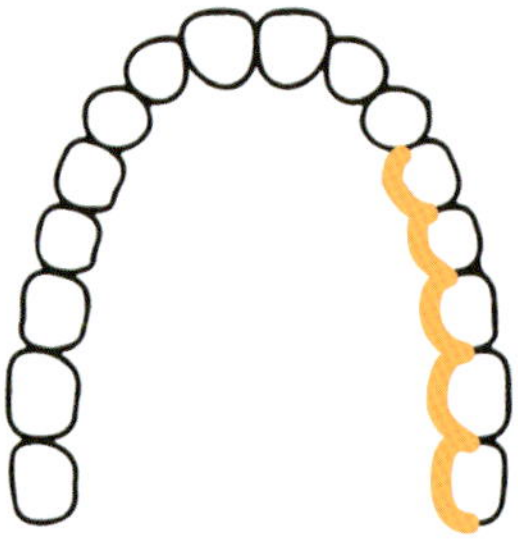

图9.33

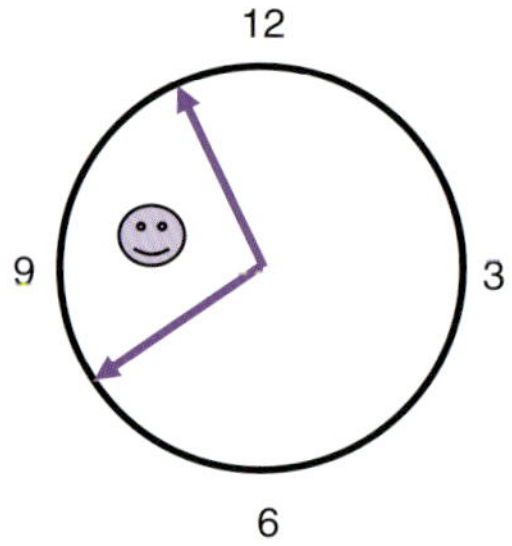

图9.34

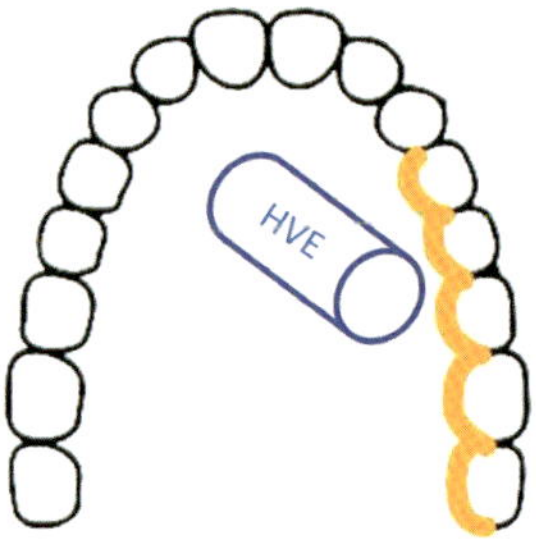

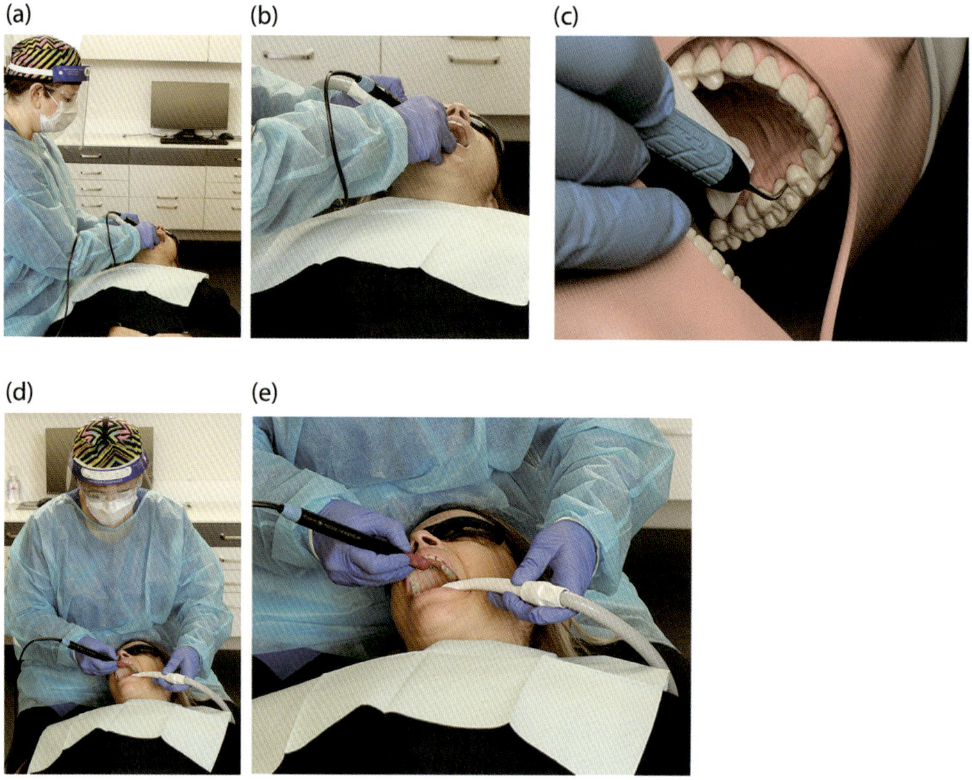

图9.35 （a）直接视野——8：00—9：00的位置可获得最佳视野。（b，c）直接视野——采用对颌、对侧指支点。患者颏部向上倾斜，头部转向远离术者的一侧，尽量向左转，使左耳朝下。（d，e）间接视野——当HVE有反光镜时方可采用间接视野。利手采用执笔式握持洁牙机手柄，采用跨牙弓的口内支点进行操作。非利手采用改良掌握式（modified palm grasp）握持HVE。（来源：Dani Botbyl）

表9.7　右利手医生——左侧下颌颊侧（图9.36～图9.39）

分区：4颊侧	术者体位 范围：9：00—11：00	HVE位置：颊侧

图9.36

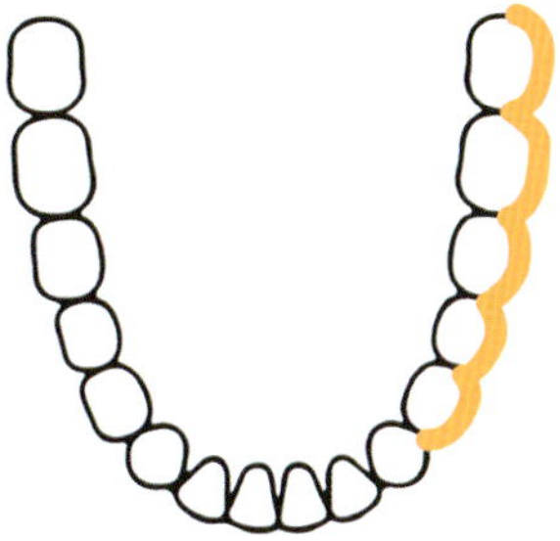

图9.37

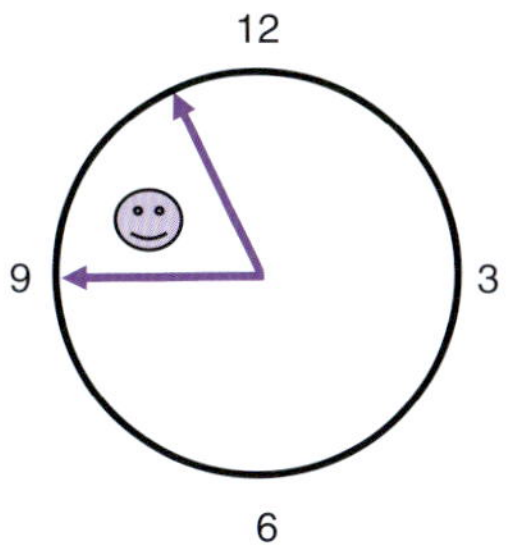

图9.38

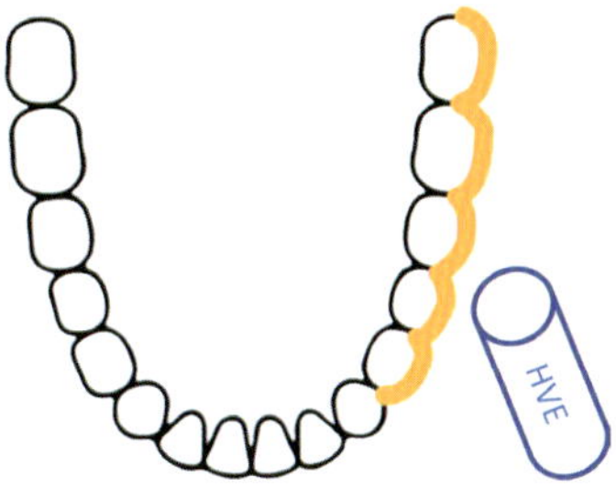

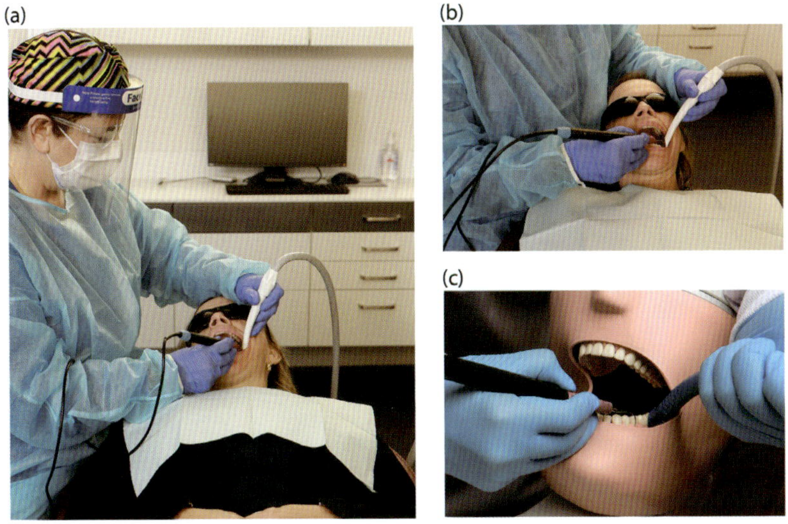

图9.39　（a）直接视野——采用同颌牙弓口外支点进行操作。（b，c）直接视野——利手采用执笔式握持洁牙机手柄，支点为跨牙弓的口外支点。患者颏部向下倾斜，头部可能需要稍微转向或远离临床医生。使患者头部轻微转动，既有利于视野和操作入路，也有利于口腔内液体向一侧聚集（从而方便吸唾）。（b）非利手采用改良执笔式反向握持HVE。（c）非利手采用掌握式或掌拇式握持HVE。（来源：Dani Botbyl）

表9.8　右利手医生——左侧下颌舌侧（图9.40～图9.43）

分区：4舌侧	术者体位 范围：9：00—11：00	HVE位置：舌侧
图9.40	图9.41	图9.42

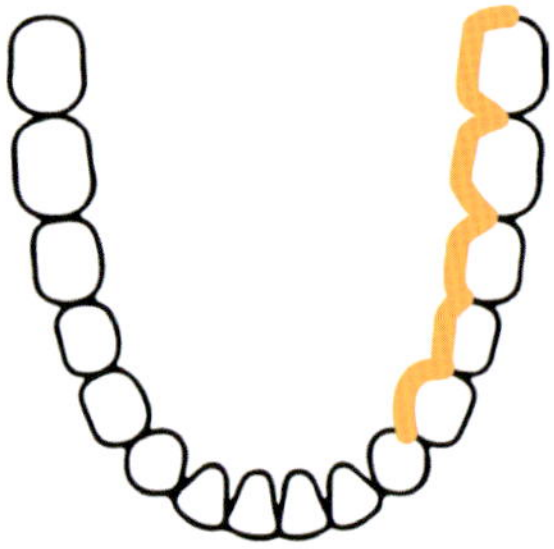

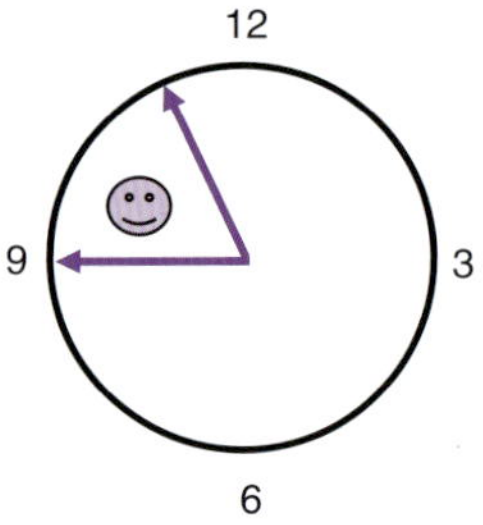

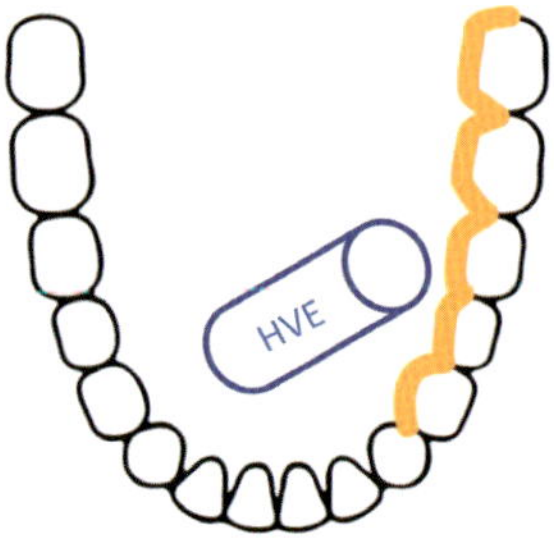

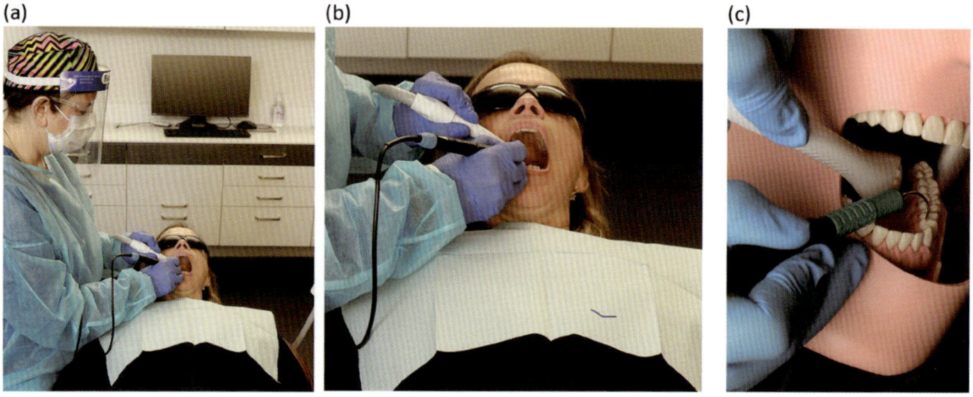

图9.43　（a，b）直接视野——利手握持洁牙机手柄，采用跨牙弓的口外支点，将指关节置于患者颏部。患者颏部向下倾斜，头部可能需要稍微向远离术者的方向倾斜，以获得良好的视野和操作入路，并使口腔内液体向一侧聚集（从而利于吸唾）。非利手采用执笔式握持HVE。（c）利手的支点也可选择：以执笔式握持洁牙机手柄但指关节不接触患者颏部的口外支点。**注意**，如果能保持适当的握持，也可以选择同颌同象限口内支点。（来源：Dani Botbyl）

表9.9 右利手医生——下颌前牙唇侧（图9.44～图9.47）

分区：5唇侧	术者体位 范围：8：00—12：00	HVE位置：唇侧
图9.44 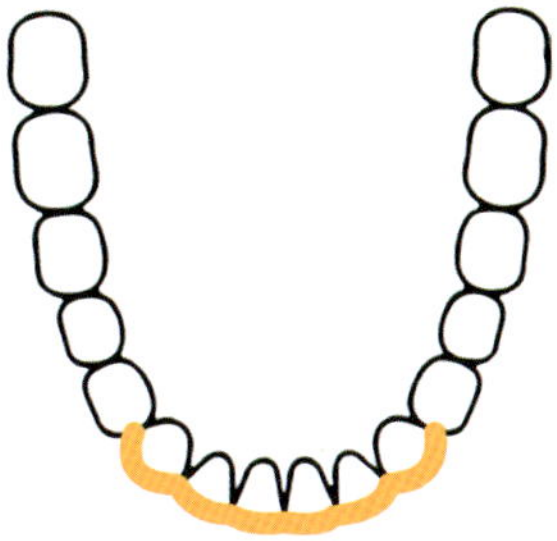	图9.45 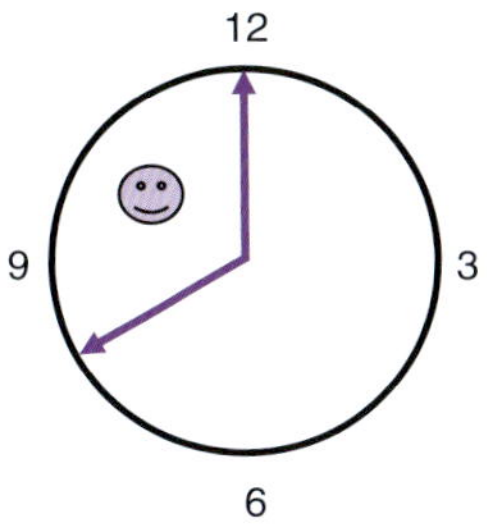	图9.46 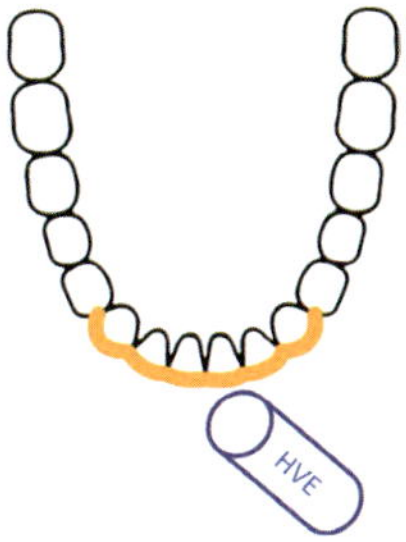

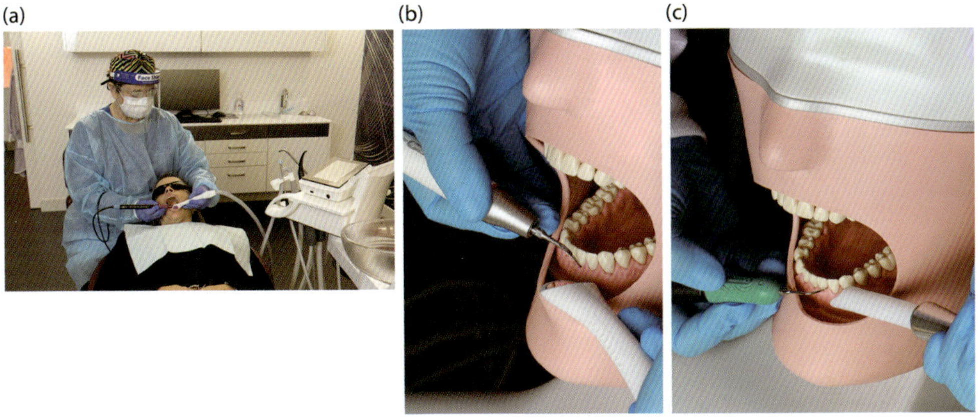

图9.47 （a，b）直接或间接视野——利手采用执笔式握持洁牙机手柄，支点为同颌口外支点，非利手采用执笔式握持HVE，患者头部轻微向左或向右旋转，以便口腔内液体向一侧聚集从而利于吸唾。（c）传统的HVE吸头经截短改良，以提升人体工学性能，术者正在采用掌握式握持HVE。利手采用执笔式握持，支点为经典的指关节置于颊部的口外支点。**注意**，如果HVE开口是刚性的，前庭放置棉卷可能有助于管理软组织，并提高患者舒适度。多数术者倾向以下颌前牙作为硬组织支点，但需注意避免因此影响握持。（来源：Dani Botbyl）

表9.10 右利手医生——下颌前牙舌侧（图9.48～图9.51）

分区：5舌侧	术者体位 范围：8：00—12：00	HVE位置：舌侧
图9.48	图9.49	图9.50
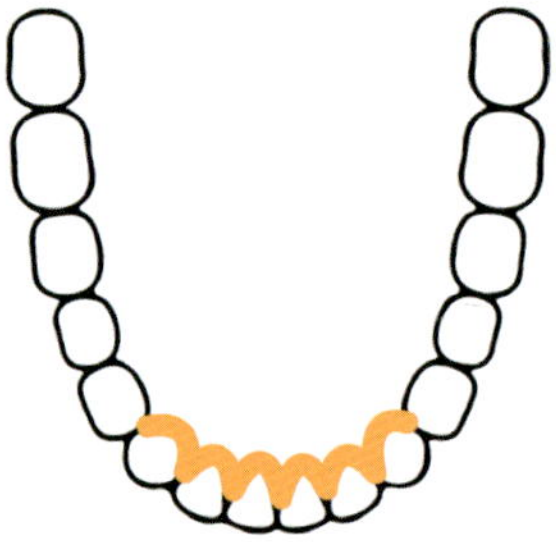	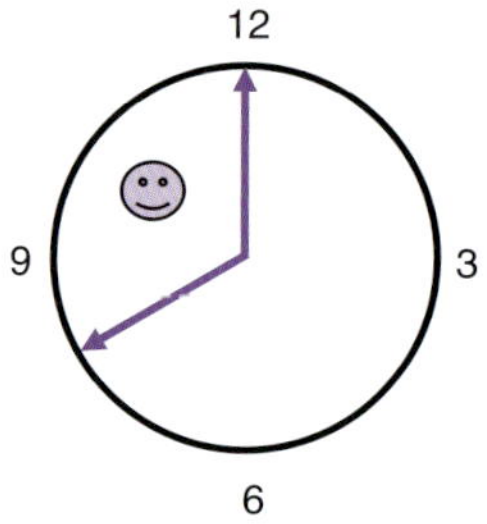	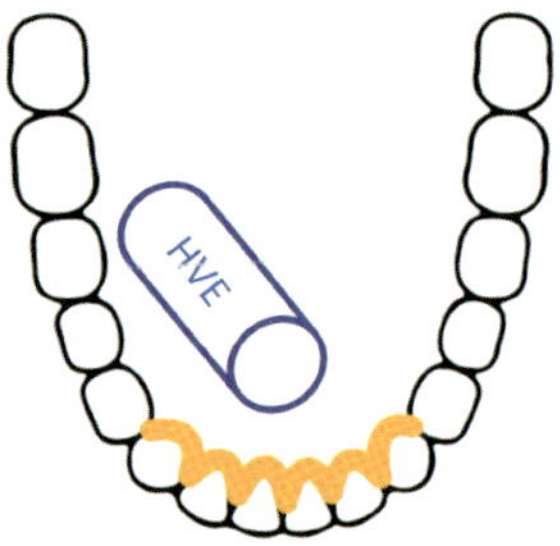

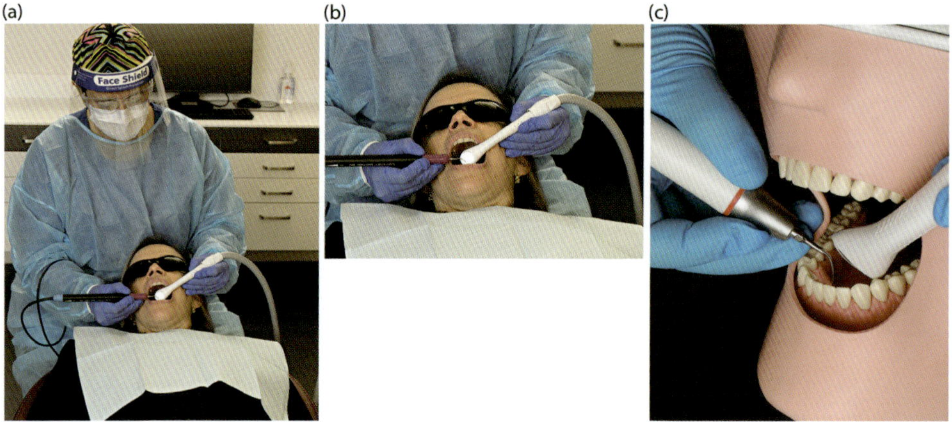

图9.51 （a，b）直接视野——反向执笔式握持，建立利手和非利手的口外支点。头部轻微向左或向右旋转，有助于液体在一侧聚集，从而方便吸唾。（c）利手采用不当（不平衡）的执笔式握持洁牙机手柄。当多根手指接近超声工作尖末端时，术者应及时改正握持方式。另外，避免过紧握持或不平衡的握持方式。（来源：Dani Botbyl）

表9.11 右利手医生——右侧下颌颊侧（图9.52～图9.55）

分区：6颊侧	术者体位 范围：8：00—11：00	HVE位置：颊侧
图9.52	图9.53	图9.54

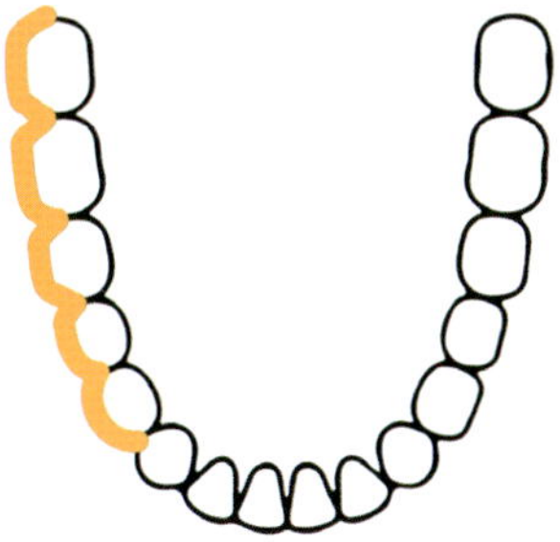

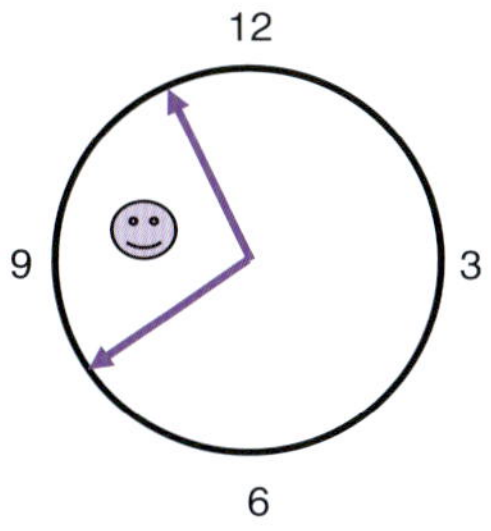

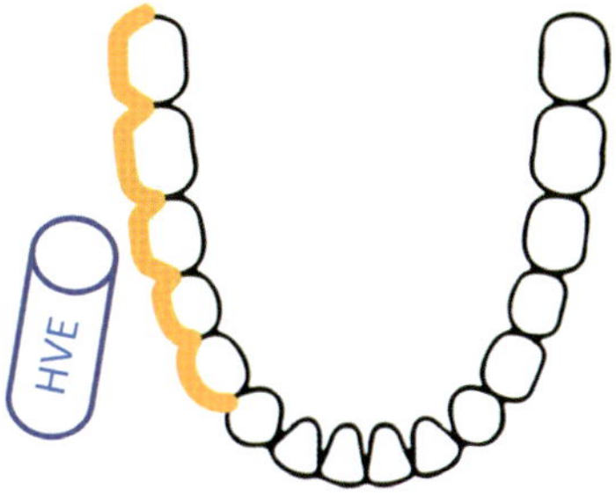

(a)

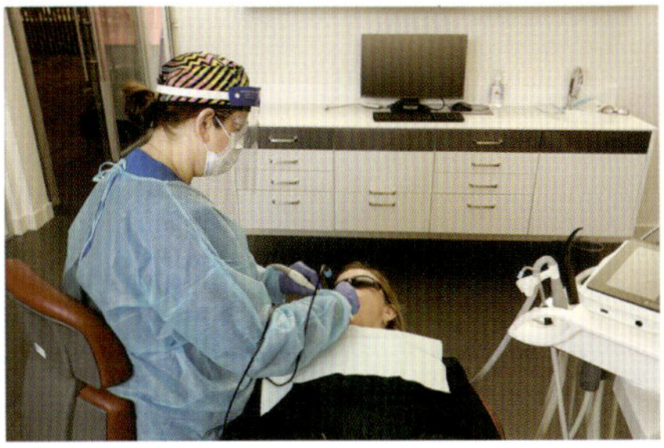

(b)

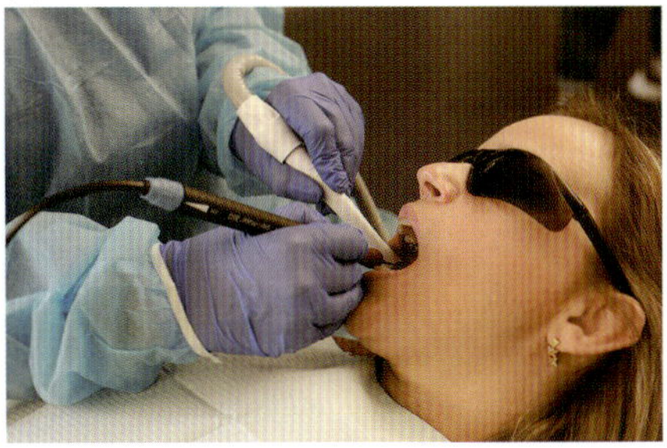

(c)

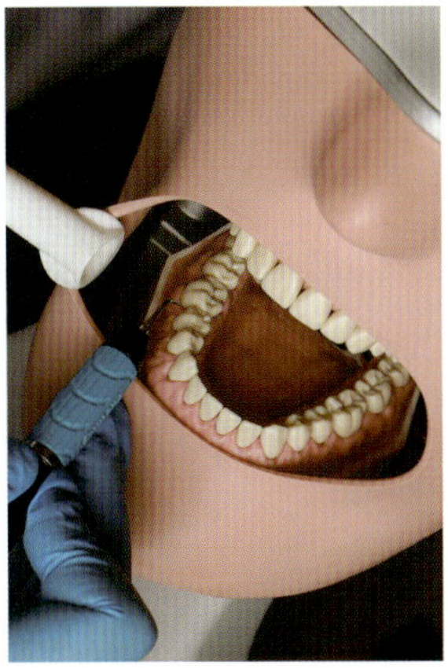

图9.55 （a，b）直接视野——利手采用同颌口外支点握持洁牙机手柄：直接视野——头部稍微转向临床医生，有助于视野、入路和液体收集。（b）执笔式握持HVE。（c）HVE头部没有反光镜，“两翼”有助于防止软组织吸入。如前所述，如果需要额外的辅助手段来进行软组织管理，则可以在脸颊上放置1个干棉角。（来源：Dani Botbyl）

表9.12 右利手医生——右侧下颌舌侧（图9.56～图9.59）

分区：6舌侧	术者体位 范围：8：00—11：00	HVE位置：舌侧
图9.56	图9.57	图9.58

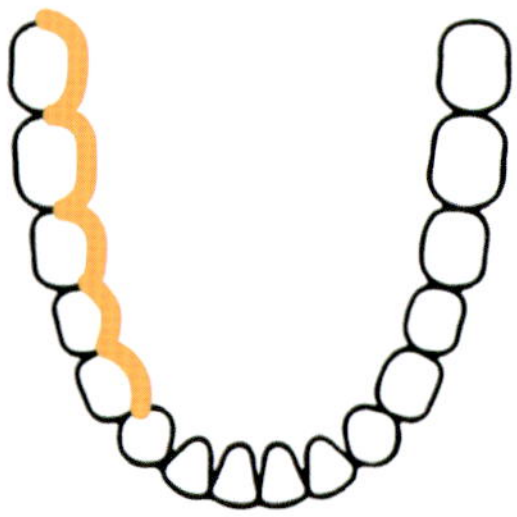

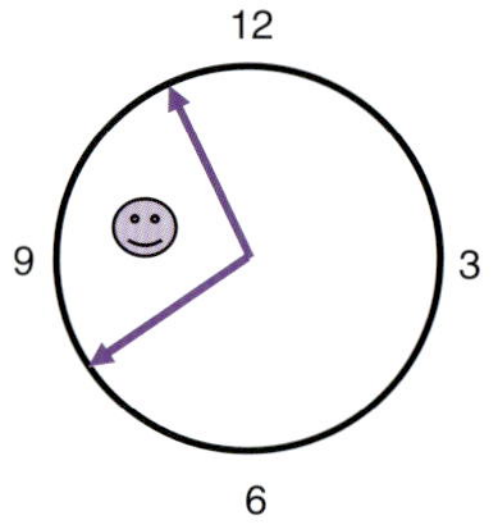

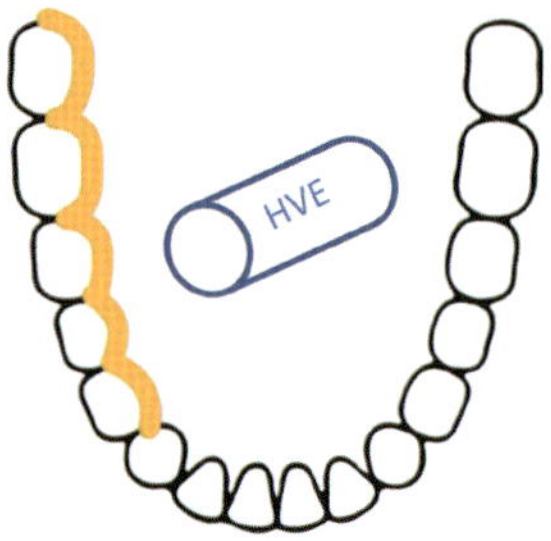

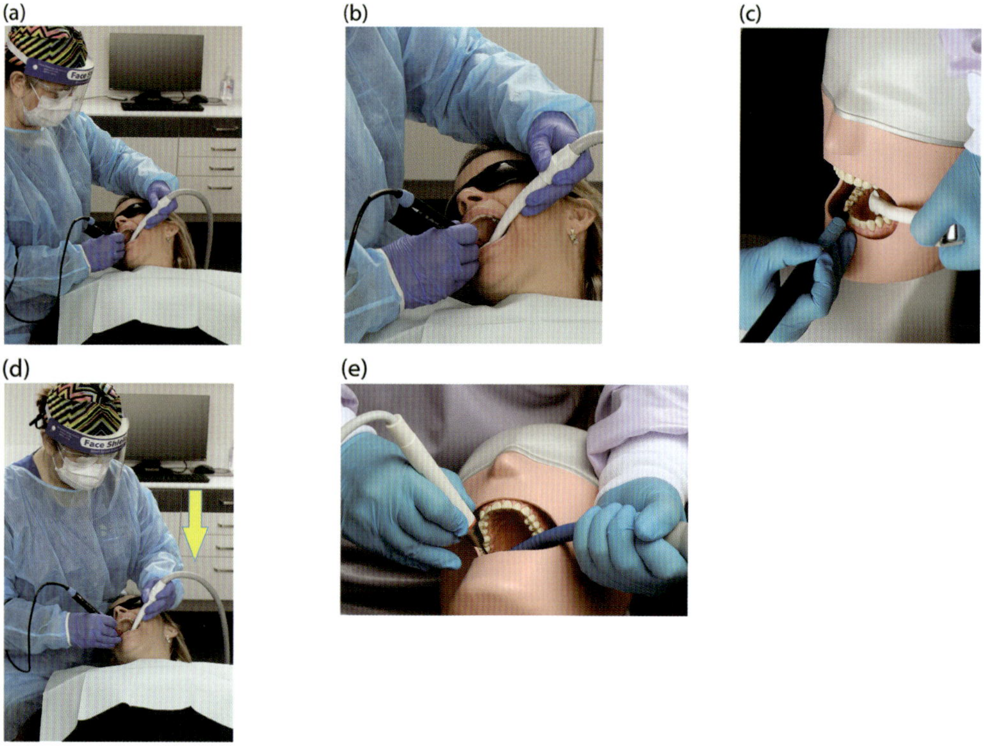

图9.59 （a，d）直接视野——患者头部转向术者。术者应坐在接近11：00的位置（d），患者仰卧位，使上颌平面更垂直于地面。此体位并非下颌刮治的常规体位，但超声器械的设计或可支持该体位下的有效操作。（b）指关节置于患者颏部的同颌口外支点，比（d）中支点更接近中线。（c，e）直角HVE适配器连接到直吸头。利手采用执笔式握持洁牙机手柄，非利手采用掌握式握持HVE。**注意**，如果能保持平衡地握持，在治疗第二或第三磨牙时，可以选择口内支点（图中未显示）。（来源：Dani Botbyl）

表9.13　左利手医生——右侧上颌颊侧（图9.60～图9.63）

分区：1颊侧	术者体位 范围：1：00—4：00	HVE位置：颊侧
图9.60	图9.61	图9.62
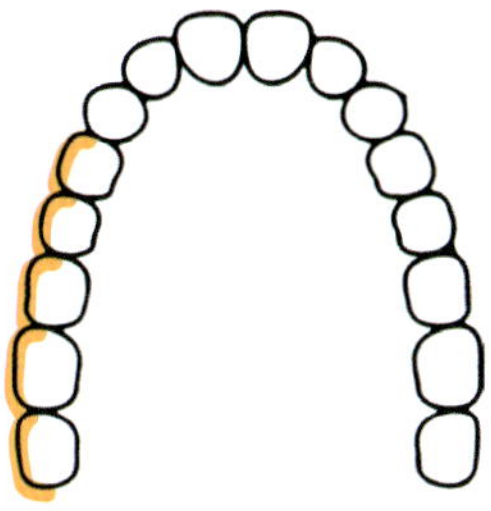	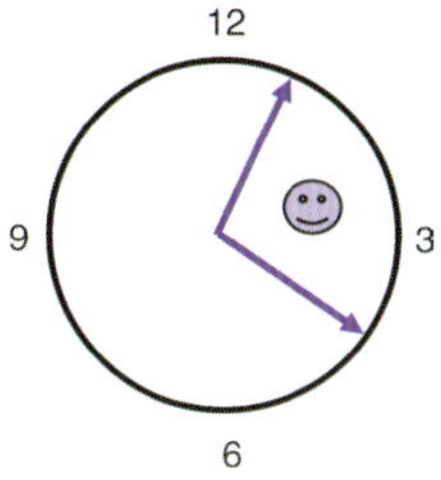	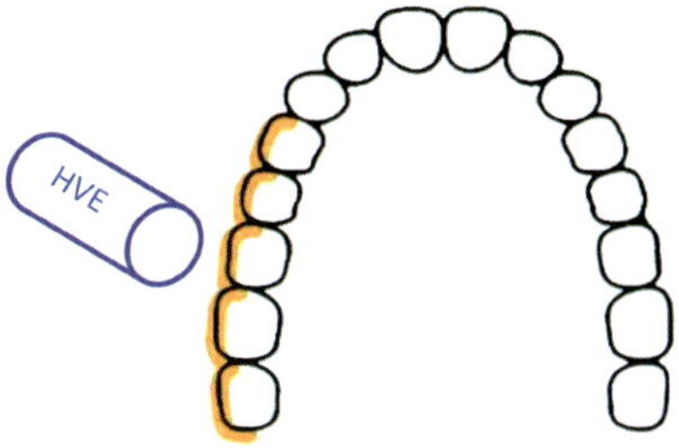

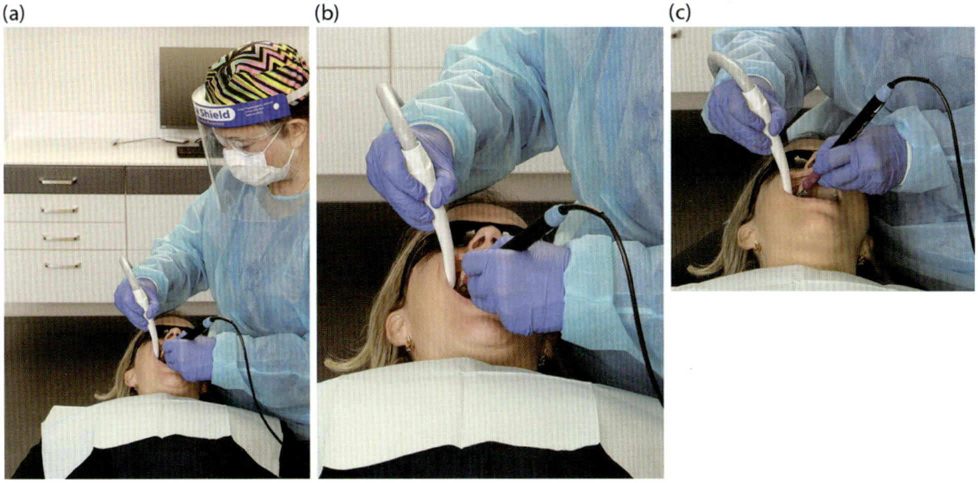

图9.63　（a，b）直接视野——患者颏部需要向上倾斜，头部可能需要转向临床医生。即使是轻微的转动也有助于视野、入路和液体收集。左利手支点为对颌口外支点，指关节置于颏部。如果临床医生觉得手离超声尖端太远，可让患者减小张口度，使下颌骨更靠近上颌骨。非利手改良执笔式握持。如果有带反光镜的HVE头部，会有助于临床医生间接观察各磨牙表面。（c）直接视野——左利手采用执笔式握持洁牙机手柄，支点为同颌口内支点，而非利手采用改良执笔式握持HVE头部，这是一个罕见的非利手不使用支点的例子。仅在没有更好选择且HVE系统有一个非常轻的软管及适配器的情况下才能使用。（来源：Dani Botbyl）

表9.14 左利手医生——右侧上颌舌侧（图9.64～图9.67）

分区：1舌侧	术者体位 范围：1：00—4：00	HVE位置：舌侧

图9.64

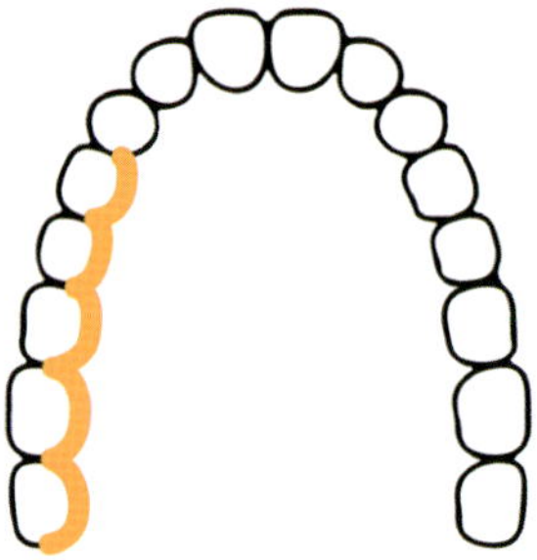

图9.65

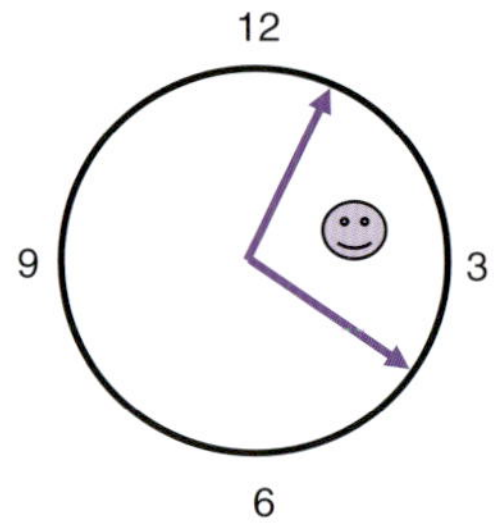

图9.66

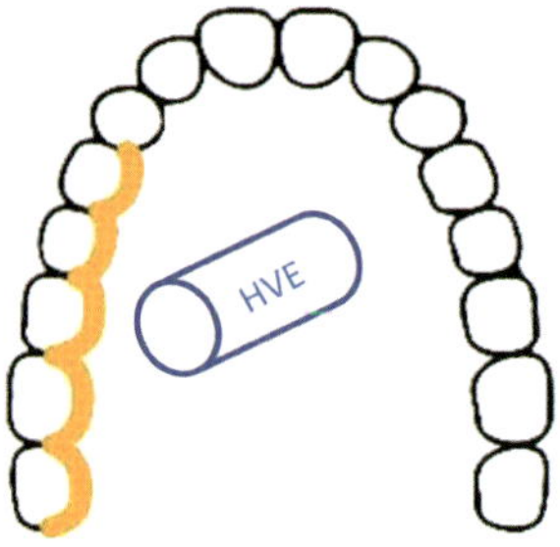

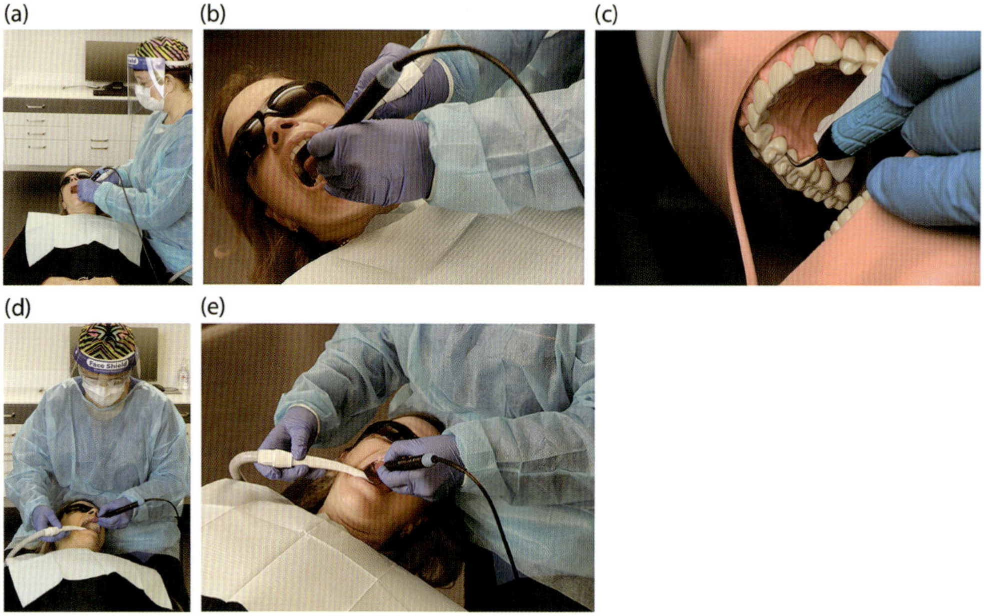

图9.67 （a～c）直接视野——患者头部远离术者，颏部向上倾斜。患者头部向右转，使右耳朝下。左利手支点为跨牙弓的对颌口外支点。如果支点距离超声工作尖的尖端过远，可让患者减小张口度，从而减小颌间距离，建立一个舒适的功能距离。**注意**，（c）执笔式握持。（d，e）间接视野——可使用带反光镜的HVE头部。左利手支点为跨牙弓的口内支点。（来源：Dani Botbyl）

表9.15 左利手医生——上颌前牙唇侧（图9.68～图9.71）

分区：2唇侧	术者体位 范围：12：00—1：00	HVE位置：唇侧

图9.68

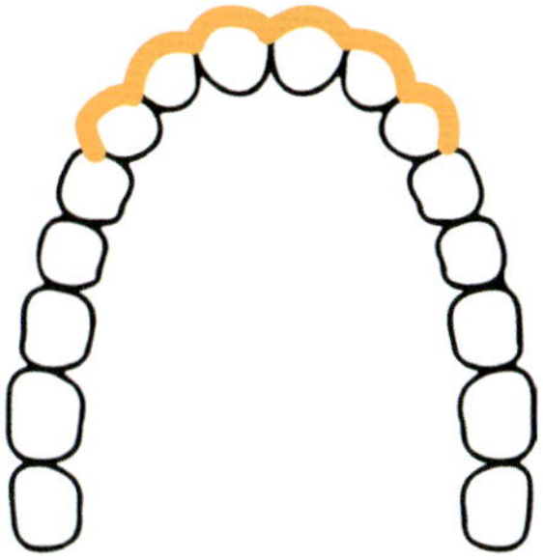

图9.69

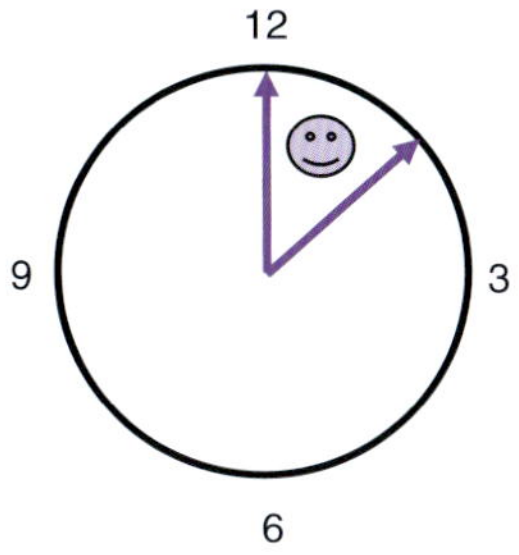

图9.70

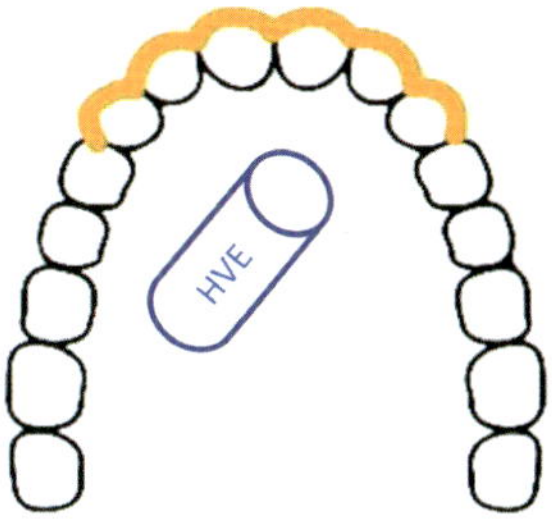

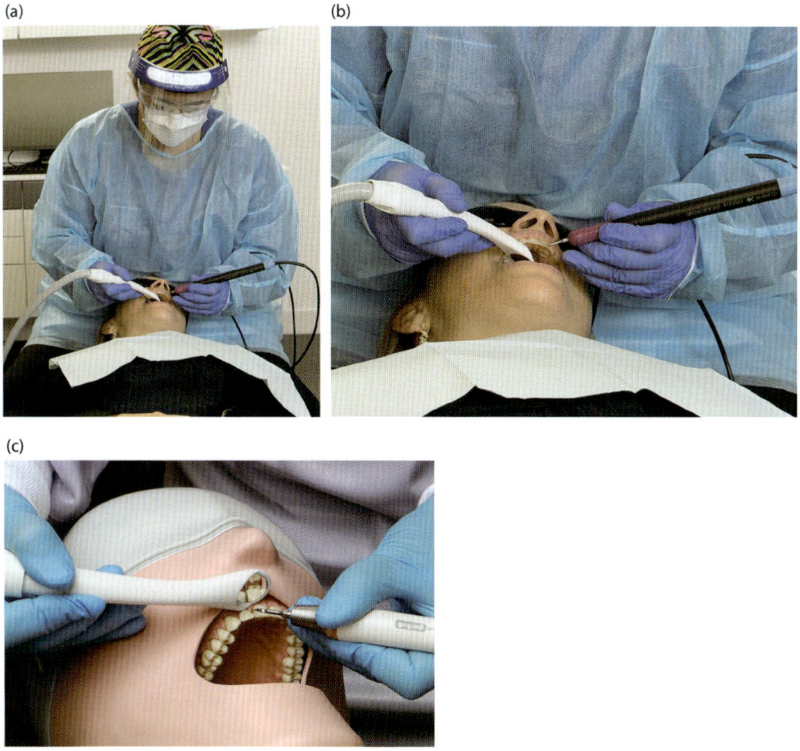

图9.71 （a，b）直接视野——左利手采用反向执笔式握持超声洁牙机手柄，支点为同颌口外支点。患者头部无论是向左还是向右轻微转动，都有助于液体向一侧流动从而便于吸唾。理想情况下，非利手使用反向执笔式握持HVE，HVE开口置于舌上方（如图所示）。（c）可将HVE开口放置在唇侧，但这种放置方式不利于有效吸除超声工作尖喷出的水。**注意**，利手和非利手采用反向执笔式握持。（来源：Dani Botbyl）

表9.16　左利手医生——上颌前牙舌侧（图9.72～图9.75）

分区：2舌侧	术者体位 范围：12：00—4：00	HVE位置：舌侧

图9.72

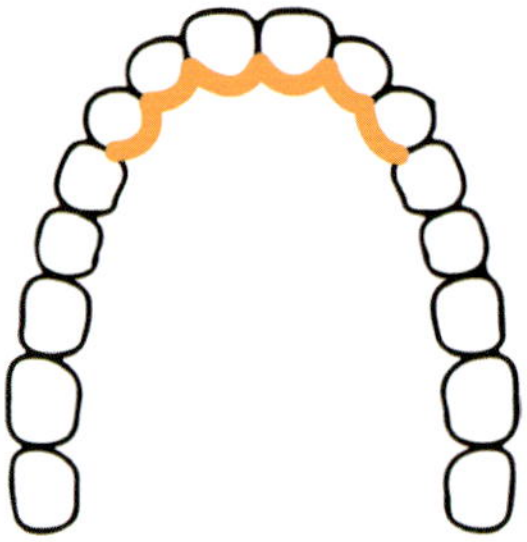

图9.73

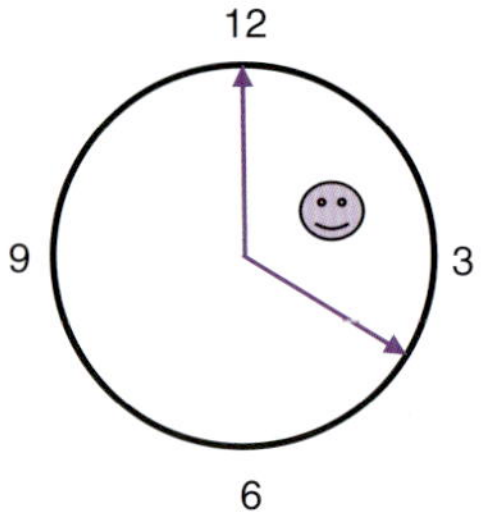

图9.74

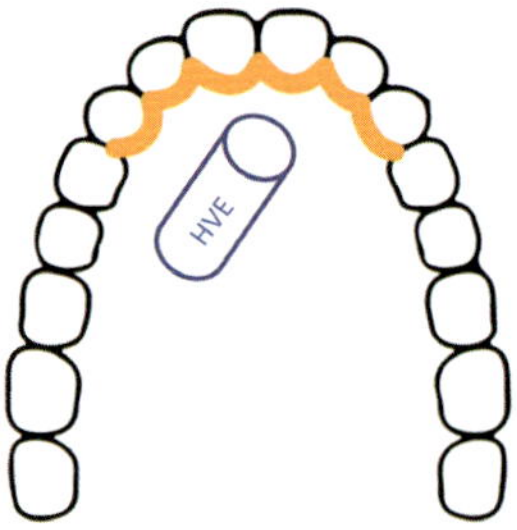

(a)

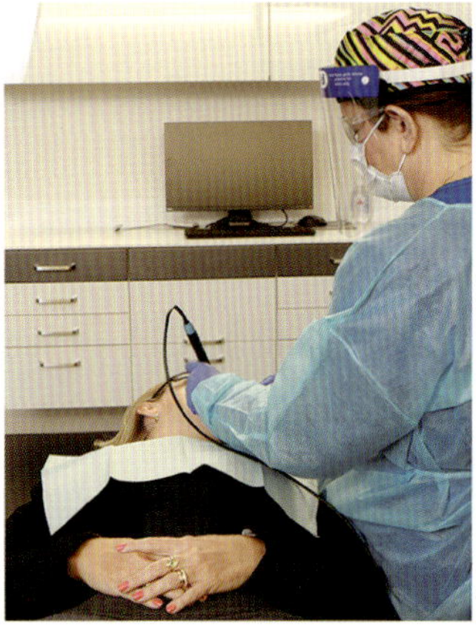

(b)

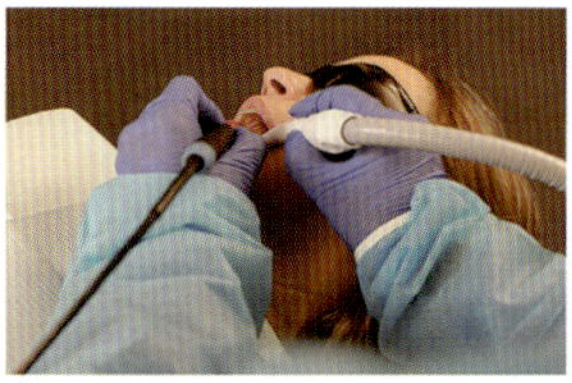

(c)

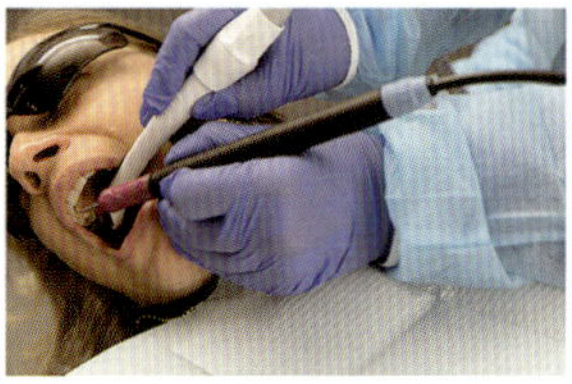

(d)

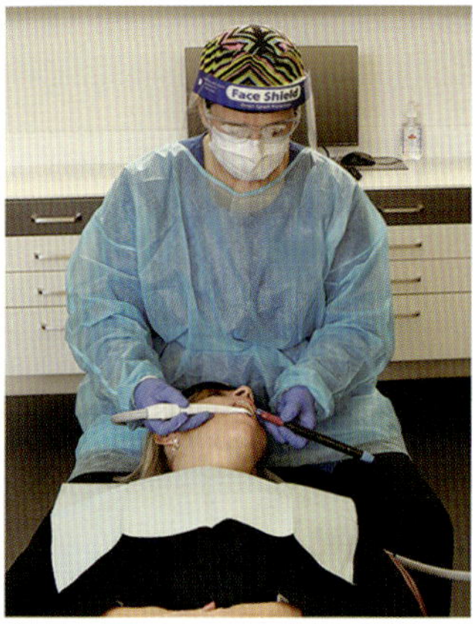

(e)

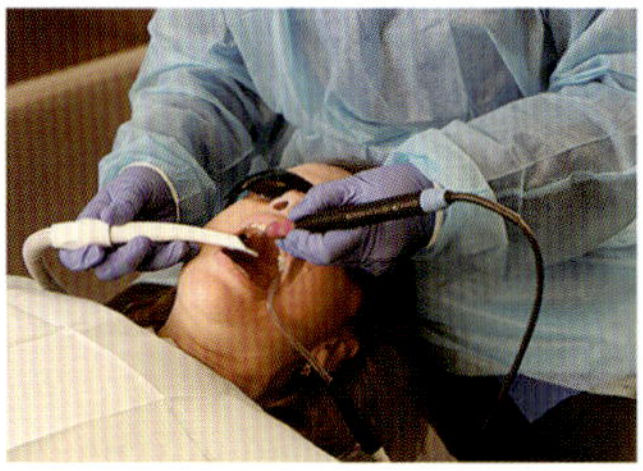

图9.75　（a）直接视野——4：00的位置是最佳位置，虽然它并非唯一位置。让患者颏部向上。目标牙位是左上前牙时，患者头部应转向术者。（b）直接视野——治疗右上前牙时，患者头部应转离术者，颏部向下。左利手支点为跨牙弓的对颌颏兜式支点。（c）直接视野——患者头部需要向左或向右转，以实现视野和操作的可及性。图中患者将头部向右转（右耳朝下）。（d，e）间接视野——使用带反光镜的吸引器，患者颏部向上倾斜，左利手采用指关节置于颊部的口外支点。**注意**，双手反向握持，手掌朝上。根据需要，患者头部向左或向右转，有助于视野、入路和吸唾。（来源：Dani Botbyl）

表9.17　左利手医生——左侧上颌颊侧（图9.76～图9.79）

分区：3颊侧	术者体位 范围：1：00—4：00	HVE位置：颊侧

图9.76

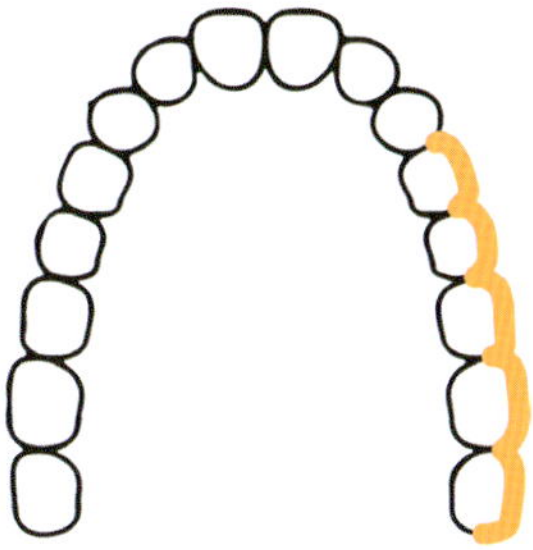

图9.77

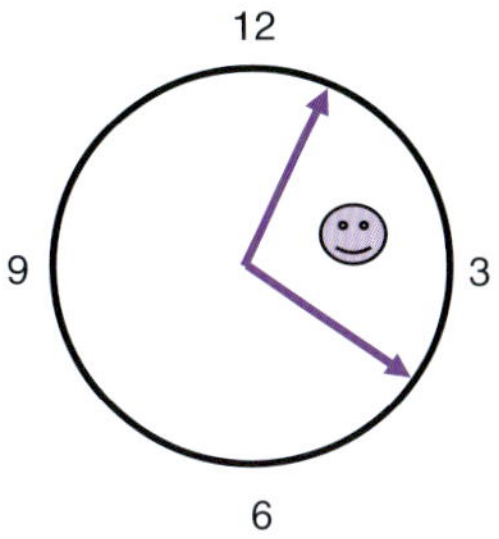

图9.78

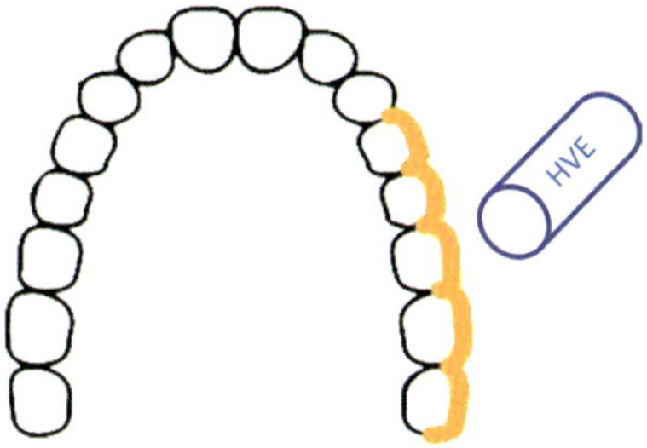

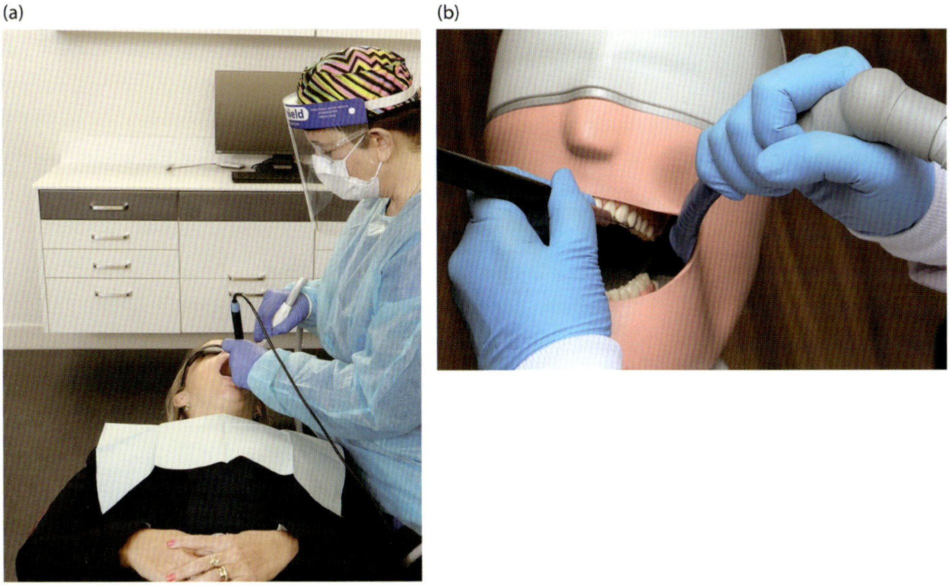

图9.79　（a）直接视野——带反光镜的HVE有助于间接观察最后一颗磨牙的远中面和/或磨牙的其他表面。（b）直接视野——左利手握持超声洁牙机手柄，采用同颌口内支点。患者颏部向上倾斜，头部需要稍微转向医生。即使不需要转动头部来增加视野和操作的可及性，但轻微的头部转动可利于吸唾。术者用掌握式握持HVE。**未显示：**直接视野——左利手使用对颌口内或口外支点。此时患者需稍闭口以调整颌间距。（来源：Dani Botbyl）

表9.18 左利手医生——左侧上颌舌侧（图9.80～图9.83）

分区：3舌侧	术者体位 范围：1：00—4：00	HVE位置：颊侧（直接视野） 舌侧（间接视野）
图9.80 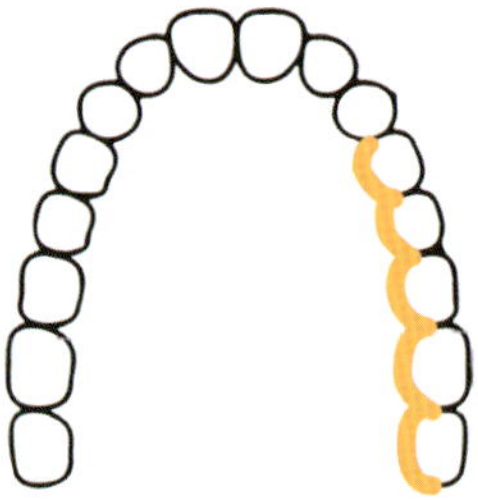	图9.81 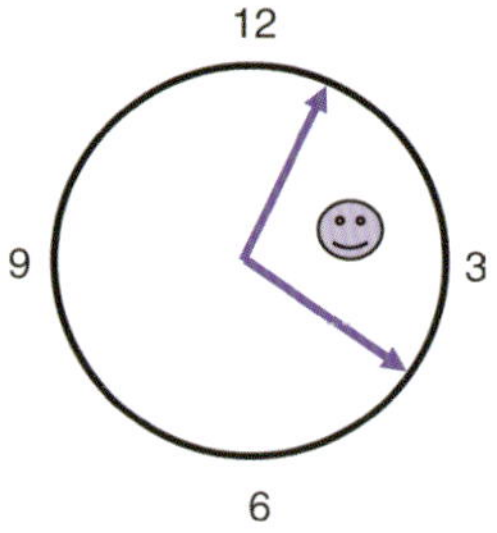	图9.82 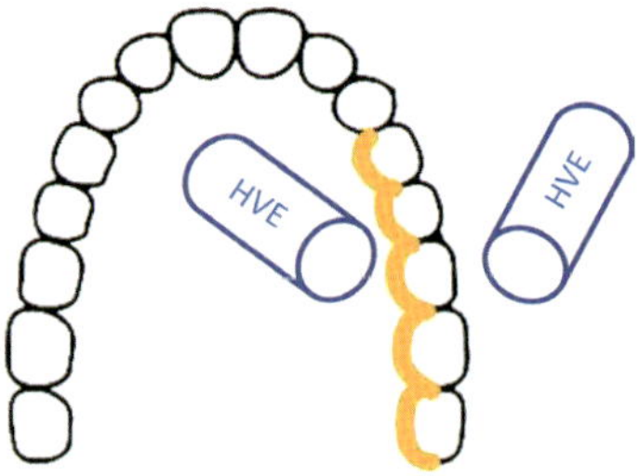

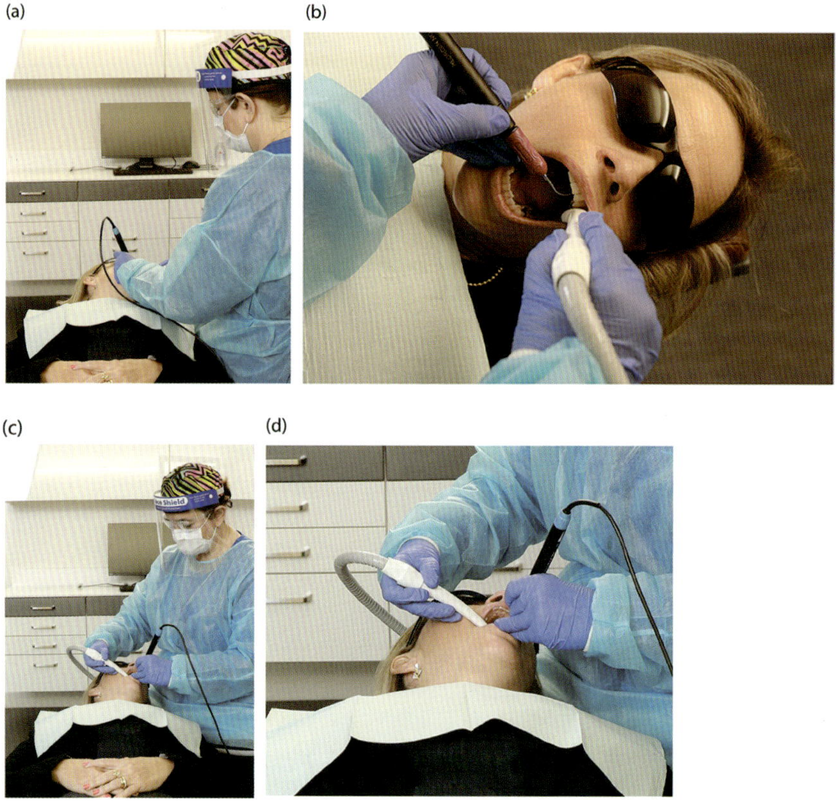

图9.83 （a，b）直接视野——4：00的位置可能是最适合的，患者头部转向临床医生，颏部向上倾斜。患者头部向左转（左耳朝下）。（b）左利手执笔式握持洁牙机手柄，支点为跨牙弓对颌口外支点，指关节置于颊部。（c，d）间接视野——需要带反光镜的HVE，患者颏部向上倾斜，头部转向术者。左利手支点为对颌口内支点。**注意**，如果超声器械尖端距离目标治疗牙太远，可使患者减小张口度，以便减小颌间距离。（来源：Dani Botbyl）

表9.19　左利手医生——左侧下颌颊侧（图9.84～图9.87）

分区：4颊侧	术者体位 范围：1：00—4：00	HVE位置：颊侧

图9.84

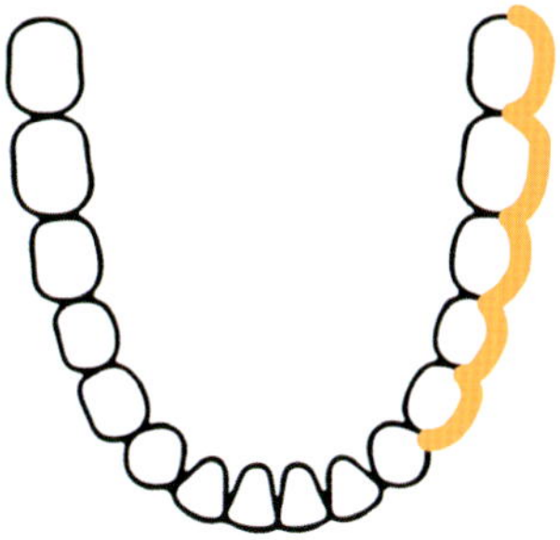

图9.85

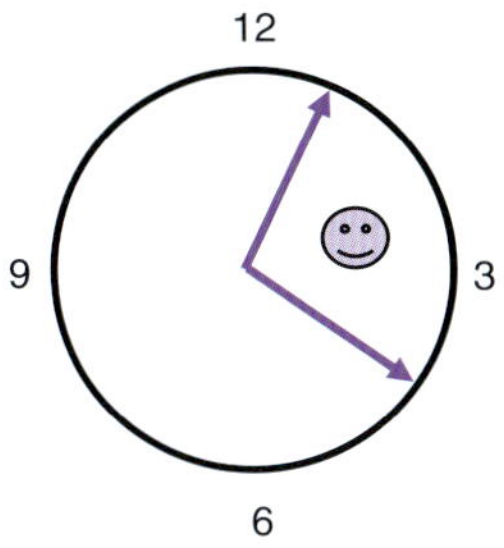

图9.86

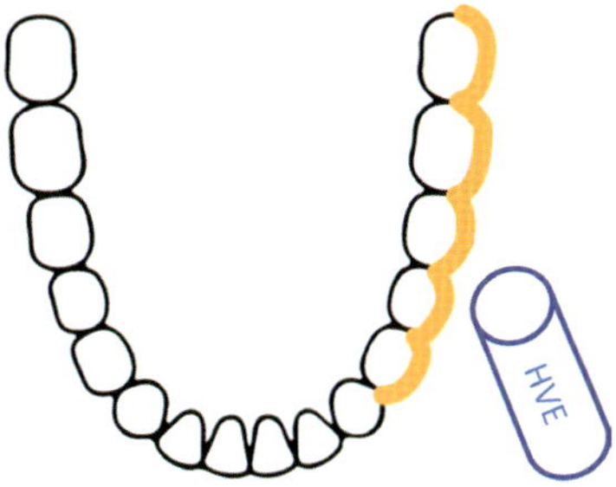

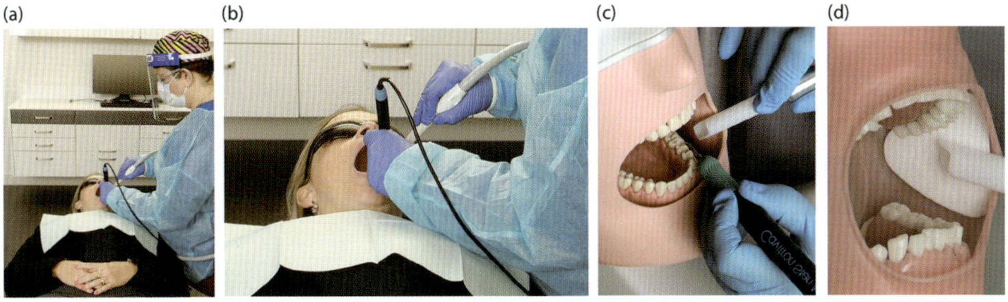

图9.87　（a，b）直接视野——患者颏部向下倾斜，头部稍微转向术者。即使是头部轻微倾斜也有助于视野、入路和吸唾。（c）直接视野——左利手执笔式握持洁牙机手柄，支点为同颌口外支点，指关节置于颏部。非利手采用执笔式握持短的HVE头部/适配器。**注意**，手掌朝下。（d）如前所述，如需额外的辅助措施以防止软组织吸入，可以在颊部放置1个棉角。（来源：Dani Botbyl）

表9.20　左利手医生——左侧下颌舌侧（图9.88～图9.91）

分区：4舌侧	术者体位 范围：1：00—4：00	HVE位置：舌侧

图9.88

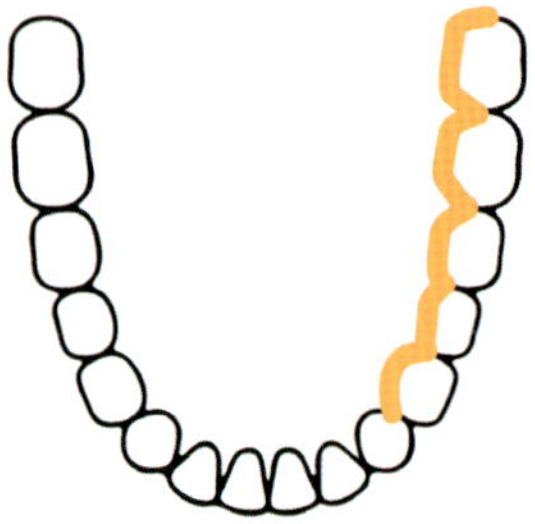

图9.89

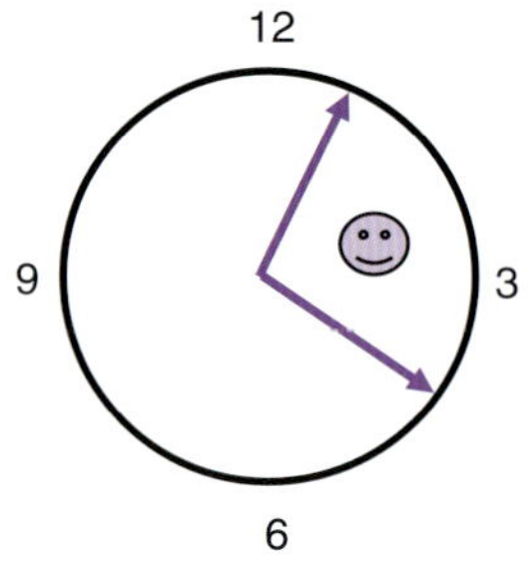

图9.90

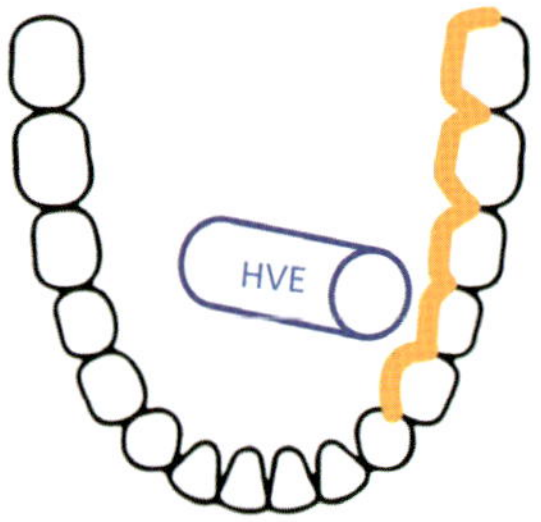

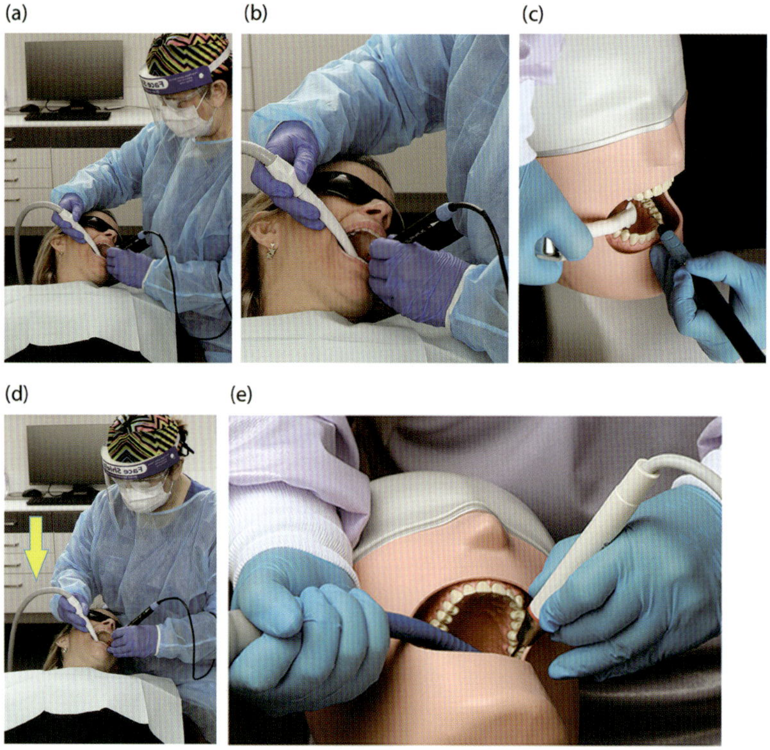

图9.91　（a，d）直接视野——患者头部转向临床医生。临床医生应该选择近1：00的位置（d），患者需要更仰卧，使上颌平面更垂直于地面。这对于下颌刮治是不典型的，然而，超声仪器的设计可以使器械更好地在这个位置进行刮治。（b）直接视野——支点为同颌口外支点，比（d）中的口外支点更接近中线。（c，e）直吸头连接到直角HVE适配器。观察（c）中的利手握持，临床医生应避免拇指和食指的接触。（e）显示拇指和食指保持适当距离的执笔式握持。保持一定的距离以允许滚动手柄/工作尖端，以保持理想的贴合。HVE装置用掌握式握持。**注意**，如果可以建立一个适当的平衡握持，在治疗第二或第三磨牙时，口内支点（图中未显示）可能是一种选择。（来源：Dani Botbyl）

表9.21　左利手医生——下颌前牙唇侧（图9.92～图9.95）

分区：5唇侧	术者体位 范围：12：00—4：00	HVE位置：唇侧

图9.92

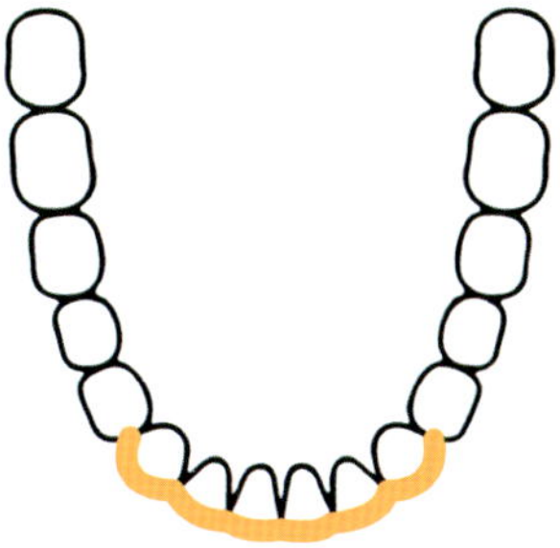

图9.93

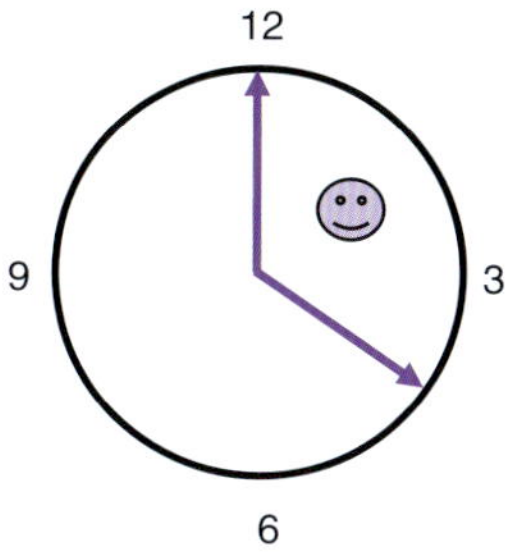

图9.94

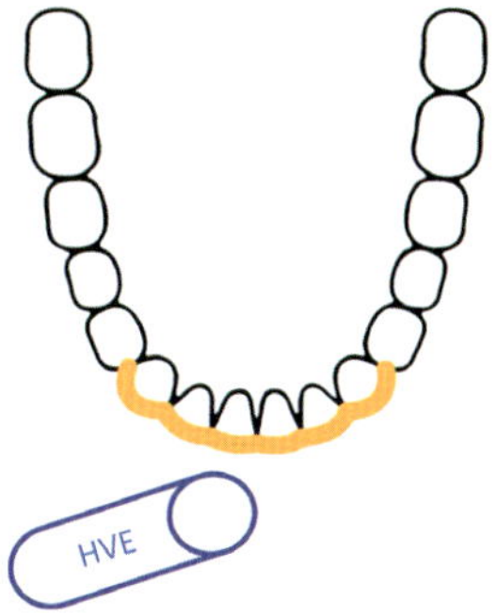

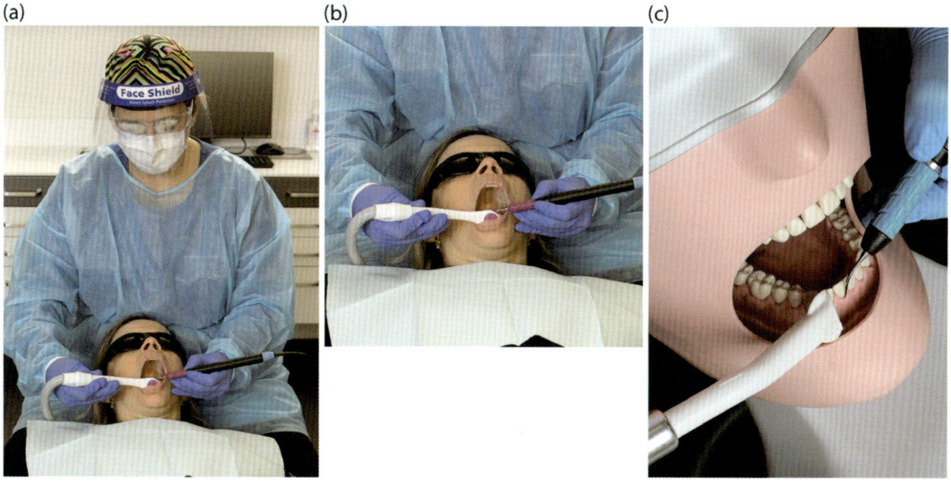

图9.95　（a，b）直接视野，如果有含反光镜的HVE，也可以选择间接视野。左利手执笔式握持洁牙机手柄，支点为同颌口外支点。非利手采用改良执笔式握持HVE。二者都是反向握持。患者颏部向下倾斜，头部轻微向左或向右转动，都有助于视野、操作入路和吸唾。（c）左利手采用执笔式握持洁牙机手柄，支点为口外支点。如果HVE开口是刚性的，前庭放置棉卷可能有助于管理软组织，并提高患者舒适度。调整HVE末端的斜面，使其朝向牙龈，可以使HVE末端的“两翼”进一步防止软组织吸入。（来源：Dani Botbyl）

表9.22 左利手医生——下颌前牙舌侧（图9.96～图9.99）

分区：5舌侧	术者体位 范围：12：00—4：00	HVE位置：舌侧

图9.96

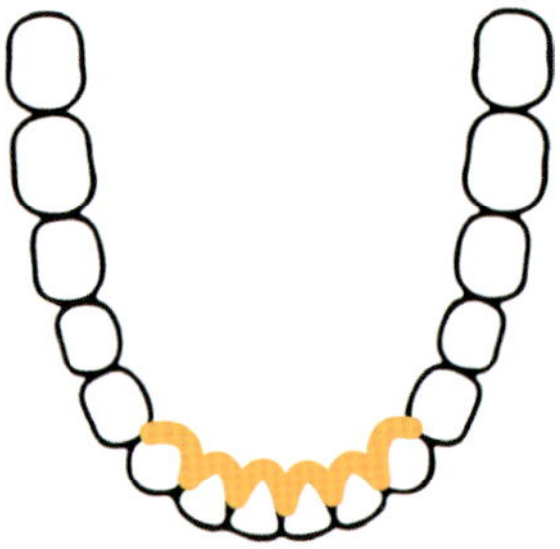

图9.97

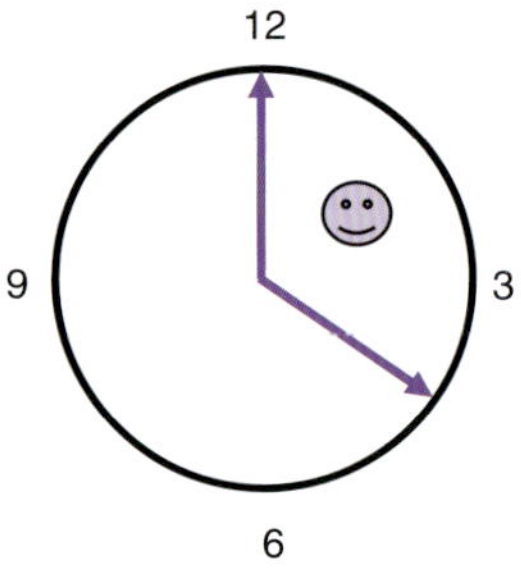

图9.98

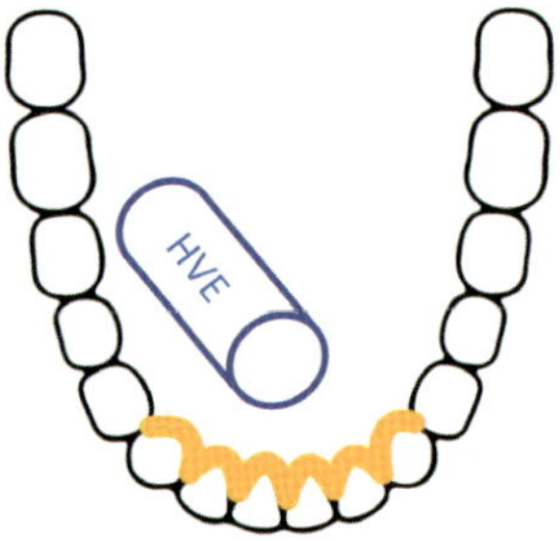

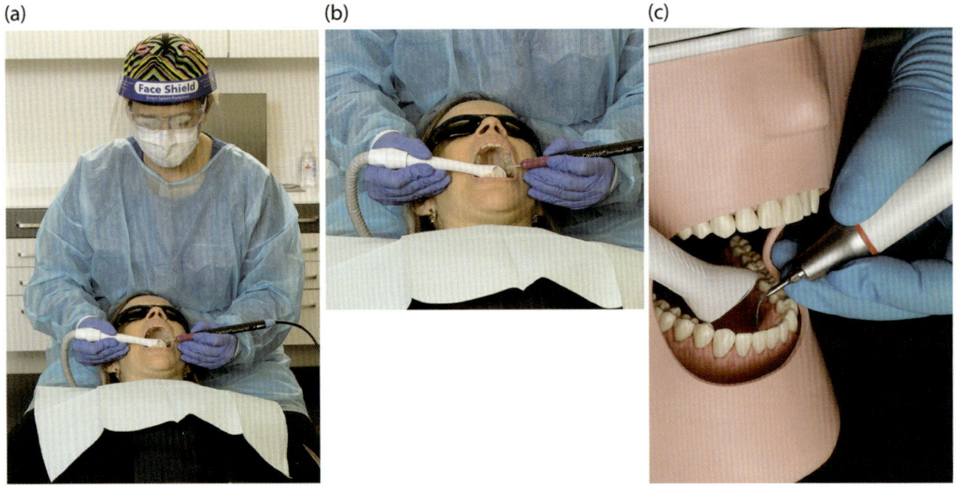

图9.99 （a，b）直接视野—左利手采用执笔式握持洁牙机手柄，支点为同颌口外支点。非利手采用执笔式握持HVE。二者都是反向握持。患者头部轻微地向左或向右转动，都有助于视野、操作入路和吸唾。（c）手指和超声工作尖距离过近是不恰当的，如果出现这个现象，应及时调整。（来源：Dani Botbyl）

表9.23　左利手医生——右侧下颌颊侧（图9.100～图9.103）

分区：6颊侧	术者体位 范围：1：00—4：00	HVE位置：颊侧

图9.100

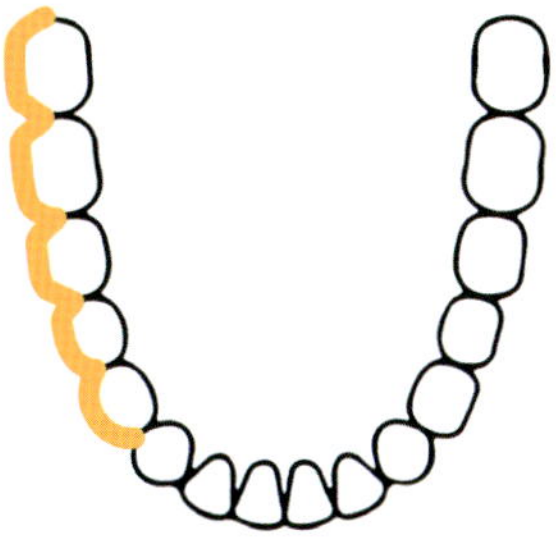

图9.101

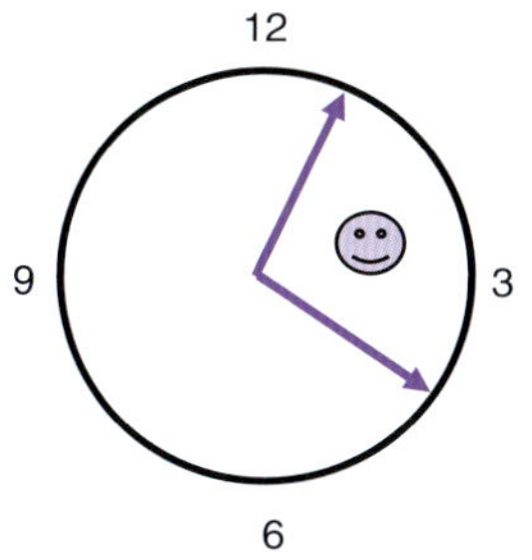

图9.102

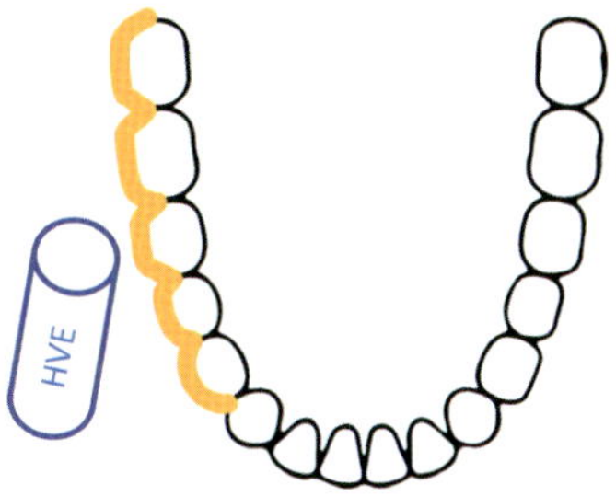

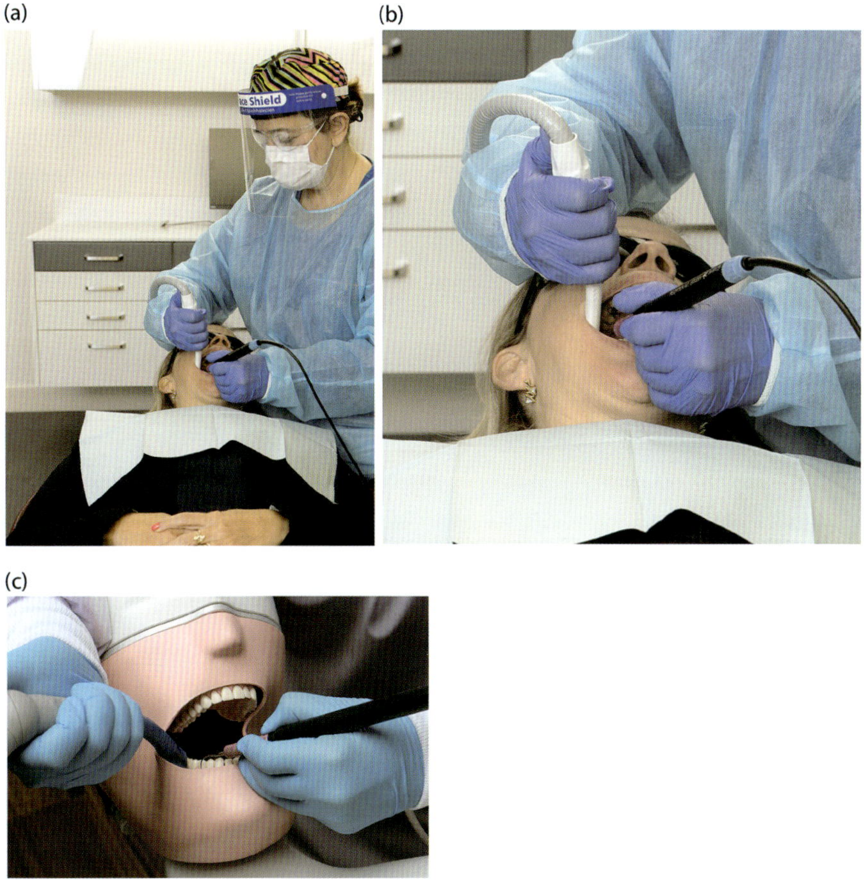

图9.103　（a，b）直接视野——支点为同颌同象限口外支点，指关节置于颏部，以加强第二和第三磨牙入路。患者头部轻微转向术者。（c）当治疗的目标牙位逐步向前牙过渡时，左利手在颏部的支点可适当调整。左利手执笔式握持洁牙机手柄。直角适配器的弧形HVE头部允许术者使用掌拇式持握。（来源：Dani Botbyl）

表9.24 左利手医生——右侧下颌舌侧（图9.104～图9.107）

分区：6舌侧	术者体位 范围：1：00—4：00	HVE位置：舌侧

图9.104

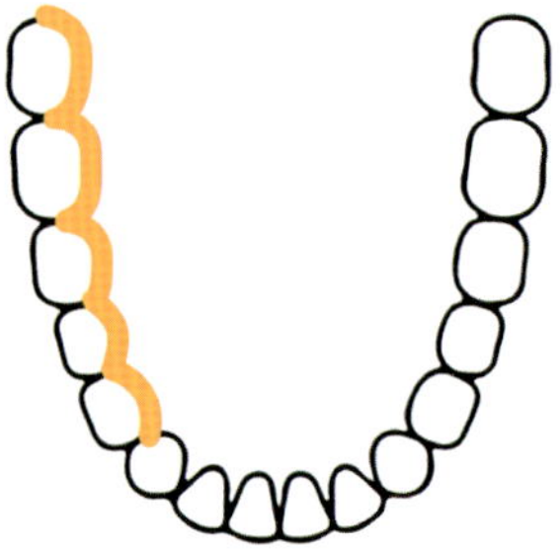

图9.105

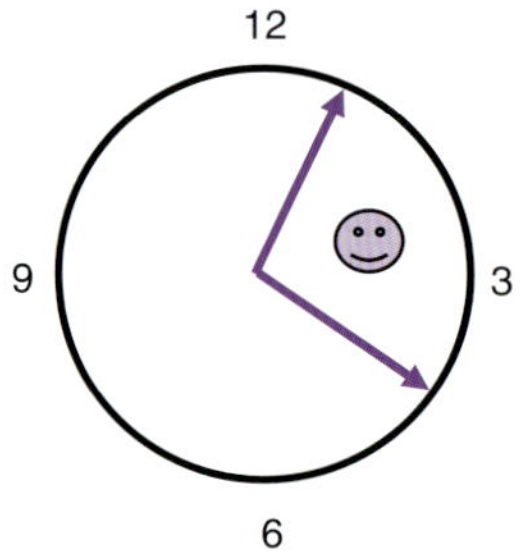

图9.106

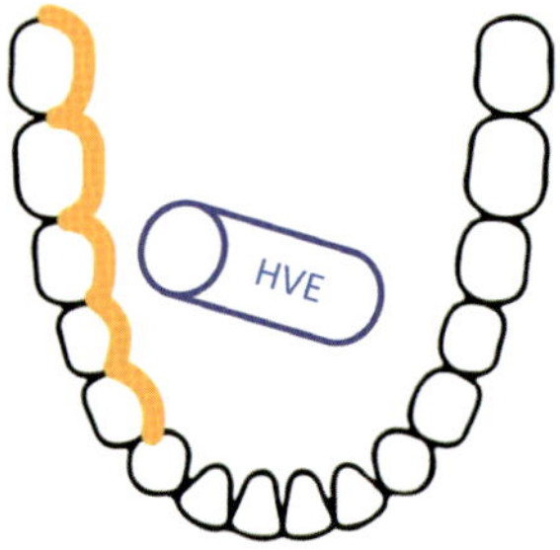

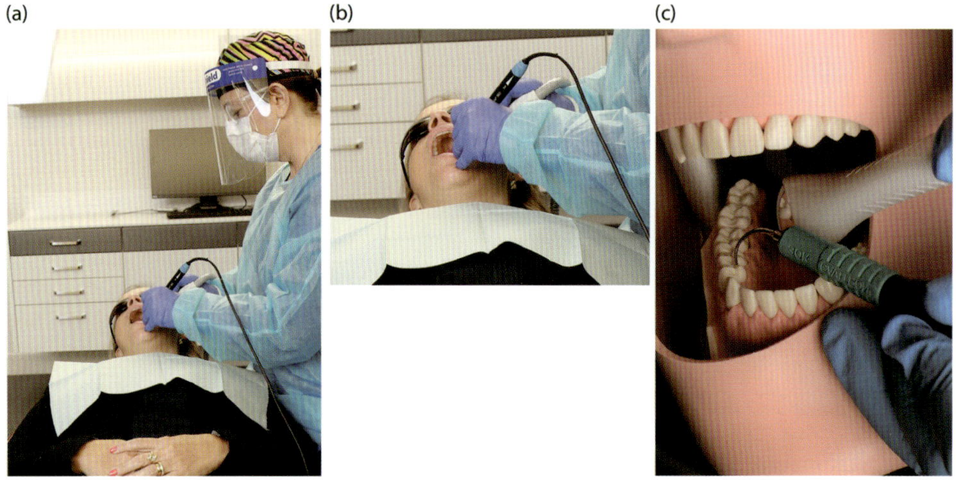

图9.107 （a，b）直接视野——同颌跨牙弓口外支点，指关节置于颏部。患者头部远离术者，有助于视野、操作入路和吸唾。（c）左利手执笔式握持洁牙机手柄，支点为口外支点，指关节不一定要置于颏部。如果HVE开口较宽，应将其平置于舌面而非推走舌体，这可能有助于更好地控制肌肉。**注意**，如果能保持适当的握持，在刮治后牙时，可以选择同颌同象限口内支点（图中未显示）。（来源：Dani Botbyl）

第10章　超声治疗技术模块

本章目标

1. 采用序列操作策略，提高超声治疗的效率。
2. 恰当移行工作尖使之始终贴合牙面，以使工作尖到达整个治疗区域。
3. 根据治疗区域选择合适类型的工作尖，以执行规范的超声治疗技术。

为了最高效地完成彻底清创，应按照第8章中介绍的超声刮治原则实施系统化（序列化）的操作。本章首先概述序列化超声刮治的几种策略，接着针对前后牙的6个区段、重度根分叉病变、种植体和龈上沉积物，详细介绍相应的操作技巧和序列。

器械操作的序列化策略

区段性操作（6个区段）

虽然按象限进行牙周治疗是最常见的做法，但超声器械治疗应按6个区段进行（图10.1），无论治疗区域的范围如何（单象限、多象限或全口）。

由于前牙与后牙的超声器械治疗需要更换工作尖和术者体位，按1/6区段进行操作则降低了更换频率，从而提高治疗效率。

同样，当存在中到大量牙石时（初次牙周治疗的患者较常见），通常需要分两个阶段进行治疗。先按照区段顺序完成指定治疗区域的洁刮治，然后再进行牙周清创，可以降低每次（洁刮治/牙周清创）和每个区域（前牙/后牙）更换工作尖的频率。

向术者方向推进

在目标区域的治疗中应始终向术者方向推进。在后牙1/6区段，无论是左利手还是右利手术者，都是从最后一颗牙开始操作，然后向前牙区（或向

Ultrasonic Periodontal Debridement: Theory and Technique, Second Edition. Marie D. George, Dani Botbyl, Timothy G. Donley, and Philip M. Preshaw.

Companion Website: www.wiley.com/go/george/ultrasonic

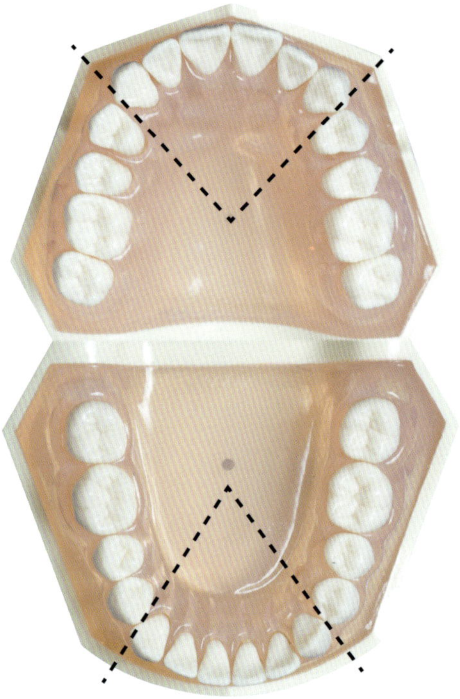

图10.1 将牙列划分为6个区段：2个前牙区和4个后牙区。

术者）推进（图10.2a）。在前牙1/6区段，则从距离术者最远的牙齿开始操作，向术者方向推进，方向根据术者惯用手不同（左/右）而有所不同（图10.2b，c）。

器械的贴合位点

超声器械与手工器械的贴合位点（开始工作时与牙面的接触点）一样，均在前牙中线（图10.3a）和后牙远中线角（图10.3b）。

但超声器械与手工器械的操作不同。手工器械通过不断调整刃部在每颗

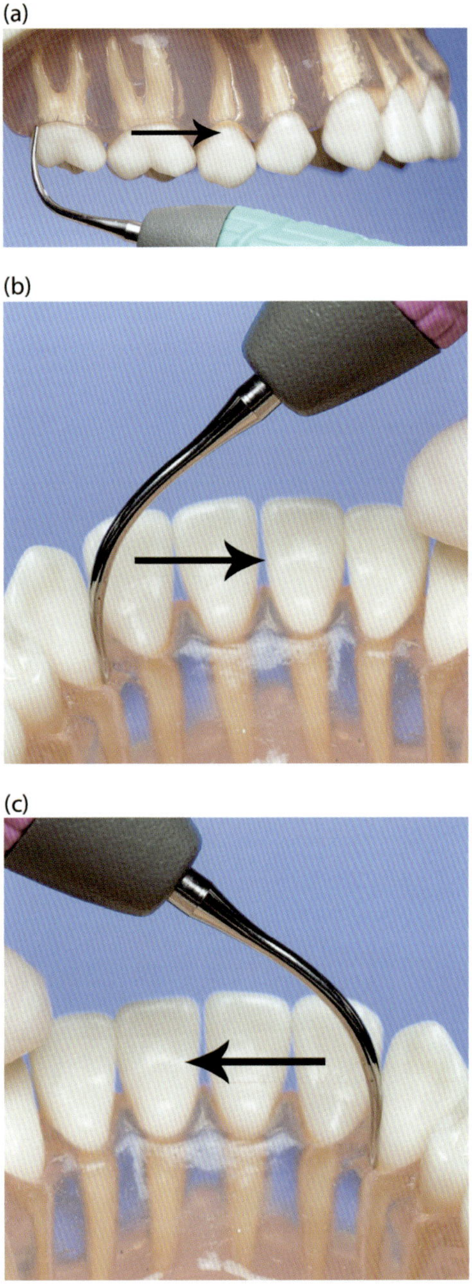

图10.2 超声刮治总是从后牙向前牙（a）的方向进行的。前牙区段则从距离术者最远的牙齿开始，方向根据术者右利手（b）或左利手（c）而有所不同。

专栏10.1　"邻面的"（proximal）与"邻间的"（interproximal）：区别在哪里？

本章中经常使用"邻面的"和"邻间的"来区分牙列的不同部位。由于它们经常被混淆，因此，在学习本章节其余部分前有必要对它们进行明确定义。

邻面的（proximal）：最近的、旁边的、紧邻的；远中的或近中的。

邻面接触区（proximal contact area）：牙齿与邻牙接触的区域，可从近中侧或远中侧观察到。

邻间的（interproximal）：同一牙弓相邻牙齿邻面之间的区域。

邻间隙（interproximal space）：相邻牙的邻面与邻面接触区形成的V形间隙。

(a)

(b)

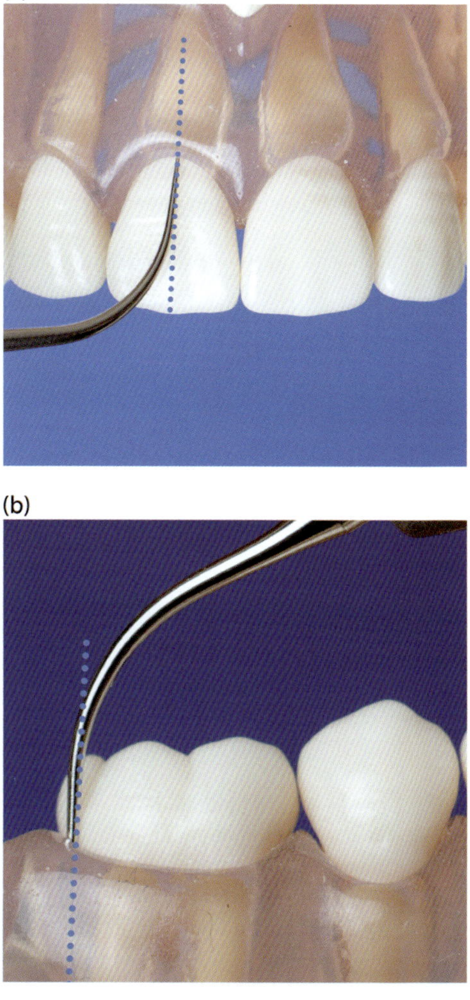

图10.3　将工作尖贴合前牙中线（a）和后牙远中线角（b），以此为始，启动序列化的超声刮治。

牙上的不同贴合位点来完成指定区段的治疗，超声器械只需要将工作尖放置在治疗区域开始的牙位的贴合位点来启动序列操作（也就是将工作尖从贴合位点移行到相邻牙面）即可完成治疗，下一部分内容会具体描述。为了便于读者理解下文，专栏10.1总结了"邻面的"与"邻间的"等的区别，专栏10.2则总结了超声工作尖贴合的技术要点。

移行推进

4种基本的移行方式可使工作的超声尖与牙面保持贴合，完成指定区域的序列治疗。这些方式充分利用了工作尖的各个表面，实现对所有牙面进行彻底、高效和符合人体工程学的治疗。图10.5～图10.13展示并描述了每一种移行，蓝色箭头表示器械在各个牙面的运动方式。

从器械的贴合位点开始（图10.3），用工作尖的侧面（或背面）水平划动通过颊面和舌面（图10.4）。

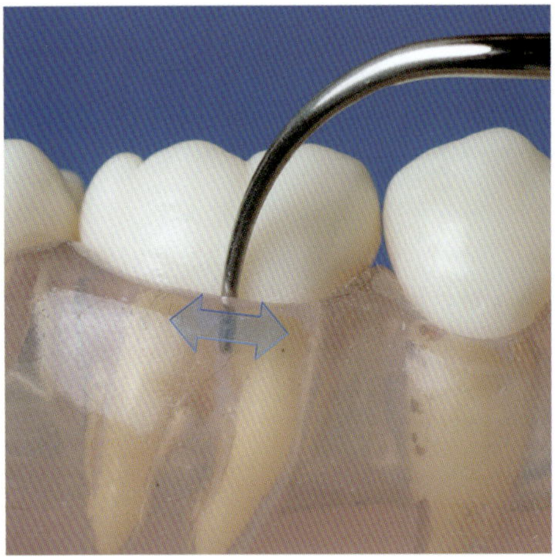

图10.4 工作尖侧面垂直贴合在颊面上。蓝色箭头表示工作尖的水平向运动方式。

移行至近远中根面：工作尖到达线角后，在越过线角至邻面的过程中始终保持垂直向贴合。在远中根面，工作尖侧面与牙根保持贴合（图10.5）；在近中根面，工作尖背面与牙根保持贴合（图10.6），工作尖以斜向运动的方式通过整个根面。

移行至邻间隙：进入邻间隙（或颈部外展隙）时，工作尖始终与牙面接触，同时通过轻微的转动从垂直贴合转为水平贴合。在远中面，转动工作尖使其正面与远中面贴合（图10.9）；在近中面，转动工作尖使其背面与近中面水平贴合（图10.10）。需要注意的是，移行应在邻间隙的釉质区而不是牙根表面进行，以免工作尖转动过程中对牙根进行刨削。随后，工作尖背面或正面贴合牙面进行垂直向运动（图10.11）。

移行至邻牙：工作尖通过水平移动从一颗牙的近中面移行到治疗区域内的下一颗牙，使工作尖正面与相邻牙的远中面贴合，并在远中面进行垂直向运动。

从邻间隙移出：在移出过程中，工作尖从水平贴合通过轻微转动转变为垂直贴合，从而使工作尖侧面贴合远中面，过程中始终保持工作尖与牙面的接触

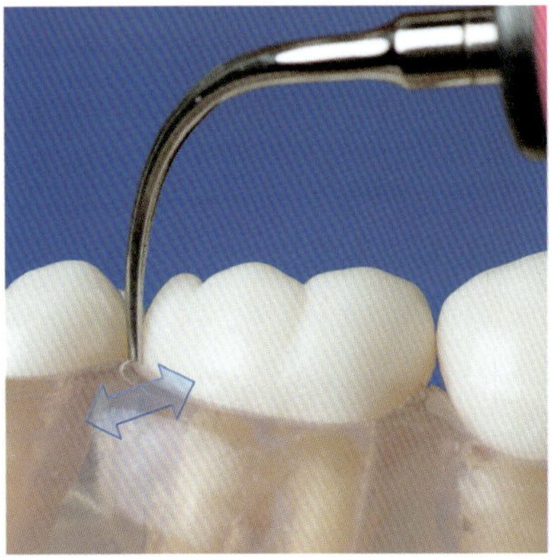

图10.5 工作尖侧面垂直贴合在远中面上。蓝色箭头表示工作尖的斜向运动方式。

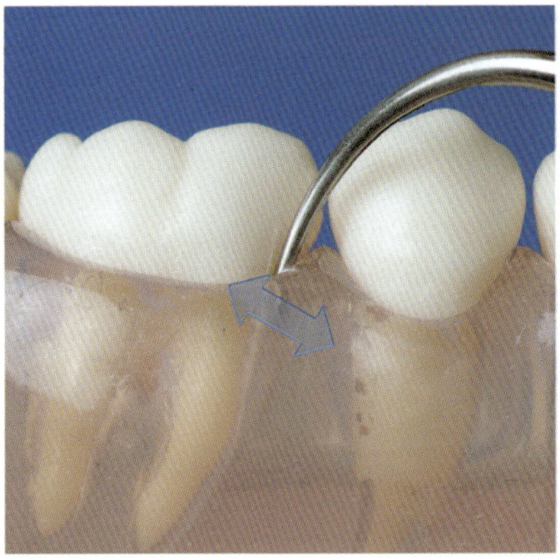

图10.6 工作尖背面垂直贴合在近中面上。蓝色箭头表示工作尖的斜向运动方式。

专栏10.2　技术要点

虽然理论上工作尖凸起的背面能够更好地贴合凹陷的根面，但在实际临床工作中很难做到贴合远中根面（图10.7）。因此，在临床工作中，我们可以使用工作尖的侧面对远中根面进行清创（图10.5）。

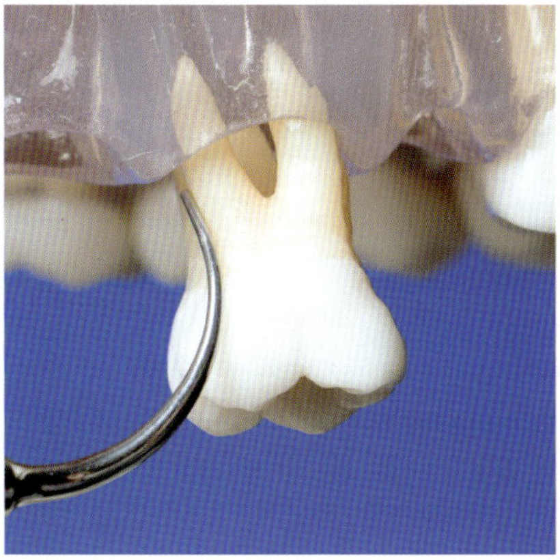

图10.7　虽然工作尖凸起的背面能更好地贴合远中根面，但在实际临床工作中并不可行（译者注：由于解剖入路的限制）。

在龈下超声刮治过程中，切勿按照手工器械操作的使用方法在线角处转动超声工作尖。在线角处转动超声工作尖会使工作尖从更优的垂直贴合转变为侧面的斜向贴合（图10.8），从而影响工作尖在近远中根面的入路和贴合。

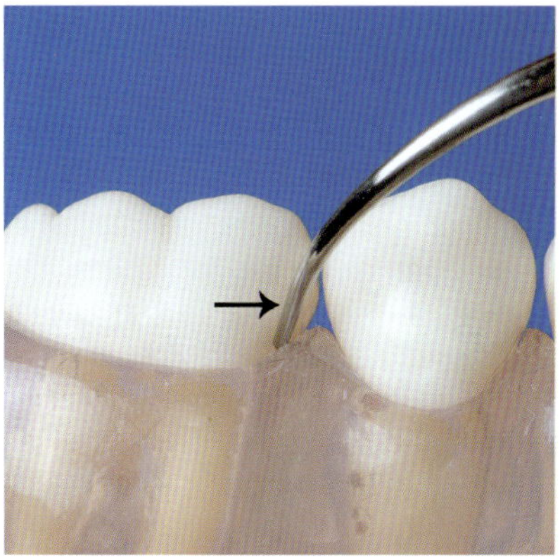

图10.8　黑色箭头表示线角处不必要转动引起的工作尖侧面的斜向贴合。可将此种贴合与图10.6所示的理想贴合进行对比。

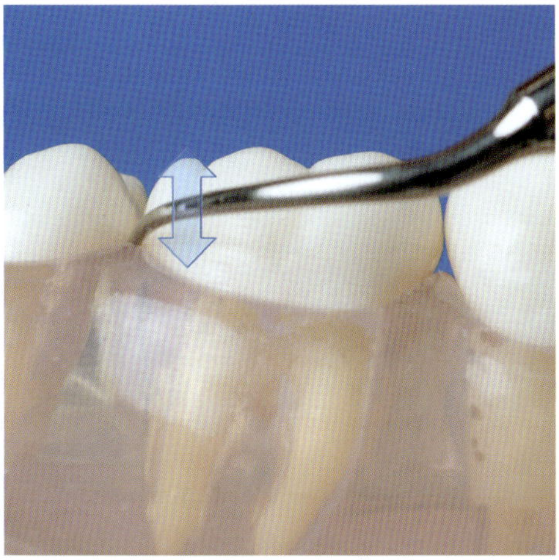

图10.9　工作尖正面与牙冠远中面水平贴合。蓝色箭头表示工作尖的垂直向运动方式。

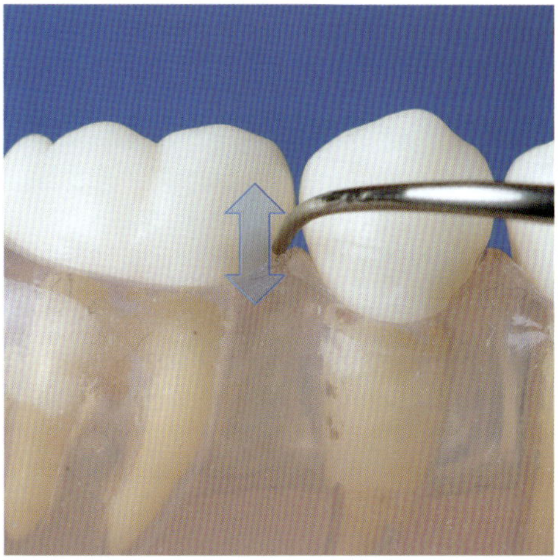

图10.10　工作尖背面与牙冠近中面水平贴合。蓝色箭头表示工作尖的垂直向运动方式。

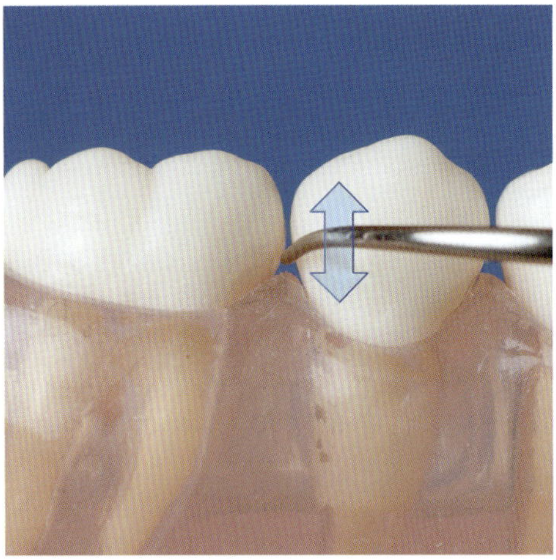

图10.11 将工作尖正面水平贴合牙冠远中面以便将刮治推进至下一颗牙。蓝色箭头表示工作尖的垂直向运动方式。

（图10.12）。与移行至邻间隙一样，移出过程中也要在釉质区内进行，以避免工作尖转动刨削牙根。然后工作尖向龈下移动，在牙根远中面斜向运动（图10.13）。

接下来将介绍在特定1/6区段中如何应用这些移行技术。

1/6区段的超声器械治疗模块

本部分以前牙1/6区段（模块1）和后牙1/6区段（模块2）的分步指导为例，示范全牙列操作的基本技术和序列。术者体位将在第9章中详述。

尽管根据不同操作阶段和治疗部位不同解剖结构（见第6章）使用的超声工作尖会有所不同，但所采用的技术是所有超声器械共有的。因此，本章节展示了多种工作尖，以示范超声技术的普遍适用原则，并帮助术者熟悉各种工作尖的配置。

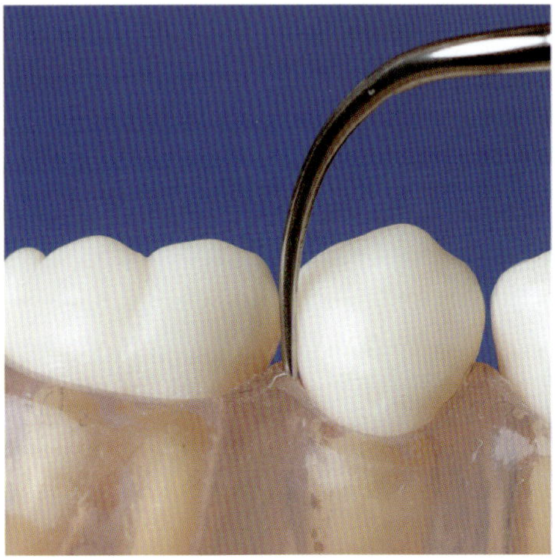

图10.12 工作尖侧面垂直贴合远中面。

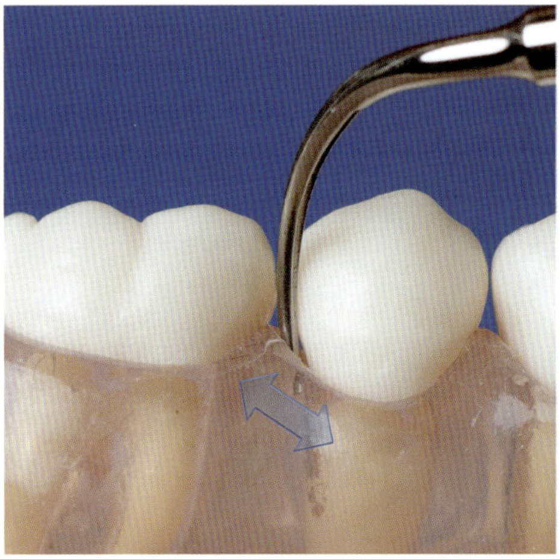

图10.13 在邻间隙移行为垂直贴合后，工作尖向龈下和远中移动。蓝色箭头表示工作尖的斜向运动方式。

模块1

前牙1/6区段：下颌前牙舌侧

术者体位见第9章。下颌前牙舌侧的具体操作见图10.14。

(a)　(b)

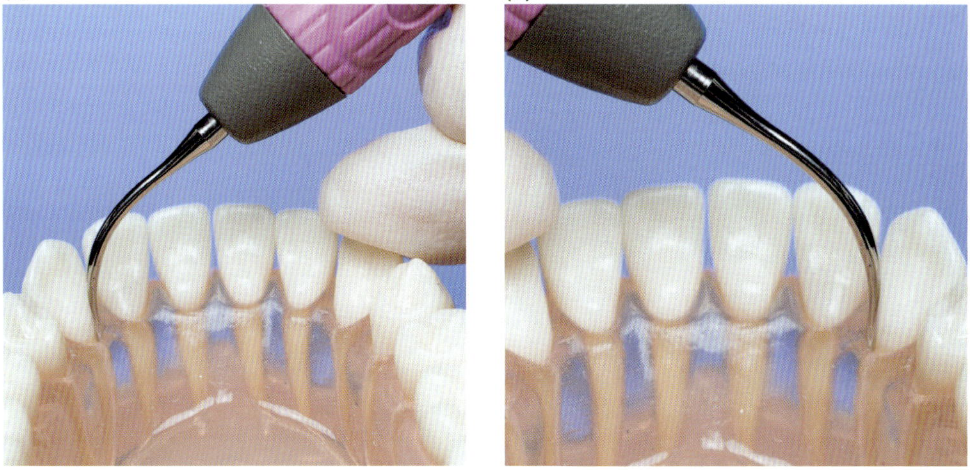

图10.14　从距离术者最远的牙开始操作。（a）右利手术者，从22（FDI 33）开始。（b）左利手术者，从27（FDI 43）开始。

注意：图10.15～图10.29展示了右利手术者的操作顺序。左利手术者将遵循相同的序列，但从相反的方向完成治疗区域的操作。

将工作尖侧面（或背面）有效区域与患牙中线处（即贴合位点）垂直向贴合。采用水平向运动方式，使工作尖移向龈下和远中，直至远舌线角（DL Line angle）（图10.15）。

(a)　(b)

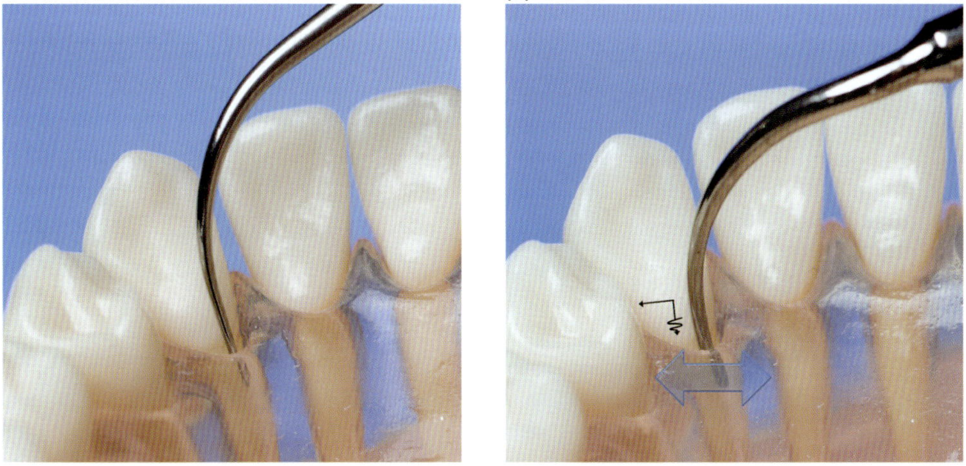

图10.15　22（FDI 33）舌侧面。（a）超细直尖。（b）细右弯尖头末端工作尖（细右弯尖）。蓝色箭头表示工作尖的运动方向；黑色箭头表示工作尖从贴合位点开始的推进路径。

当工作尖越过远舌线角时，保持工作尖侧面与远中根面垂直贴合，**移行至远中根面**。采用斜向运动方式将工作尖向龈下和唇侧移动，直到被接触点阻碍为止（图10.16）。

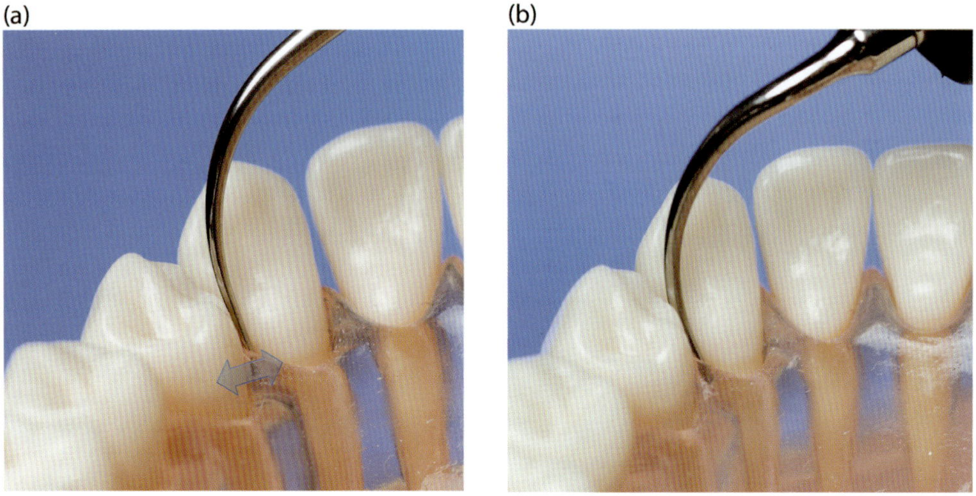

图10.16　22（FDI 33）远中面。（a）超细直尖。（b）细右弯尖。

将工作尖正面水平贴合22（FDI 33）远中面，**移行至邻间隙**，然后垂直向划动工作尖（图10.17）。

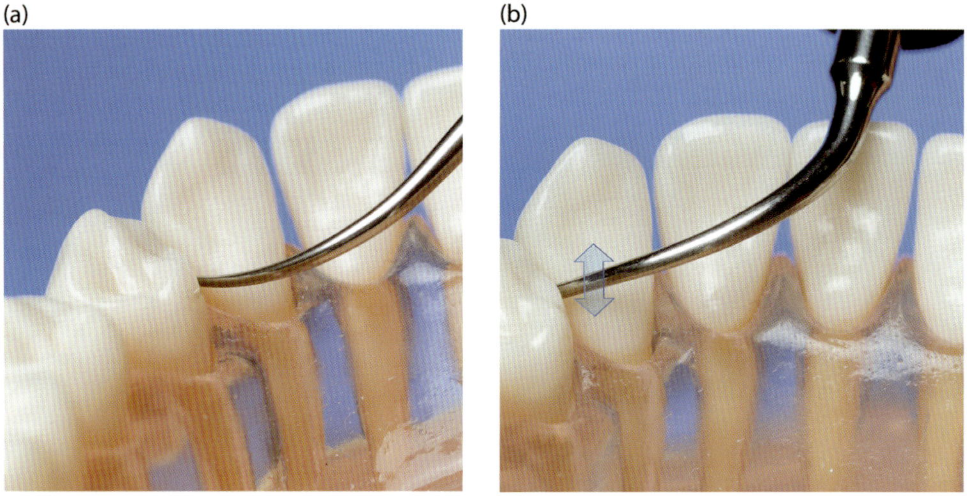

图10.17　22（FDI 33）远中邻间隙。（a）超细直尖。（b）细右弯尖。

通过恢复工作尖侧面与牙面的垂直贴合，**从邻间隙移出**，工作尖回到远舌线角（图10.18）。

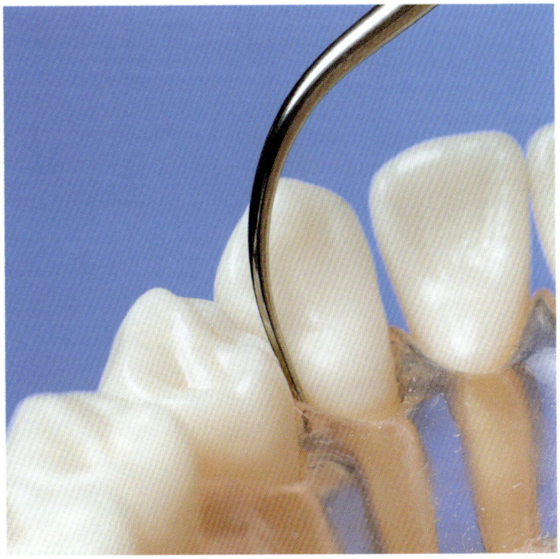

图10.18 22（FDI 33）远中面：超细直尖。

越过远舌线角，水平向划动工作尖，向龈下和近中方向移动，经舌面至近舌线角（ML line angle）（图10.19）。

(a)

(b)

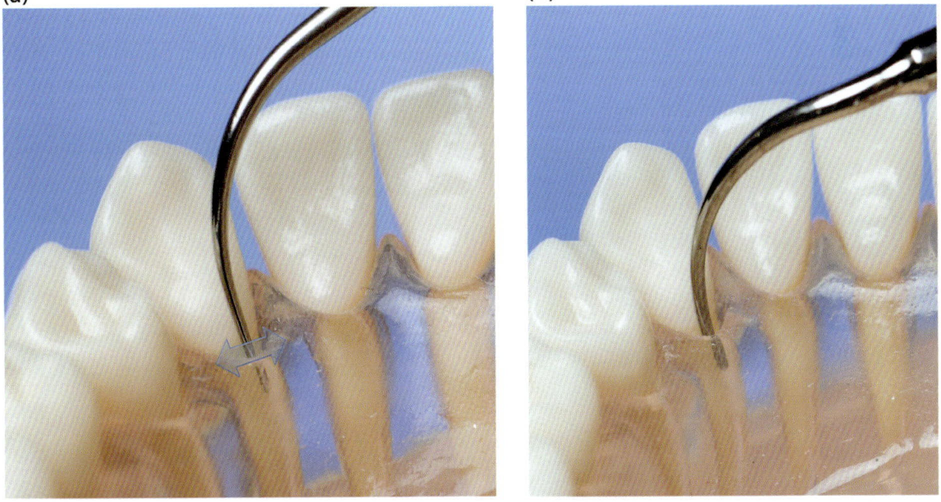

图10.19 22（FDI 33）舌侧面。（a）超细直尖。（b）细右弯尖。

当工作尖越过近舌线角，使工作尖背面贴合近中根面，**移行至近中根面**。采用斜向运动方式将工作尖向龈下和唇侧移动，直到被接触点阻碍为止（图10.20）。

(a) (b)

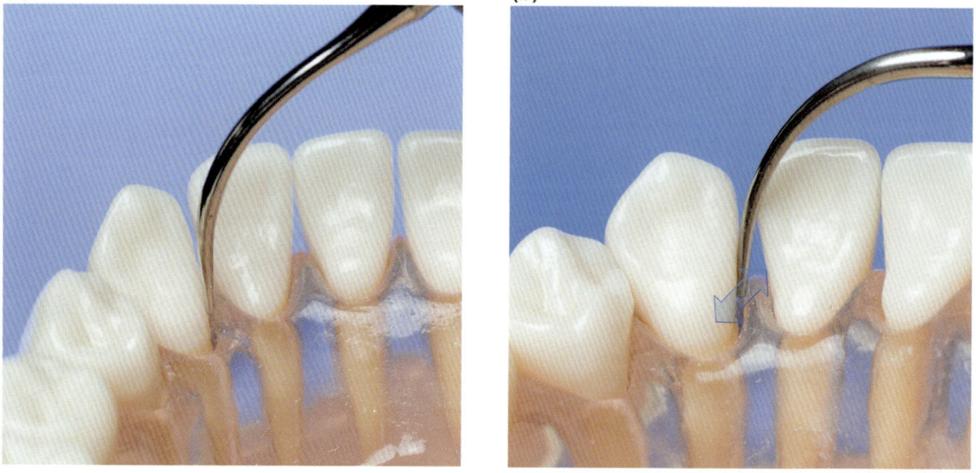

图10.20 22（FDI 33）近中面。（a）超细直尖。（b）细右弯尖。

将工作尖背面贴合22（FDI 33）近中牙冠上并旋转至水平贴合，**移行至邻间隙**，然后在近中面上进行垂直向运动（图10.21）。

(a) (b)

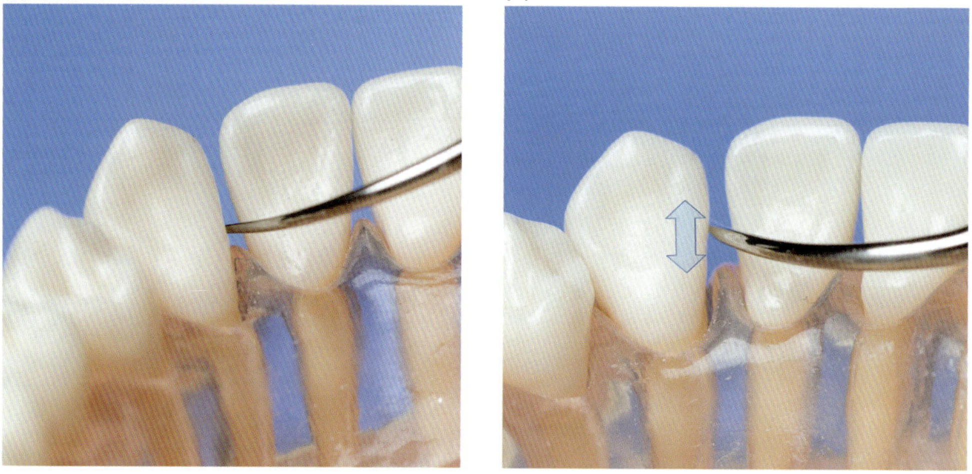

图10.21 22（FDI 33）近中邻间隙。（a）超细直尖。（b）细右弯尖。

工作尖正面贴合23（FDI 32）的远中面，**移行至下一颗牙**，然后垂直向在远中面划动（图10.22）。

(a)　　(b)

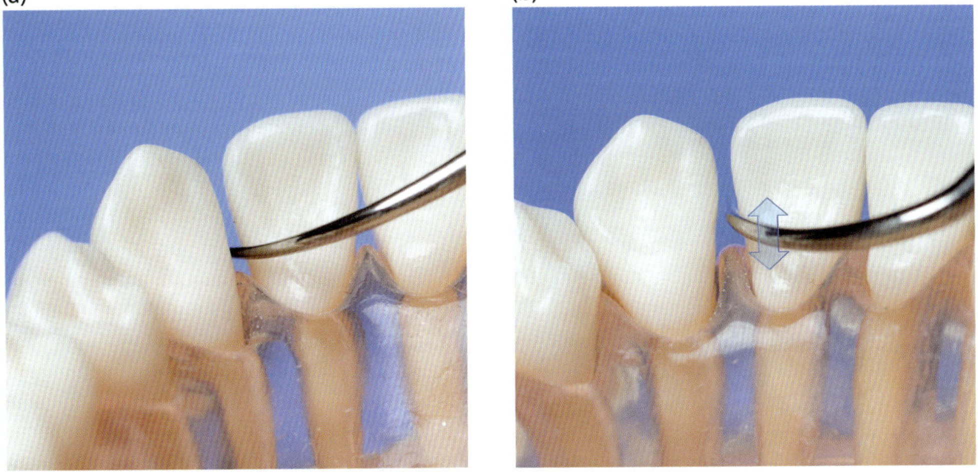

图10.22　23（FDI 32）远中邻间隙。（a）超细直尖。（b）细右弯尖。

工作尖侧面垂直贴合牙根远中面，**移出邻间隙**，采用斜向运动方式向龈下和舌向移动，直至远舌线角（图10.23）。

(a)　　(b)

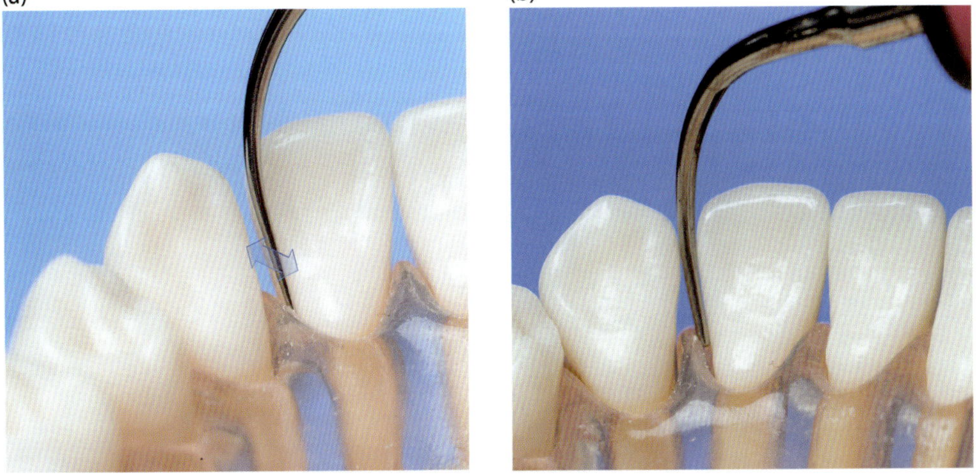

图10.23　23（FDI 32）远中面。（a）超细直尖。（b）细右弯尖。

越过23（FDI 32）远舌线角，采用水平向运动方式将工作尖向龈下和近中方向移动，经舌面达近舌线角（图10.24）。

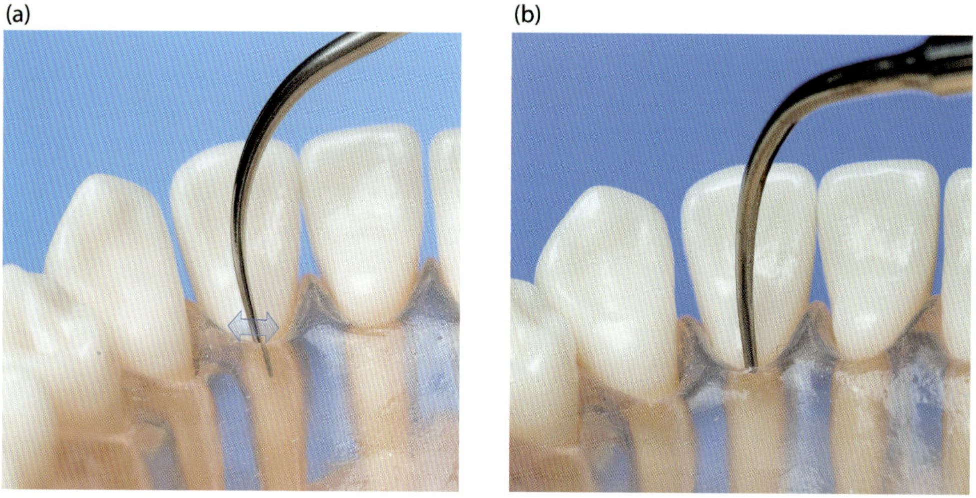

图10.24 23（FDI 32）舌侧面。（a）超细直尖。（b）细右弯尖。

当工作尖越过近舌线角时，保持工作尖背面垂直贴合近中根面。在近中根面斜向划动使工作尖向龈下和唇侧移动，直到被接触点阻碍为止（图10.25）。

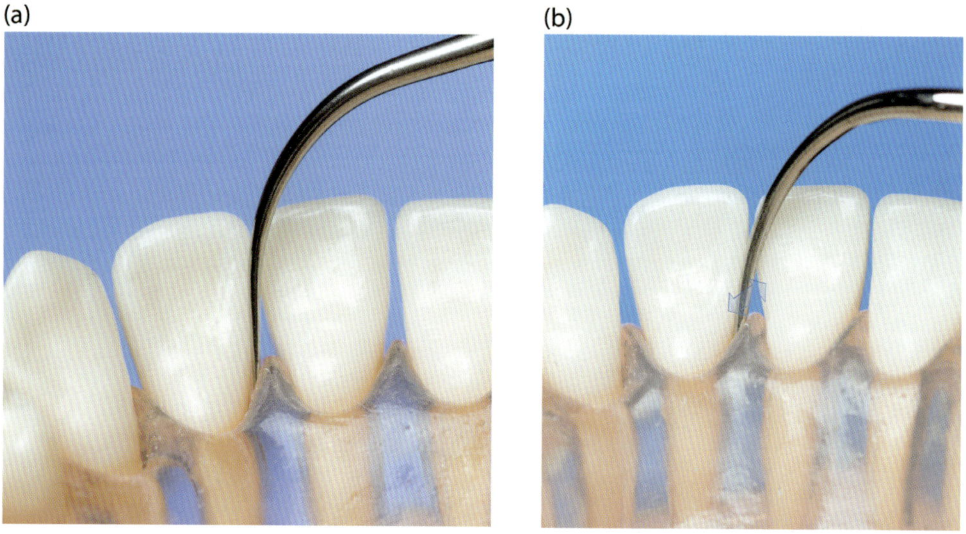

图10.25 23（FDI 32）近中面。（a）超细直尖。（b）细右弯尖。

在接触点处，通过保持工作尖背面贴合同时转动至水平贴合，移行至邻间隙，然后在近中根面进行垂直向运动（图10.26）。

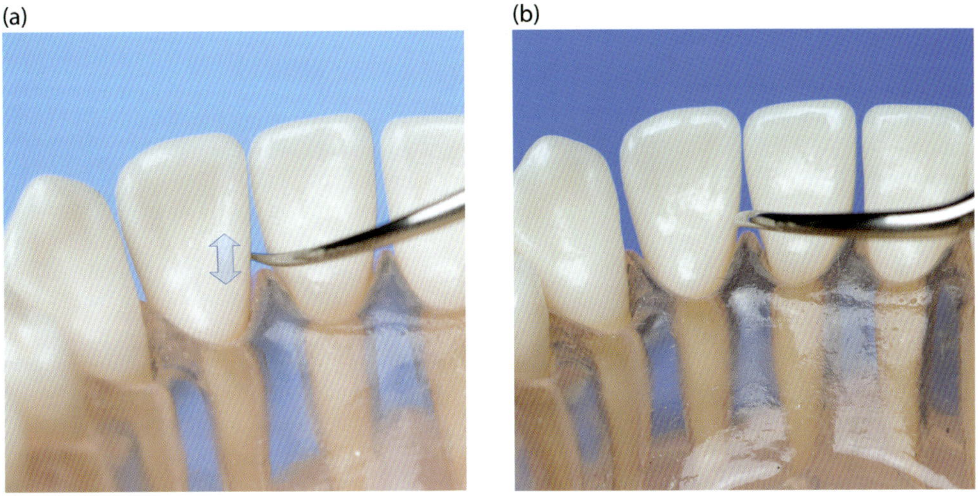

图10.26　23（FDI 32）近中邻间隙。（a）超细直尖。（b）细右弯尖。

保持工作尖水平贴合根面并移动，移行至24（FDI 31）远中面，然后在远中面上进行垂直向运动（图10.27）。

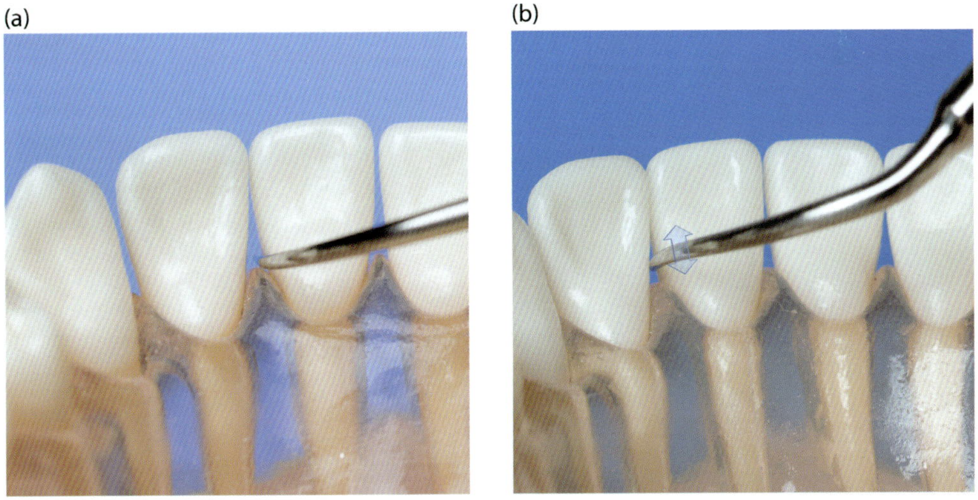

图10.27　24（FDI 31）远中邻间隙。（a）超细直尖。（b）细右弯尖。

调整工作尖侧面垂直贴合24（FDI 31）远中面。采用斜向运动方式将工作尖向龈下和舌侧移动，直至远舌线角（图10.28）。

(a)

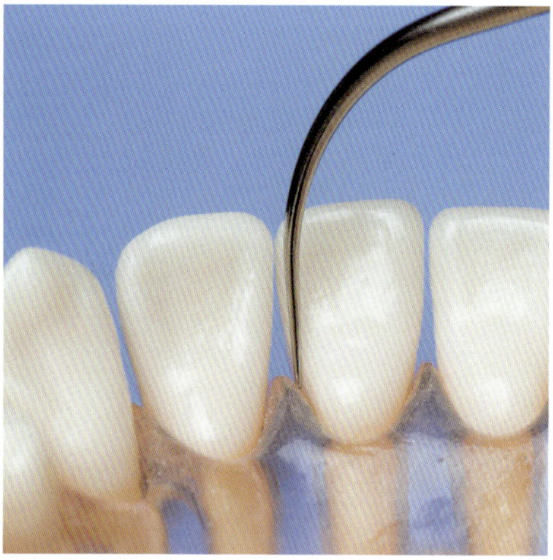

(b)

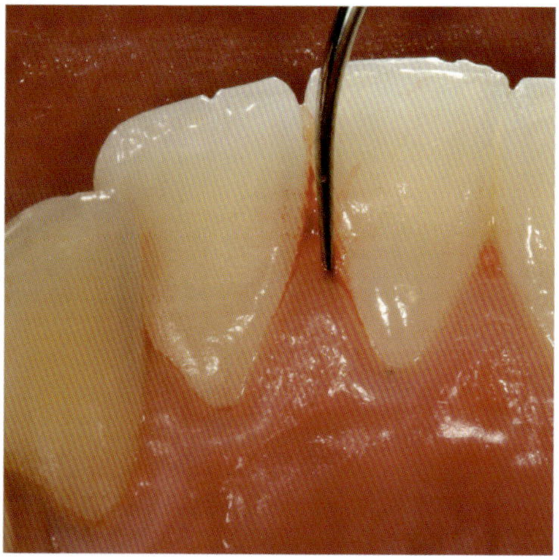

图10.28 24（FDI 31）远中面。（a，b）超细直尖。

越过远舌线角，并**在整个前牙1/6区段按此序列执行**，最终在27（FDI 43）远中面结束（图10.29）。

图10.29 24（FDI 31）舌侧面：超细直尖。黑色箭头表示重复序列操作直至完成前牙区段余牙的刮治。

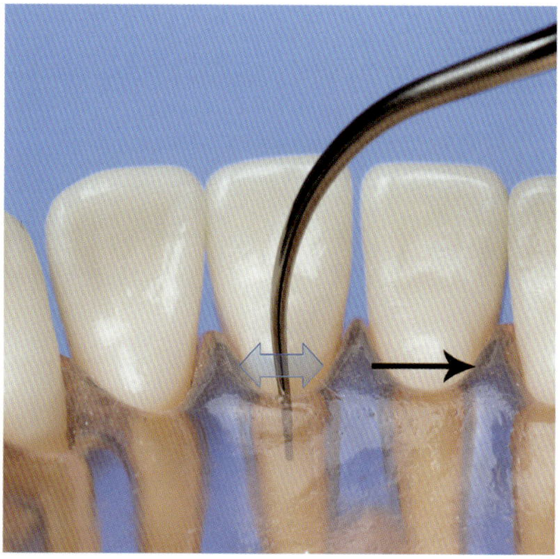

模块2

后牙1/6区段：右侧上颌颊侧

术者体位见第9章。具体操作见图10.30。

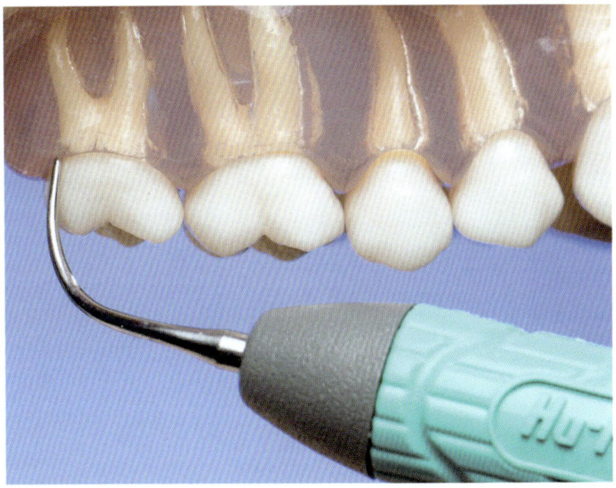

图10.30　工作尖侧面（或背面）在2（FDI 17）远颊线角（即贴合位点）的垂直贴合。

水平向划动工作尖，向龈下及远中移动至远颊线角（DB line angle）（图10.31）。

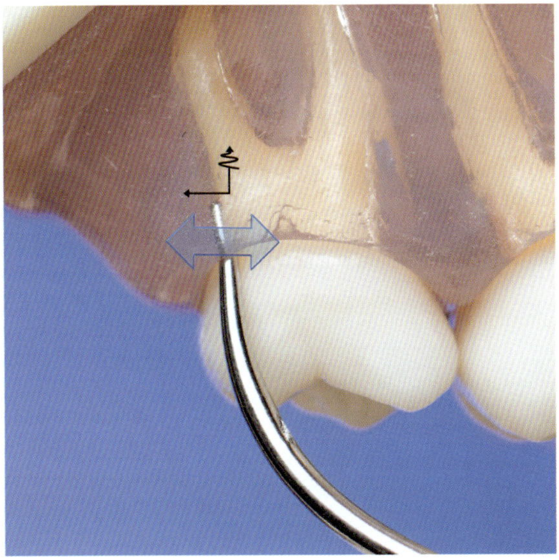

图10.31　2（FDI 17）颊侧面：标准直尖。蓝色箭头表示工作尖的运动方向；黑色箭头表示工作尖从贴合位点开始的推进路径。

当工作尖越过远颊线角时，保持工作尖侧面与远中牙面垂直贴合，**移行至远中根面**。采用斜向运动方式将工作尖向龈下和舌侧移动，通过远中根面（图10.32）。当磨牙存在根分叉病变时，其在根分叉区的移行需特别注意。专栏10.3总结了早期根分叉病变刮治的技术要点。

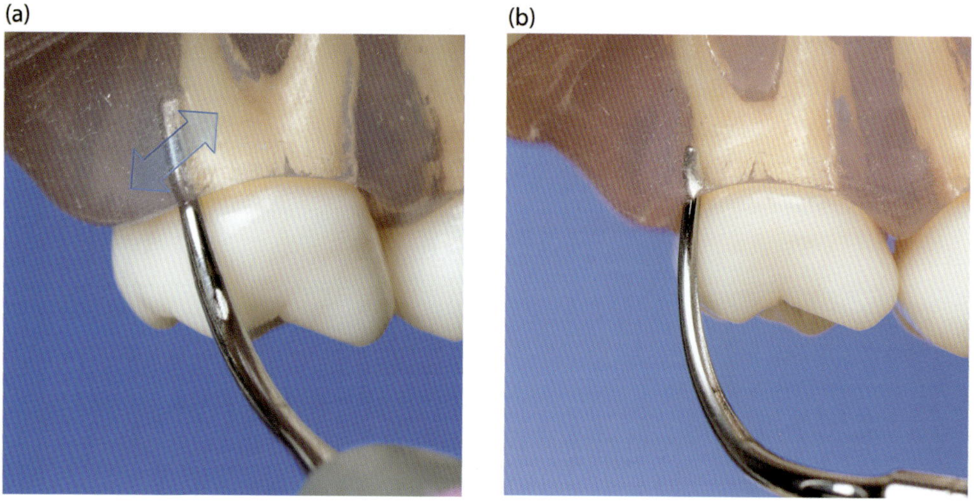

图10.32 2（FDI 17）远中面。（a）标准直尖。（b）细左弯尖头末端工作尖（细左弯尖）。

工作尖正面水平贴合2（FDI 17）远中面，**移行至远中邻间隙**，然后进行垂直向运动（图10.33）。

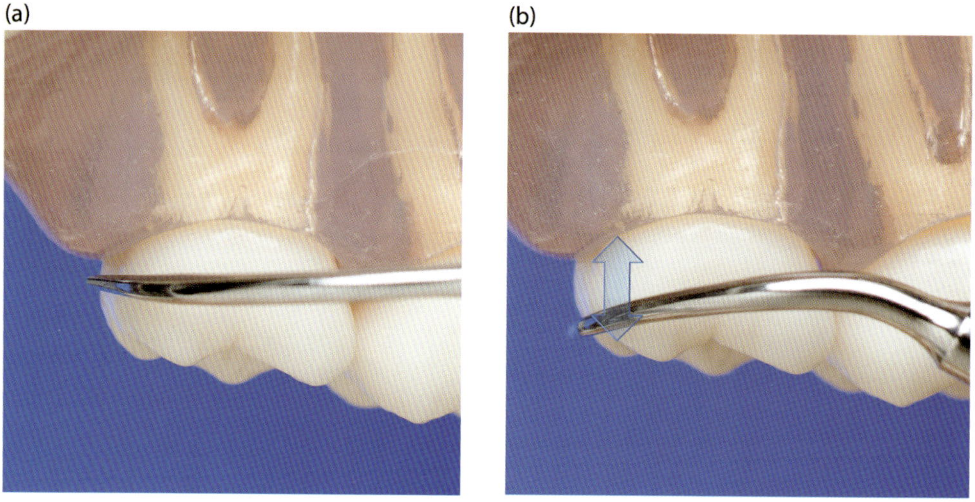

图10.33 2（FDI 17）远中邻间隙。（a）标准直尖。（b）细左弯尖。

可选项：由于最后一颗牙的远中面不与其他牙齿相接触，可以继续保持工作尖侧面与远中面垂直贴合（而不是转为水平贴合），并进行水平向或斜向运动（图10.34）。

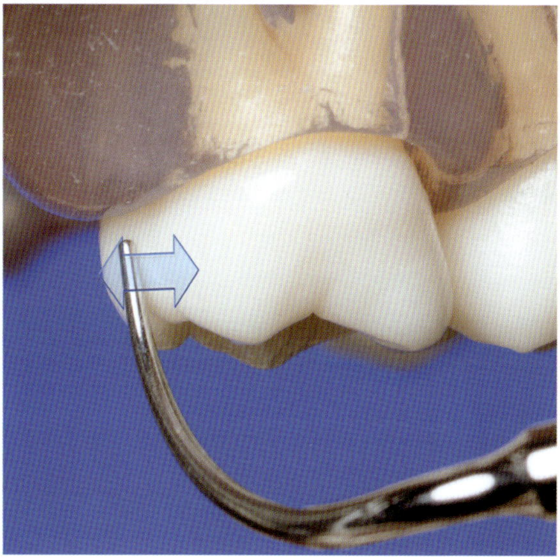

图10.34　2（FDI 17）远中面：细左弯尖。

如果没有执行图10.34提供的选项，则将工作尖侧面转至垂直贴合，**从远中邻间隙移出**，斜向划动退回到远颊线角（图10.35）。

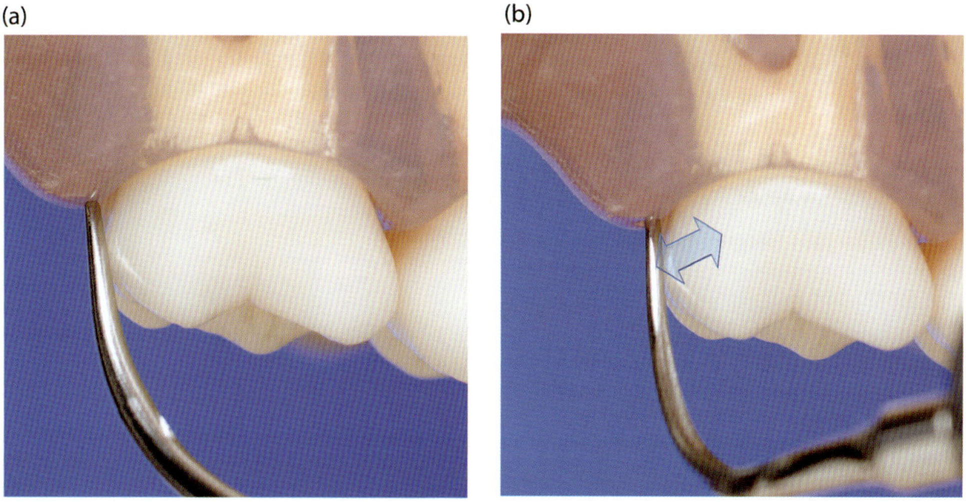

图10.35　2（FDI 17）远中面。（a）标准直尖。（b）细左弯尖。

当越过远颊线角时，保持工作尖侧面垂直贴合，水平向划动向龈下及近中移动，通过颊面（图10.36）。

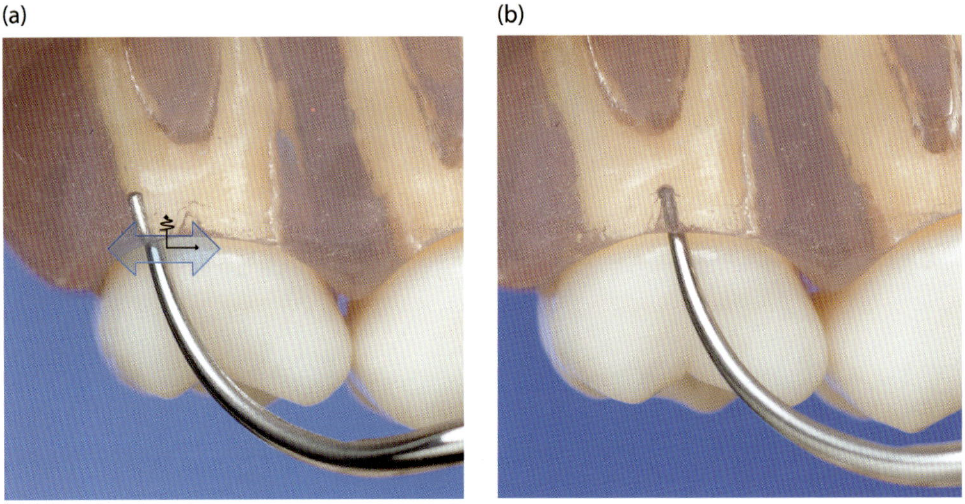

图10.36 2（FDI 17）颊侧面。（a）细左弯尖。（b）细直尖。

当工作尖越过近颊线角（MB line angle）时，保持工作尖背面与近中面垂直贴合（图10.37a，b），采用斜向运动方式将使工作尖向龈下和舌侧移动，通过近中根面（图10.37c）。

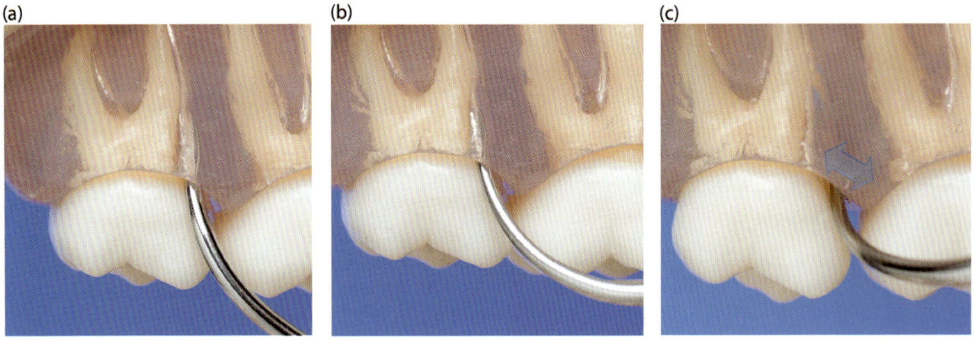

图10.37 2（FDI 17）近中面。（a）标准直尖。（b，c）细左弯尖。

保持工作尖的背面贴合，同时调整至水平贴合，**移行至近中邻间隙**，然后在2（FDI 17）近中面进行垂直向运动（图10.38）。

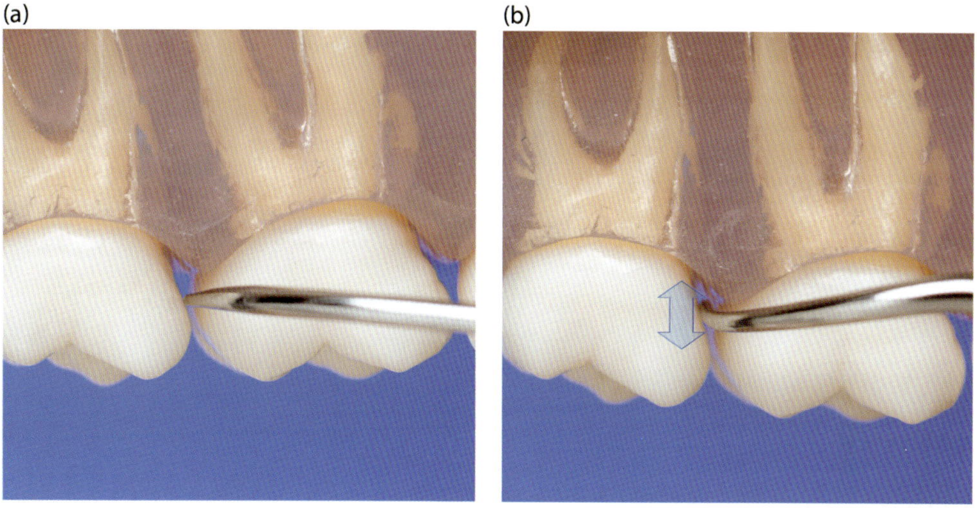

图10.38 2（FDI 17）近中邻间隙。（a）标准直尖。（b）细左弯尖。

将工作尖的正面贴合3（FDI 16）远中面，完成后**向下一颗牙移行**，在远中面上进行垂直向运动（图10.39）。

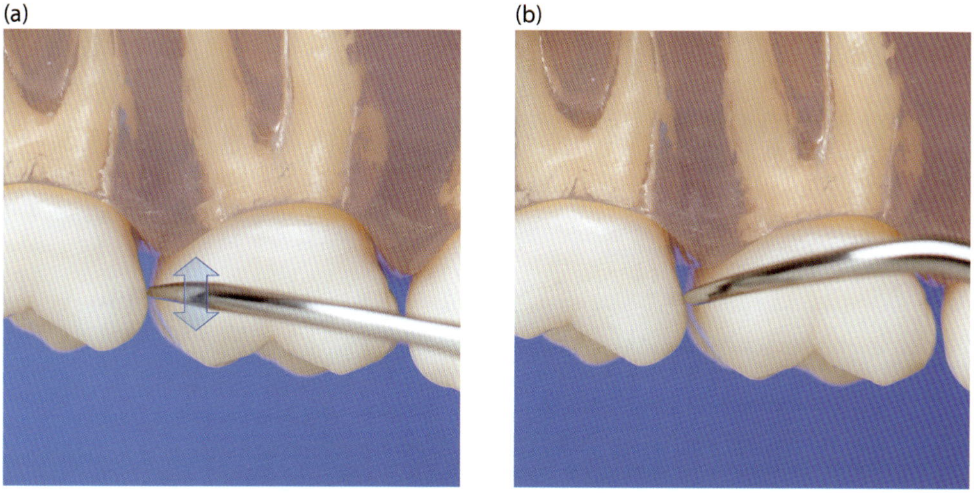

图10.39 3（FDI 16）远中邻间隙。（a）标准直尖。（b）细左弯尖。

工作尖**移出远中邻间隙**，转至侧面垂直贴合（图10.40a，b）。采用斜向运动方式将工作尖向龈下和唇侧移动，通过远中根面，直至远颊线角（图10.40c）。

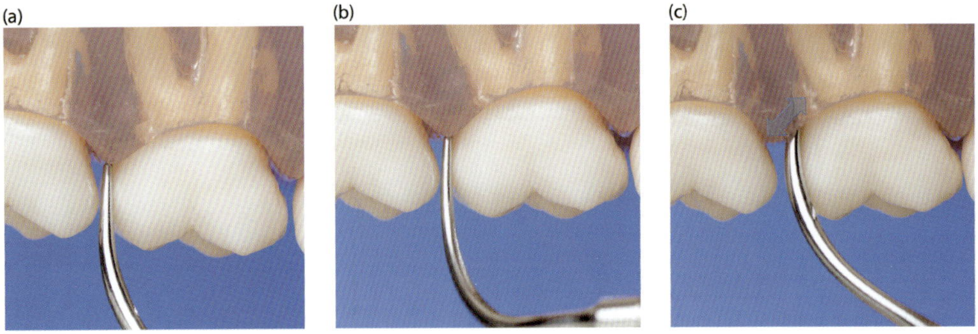

图10.40 3（FDI 16）远中面。（a，c）标准直尖。（b）细左弯尖。

越过远颊线角时，保持工作尖侧面的垂直贴合；进行水平向运动，将工作尖向龈下和近中方向移动，通过3（FDI 16）的颊面（图10.41）。

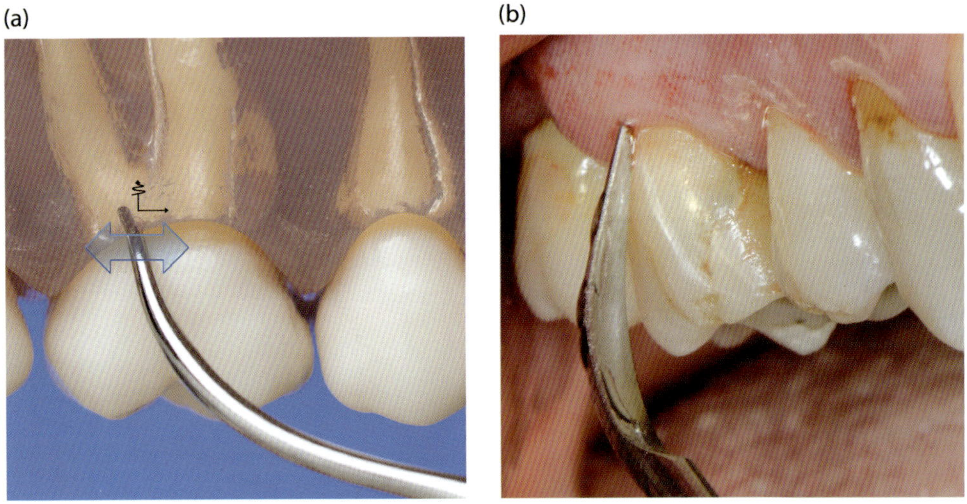

图10.41 3（FDI 16）颊面。（a，b）来自两个不同生产商的标准直尖。

专栏10.3 技术要点：早期根分叉病变的刮治

Ⅰ度根分叉病变的牙周袋属于骨上袋且病变尚未侵犯到根分叉区，其超声刮治与序列治疗中遇到分叉时的处理方式相同：颊舌侧根分叉病变按照颊舌面治疗中遇到的分叉进行处理；近远中根分叉病变按照邻面治疗中遇到的分叉进行处理（图10.42）。

对于更严重的根分叉病变（Ⅱ～Ⅳ度）的超声刮治，需要使用根分叉专用的处理技术和操作序列，这部分内容将在“重度根分叉病变的超声刮治”小节中进行介绍。

(a)

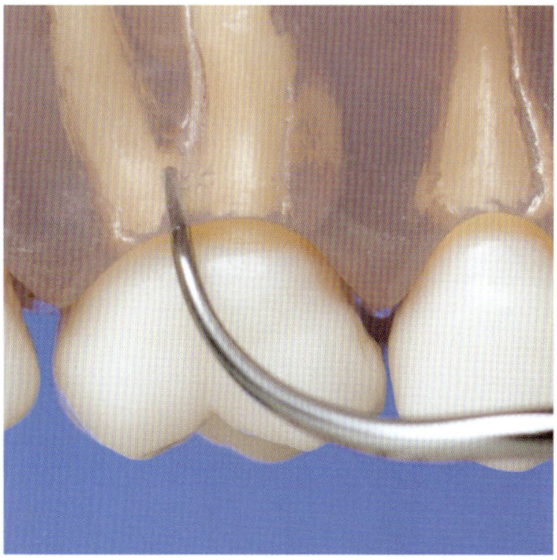

(b)

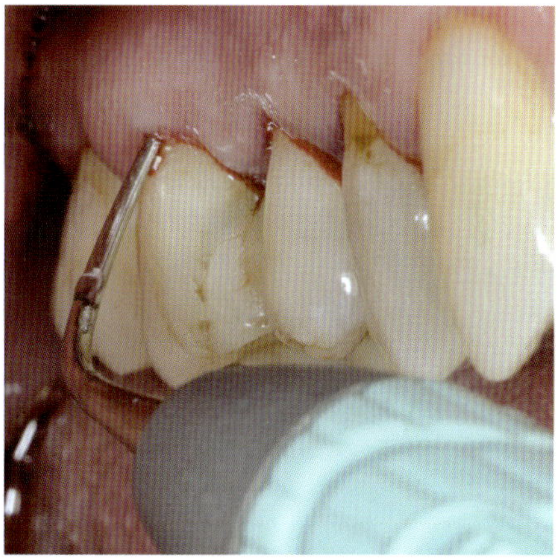

图10.42 3（FDI 16）颊侧根分叉。（a）细左弯尖。（b）医生角度观。

当工作尖越过近颊线角时，使工作尖背面垂直贴合近中根面（图10.43a，b）。采用斜向运动方式将工作尖向龈下和舌侧移动，通过近中根面（图10.43c）。

(a)

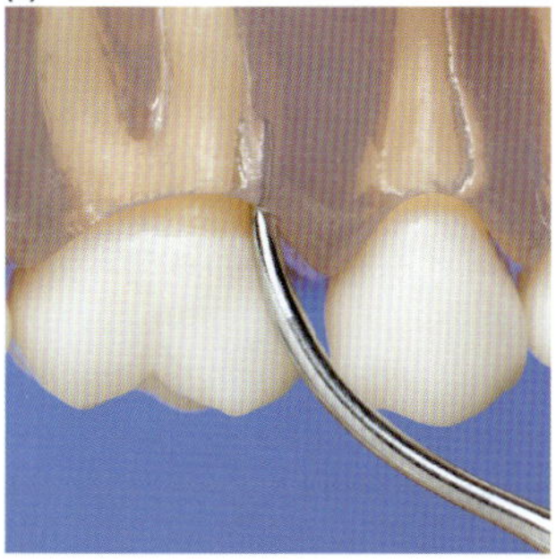

(b)

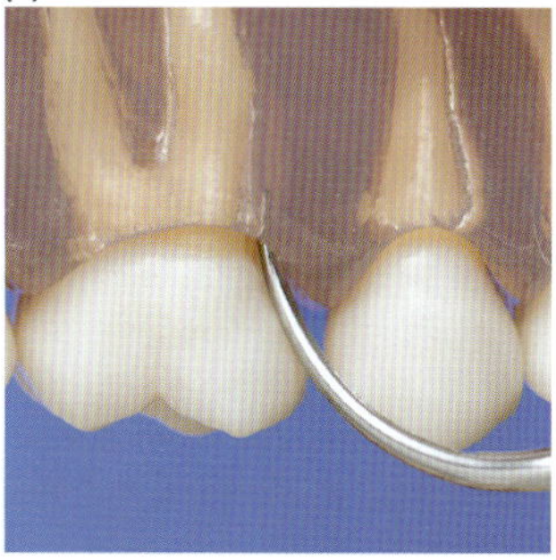

(c)

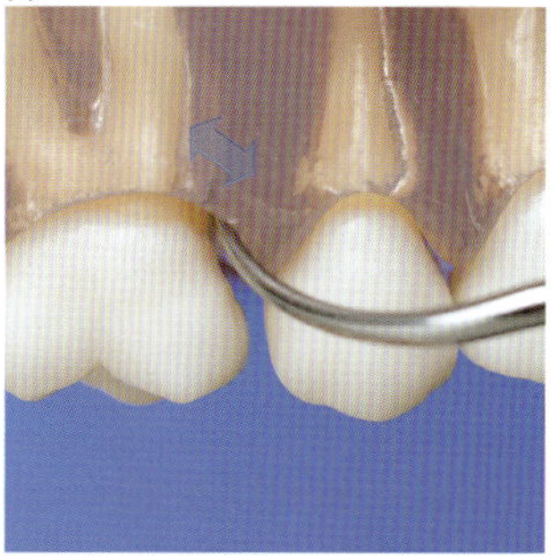

图10.43 3（FDI 16）近中面。（a）标准直尖。（b，c）细左弯尖。

将工作尖背面转动至水平贴合，进入邻间隙，然后在3（FDI 16）的近中面上进行垂直向运动（图10.44）。

(a) (b)

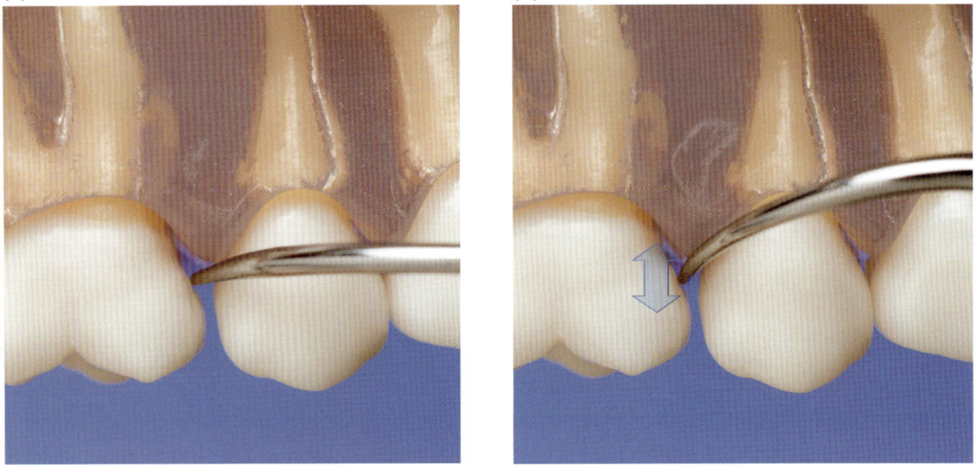

图10.44 3（FDI 16）近中邻间隙。（a）标准直尖。（b）细左弯尖。

使工作尖处于水平位及正面贴合，移行至4（FDI 15）的远中面，然后进行垂直向运动（图10.45）。

(a) (b)

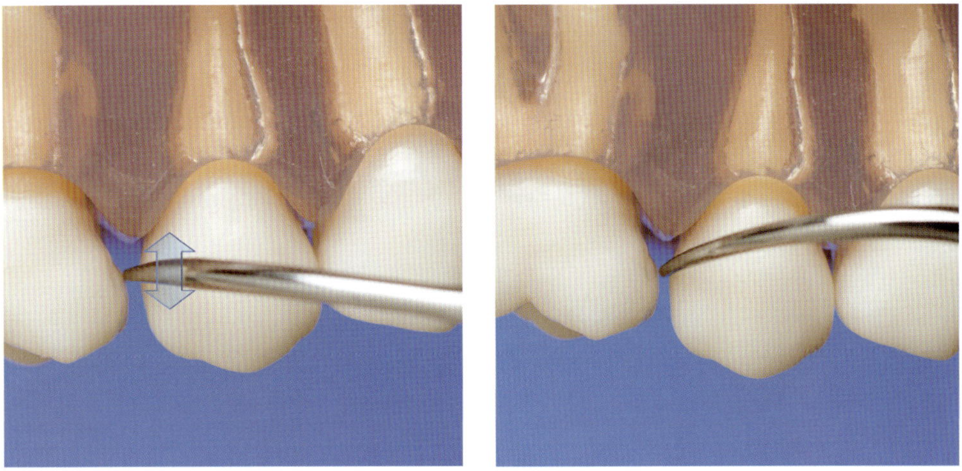

图10.45 4（FDI 15）远中邻间隙。（a）标准直尖。（b）细左弯尖。

工作尖转为侧面垂直贴合，采用斜向运动方式将工作尖向龈下和唇侧移动，直至远中颊线角。**按此序列完成整个后牙1/6区段的刮治**，最终以在5（FDI 14）的近中面水平向运动结束（图10.46）。按照以上顺序，我们可以高效地完成刮治。但是，由于牙周病的组织破坏在邻面通常更严重，邻面的牙周袋往往更深，容易出现牙面沉积物的遗漏。因此，专栏10.4总结了邻间隙的补充刮治策略，以实现更彻底的刮治。

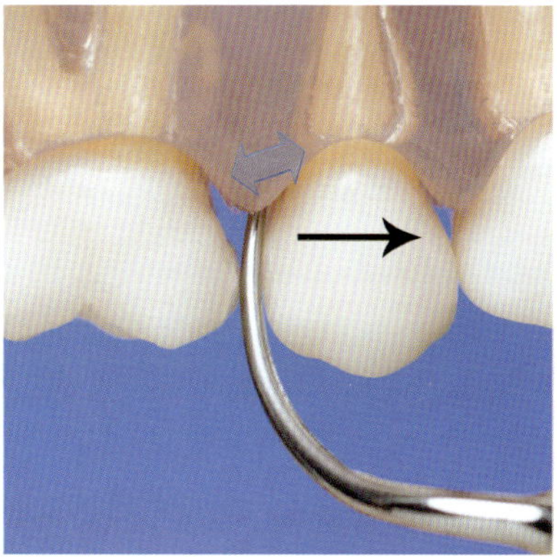

图10.46 4（FDI 15）远中面：细左弯尖。黑色箭头表示重复序列操作直至完成后牙区段余牙的刮治。

专栏10.4 邻间隙的补充刮治

邻间隙牙石的补充刮治需要使用“另一支”传统斜向贴合的弯曲超声工作尖。这种弯曲超声工作尖是一对互补的具有位点特异性的工作尖；“另一支”是指非指定用于该治疗部位的那支尖。例如，在右侧上颌颊侧1/6区段，用右弯尖，而非指定的左弯尖，进行补充刮治（图10.47）。右弯尖的侧面斜向贴合近中（图10.48）或远中根面，进行垂直向运动。

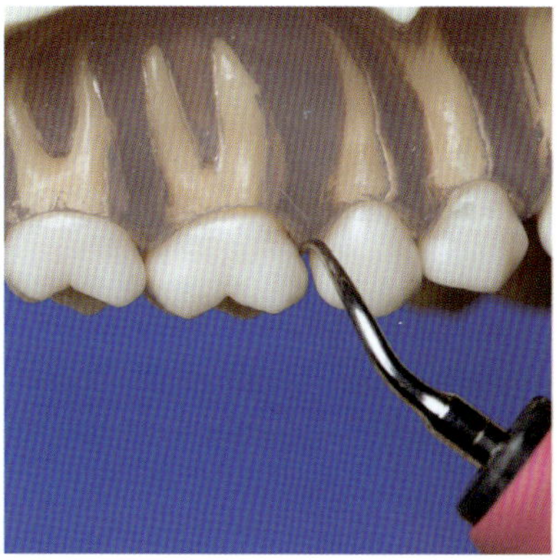

图10.47 在右侧上颌颊侧区段，右弯尖斜向贴合，进行邻间隙的补充刮治。

专栏10.4（续）

但这种技术只可作为基本垂直刮治技术的补充，而不能取而代之。如何有效地将这种补充技术与垂直技术相结合，我们再次以右上象限为例进行讲解。使用左弯尖从颊侧完成基础刮治后，更换为右弯尖后采用补充刮治技术清理腭侧邻间隙。使用右弯尖在所有腭侧面上完成基础刮治，然后到颊侧进行邻间隙表面的补充刮治。

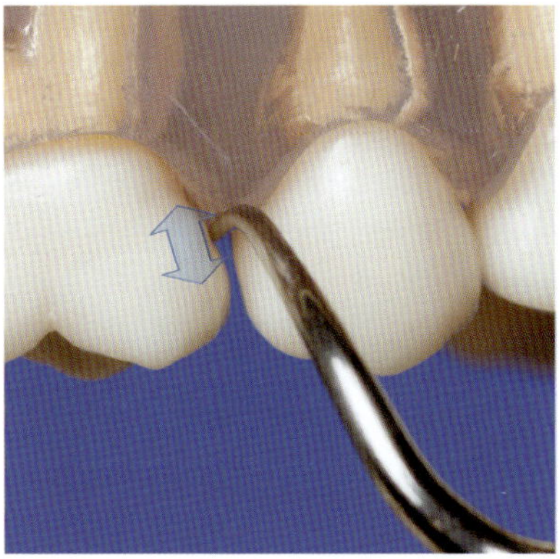

图10.48 3（FDI 16）近中邻间隙：细右弯尖。注意工作尖侧面的斜向贴合。

其他1/6区段的超声刮治

当采用第9章推荐的术者体位时，模块1和模块2中所实践的系统化操作方法可轻松应用于牙列任何区域的刮治。与需要术者多次变换体位来获得更好入路和施力的手工器械相比，超声器械通常只需两个术者体位即可完成所有刮治（在患者头部配合转动的情况下）。

重度根分叉病变的超声刮治

根分叉区域复杂的解剖结构使得该区域超声刮治的可预期性和有效性变得困难。颊舌侧Ⅱ度根分叉病变可以通过非手术超声刮治进行有效处理（Del Peloso Ribeiro等，2006，2007），而邻面Ⅱ度根分叉病变的非手术超声刮治效果则相对较差（Del Peloso Ribeiro等，2007）。对于更严重的根分叉病变，由于无法获得良好的入路进行充分清创，非手术治疗往往无效。但无论是手术治疗还是非手术治疗，都需要保持专注并改良技术，使超声工作尖通过复杂的根分叉形态，最大限度去除牙石的同时最小限度损伤根面。

强烈推荐使用根分叉球状末端工作尖进行根分叉区的超声刮治（图10.49），因为球状末端不仅能更好地贴合根分叉的凹形轮廓，而且能消除尖形工作尖损伤根面的风险，从而简化和优化根分叉区各个面的入路（Oda和Ishikawa，1989；Takacs等，1993）。然而，球状末端工作尖在实际临床工作中的使用非常有限（由于销量低迷，导致主要生产商在2012年停止了生产），在实际临床工作中应用更多的是尖头弯曲工作尖（图10.50）。然而，尖头弯曲工

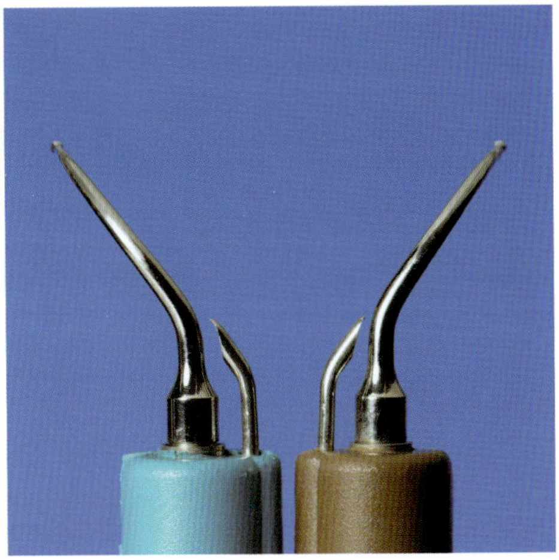

图10.49　根分叉球状末端工作尖，左弯型和右弯型。

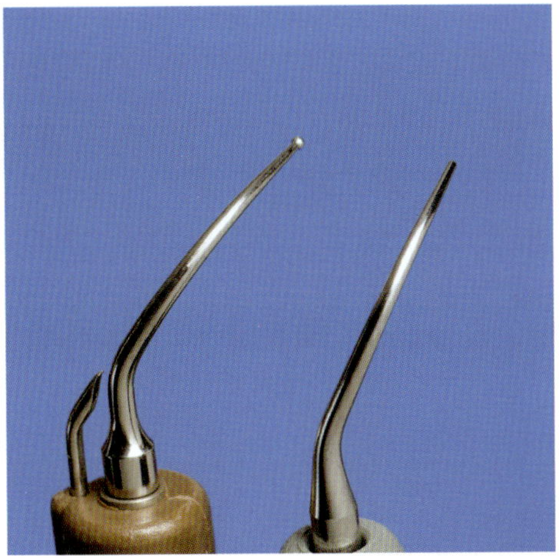

图10.50　右弯根分叉球状末端工作尖与右弯尖对比。

作尖对于根分叉区的清创效率不及球状末端工作尖（Takacs等，1993），并且增加了根面损伤的风险。

即便如此，本书也提供了关于球状末端工作尖和尖头末端工作尖用于根分叉区刮治的指导模块。每个模块均假定采用了恰当的工作尖（左侧或右侧，表10.1）和术者体位（见第9章）。尽管为了避免尖头工作尖尖端和根面接触，设计了左/右弯尖头末端工作尖的改良序列（相对基本操作序列而言），但在开放或闭合的重度根分叉病变中安全、有效地使用尖头弯曲工作尖仍然不太可能。

表10.1　根分叉工作尖设计：适应证

工作尖形态	根分叉位置
右弯根分叉球状末端工作尖或左弯尖头末端工作尖	右侧上颌颊侧 左侧上颌舌侧 左侧下颌颊侧 右侧下颌舌侧
左弯根分叉球状末端工作尖或右弯尖头尖端工作尖	右侧上颌舌侧 左侧上颌颊侧 左侧下颌舌侧 右侧下颌颊侧

根分叉模块1
颊/舌侧根分叉：尖头末端工作尖

示例根分叉：3（FDI 16）颊侧根分叉

使用工作尖：左弯尖头末端工作尖

将工作尖背面（尤其适用于凹形解剖结构）或侧面的有效区域贴合根分叉入口。使用一系列短而重叠的水平向（或斜向）运动方式对入口进行清理，同时将工作尖推至根分叉顶部（图10.51）。

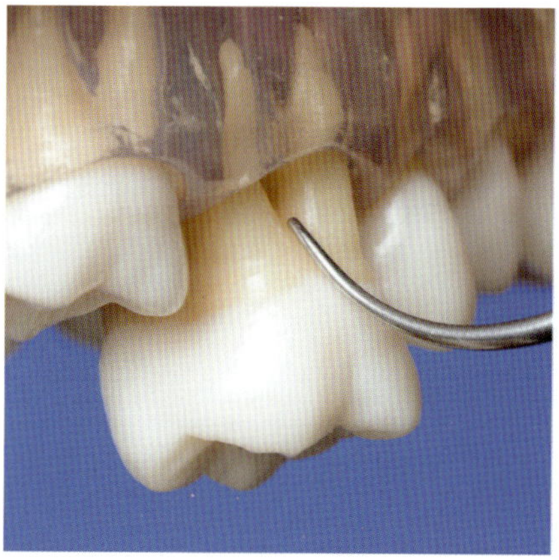

图10.51 细左弯尖头末端工作尖垂直贴合3（FDI 16）颊侧根分叉入口。

保持工作尖工作面与根分叉顶部成0°角贴合的情况下，通过短而往返运动来清理顶部（图10.52）。

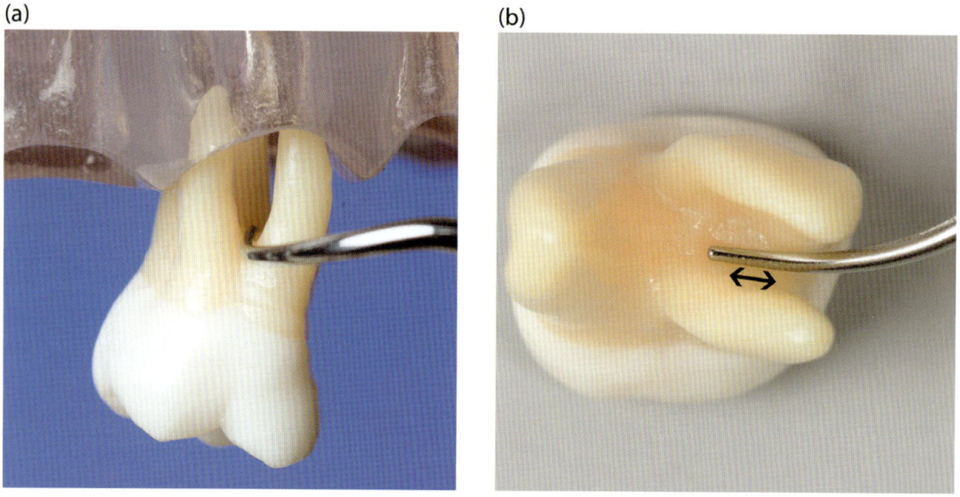

图10.52 3（FDI 16）颊侧根分叉顶部。（a）颊面观，注意工作尖与根分叉顶部成0°角贴合。（b）根面观。黑色箭头表示运动方向。

清理上颌磨牙根分叉顶部时要注意避免工作尖尖端接触暴露的腭根。如果可能，调整工作尖的角度，使其通过腭根与近中根（或远中根）之间的区域（图10.53）。

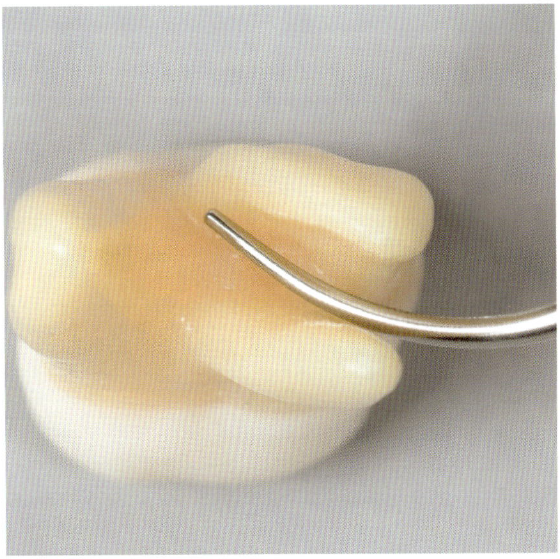

图10.53　3（FDI 16）颊侧根分叉顶部：调整左弯尖头末端工作尖角度，从腭根和近中根间通过。

从根分叉顶部开始，将工作尖背面水平贴合远中根的内表面，进行垂直向（上下）运动，清理远中根的内表面（图10.54）[1]。

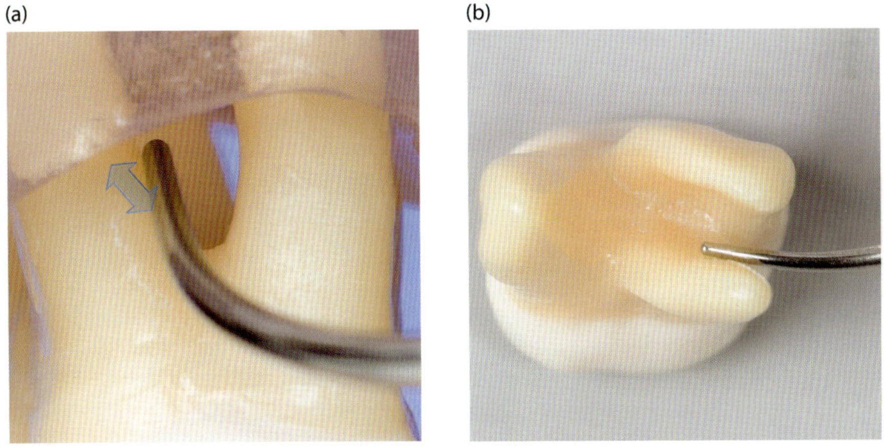

图10.54　3（FDI 16）颊侧根分叉，远中根内表面。（a）颊面观。（b）根面观。

[1]工作尖侧面贴合根分叉顶部时，工作尖背面则水平朝向远中根；如果工作尖背面贴合根分叉顶部，则需稍微转动工作尖使其背面朝向远中根。

将工作尖退回根分叉顶部，轻微转动工作尖使其侧面水平贴合近中根的内表面。保持工作尖的水平方向，然后进行垂直向运动。清理近中根的内表面（图10.55）[2]。专栏10.5总结了根分叉清创的技术要点，旨在提醒读者注意根分叉区域清创时应尽量避免损伤根面。

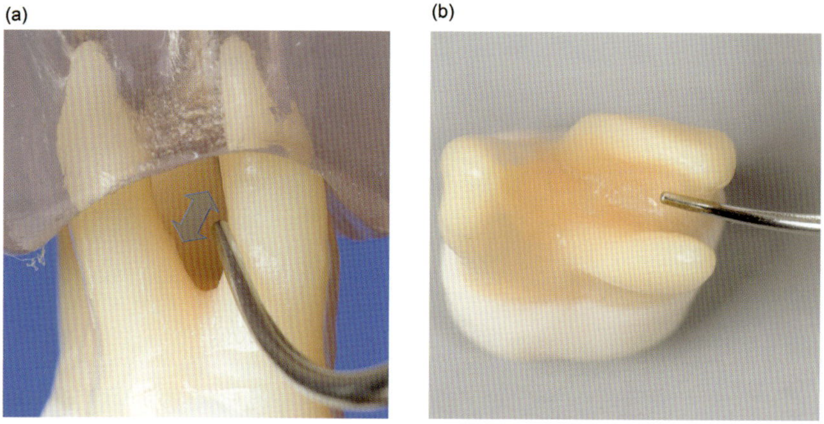

图10.55 3（FDI 16）颊侧根分叉，近中根内表面。（a）颊面观。（b）根面观。

专栏10.5 技术要点：根分叉清创

虽然使用尖头末端工作尖的正面对近中根内表面清创看似合理（图10.56a），但这种做法并不被推荐，因为这样会使工作尖的尖端接触到牙根，增加根面刨削的风险（图10.56b）。

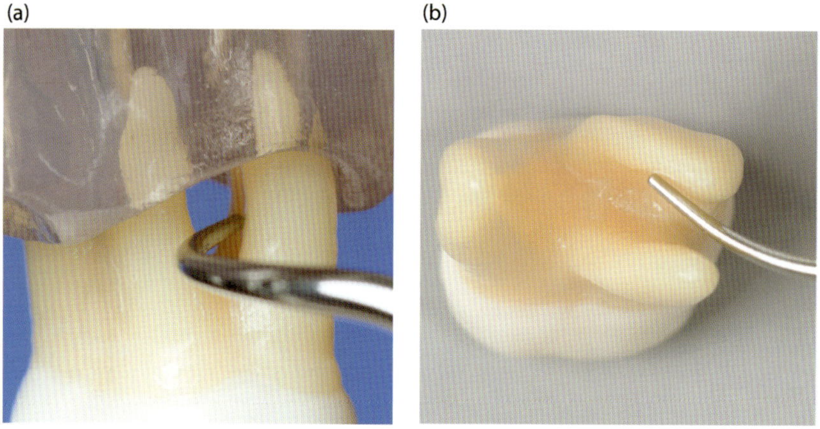

图10.56 3（FDI 16）颊侧根分叉，近中根内表面。（a）颊面观展示工作尖与近中根的贴合。（b）根面观展示工作尖正面贴合时尖端对近中根内表面造成的刨削。

---

[2]尖头弯曲工作尖凸形背面是深度凹陷近中根内表面的理想贴合面；但从颊侧入路时，凸形背面大多数情况下并不能很好贴合凹陷的近中根内表面。而从腭侧入路时，工作尖背面更容易贴合近中根的凹陷内表面。因此，建议近中根内表面的清理主要从腭侧入路进行。

根分叉模块2
颊/舌侧根分叉：球状末端工作尖

示例根分叉：3（FDI 16）颊侧根分叉

使用工作尖：右弯根分叉球状末端工作尖

如表10.1所示，对于任何区域，推荐的根分叉球状末端工作尖与推荐的尖头末端工作尖是左右相反的。例如，在右侧上颌颊侧象限中，建议使用右弯根分叉球状末端工作尖代替左弯尖。然而，由于球状末端工作尖的工作端是球状的，任何区域都可以根据解剖结构和入路使用左弯或右弯尖。在一些根分叉病变中，可能需要同时使用双侧球状末端工作尖才能完成彻底清创。但不论使用哪种工作尖，其操作技术和序列都是一样的。

将球状末端工作尖背面或侧面垂直贴合根分叉入口，采用一系列短而重叠的水平向和垂直向运动对根分叉入口进行清创，同时将工作尖移至根分叉顶部（图10.57）。

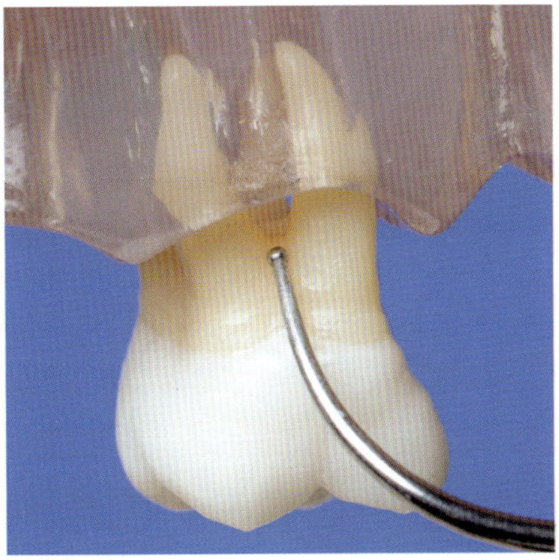

图10.57　右弯根分叉球状末端工作尖垂直贴合3（FDI 16）颊侧根分叉入口。

保持球状末端贴合根分叉顶部，通过小幅度的往返运动清理顶部（图10.58）。

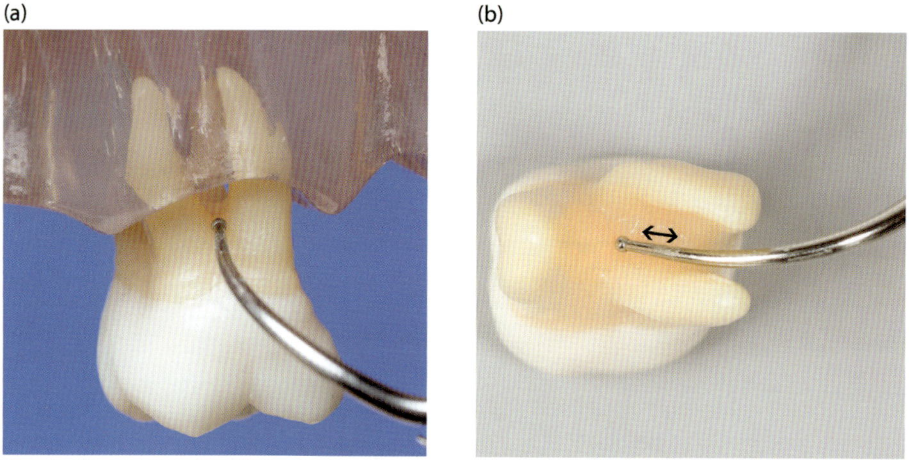

图10.58　3（FDI 16）颊侧根分叉顶部。（a）颊面观。（b）根面观。黑色箭头表示运动方向。

从顶部开始，使球状末端在远中根（图10.59a）和近中根（图10.59b）的内表面上垂直向（上下）运动，清洁近远中根的内表面。

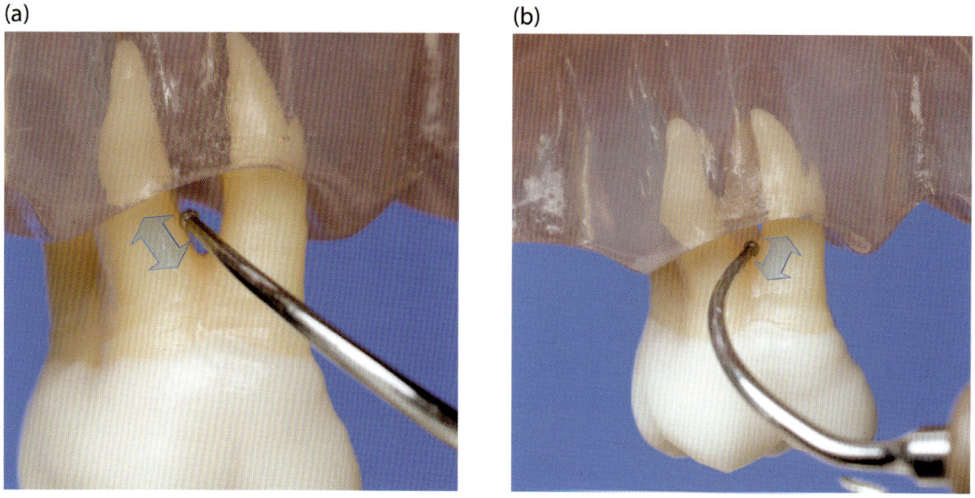

图10.59　3（FDI 16）颊侧根分叉。（a）远中根内表面。（b）近颊根内表面。

可以将工作尖的正面贴合近中根，以改善凸形球面与凹形内表面的贴合度，从而优化清理效果，而无须担心根面刨削（图10.60，与图10.56b对比）。

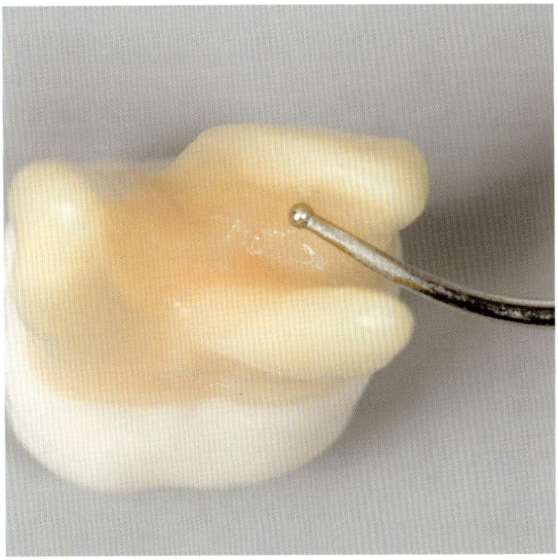

图10.60　3（FDI 16）颊侧根分叉：根面观展示凸起的球状末端与近中颊根内表面凹陷区域的贴合性。

根分叉模块3
近中根分叉：尖头末端工作尖

示例根分叉：3（FDI 16）近中根分叉

腭侧入路

使用工作尖：右弯尖头末端工作尖（译者注：可简称为“右弯尖”）

将工作尖侧面的有效区域垂直贴合近中根分叉入口。使用一系列短而重叠的水平向（或斜向）运动方式来清理入口，同时将工作尖侧面推送至根分叉顶部（图10.61）。

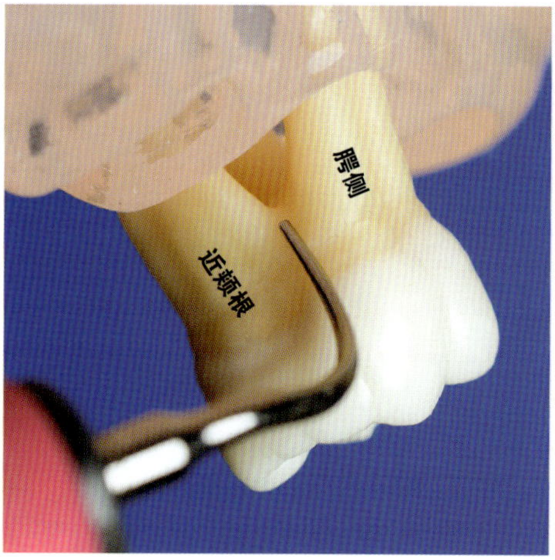

图10.61 细右弯尖贴合3（FDI 16）近中根分叉入口。

在保持工作尖侧面与根分叉顶部成0° 角贴合的情况下，通过短而往返运动来清理顶部（图10.62）。

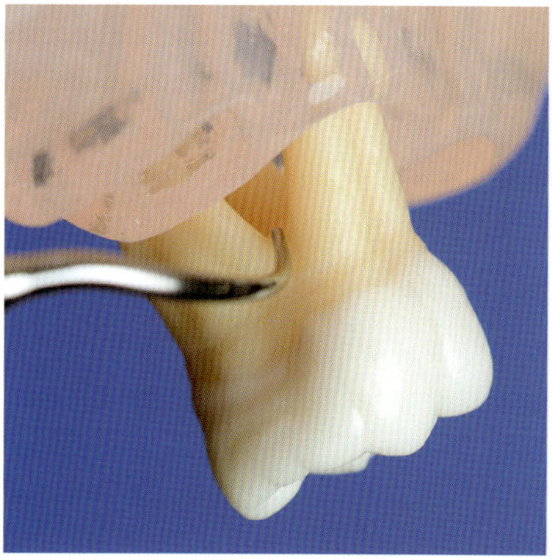

图10.62 3（FDI 16）近中根分叉顶部，注意工作尖与顶部成0° 角贴合。

从顶部开始，使工作尖背面采用斜向（或垂直向）模式在腭根内表面运动（图10.63）。

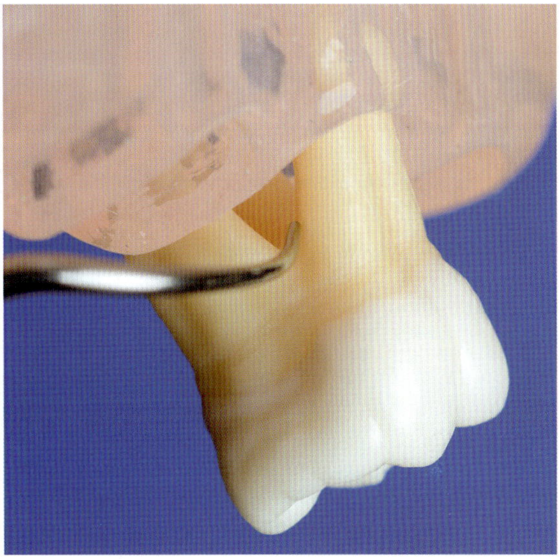

图10.63　3（FDI 16）近中根分叉：腭根内表面。

将工作尖退回根分叉顶部，使其侧面贴合近颊根内表面并做垂直向运动。在此过程中避免将工作尖正面贴合近颊根内表面，因为这两个凹面不能充分接触，并且尖端可能会卡入根面（图10.64）。

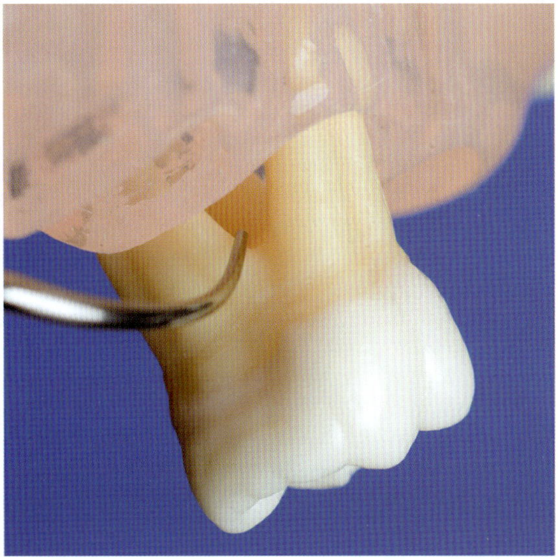

图10.64　3（FDI 16）近中根分叉：近颊根内侧面。

根分叉模块4
近中根分叉：球状末端工作尖

示例根分叉：3（FDI 16）近中根分叉

腭侧入路

使用工作尖：左弯根分叉球状末端工作尖（译者注：临床上常简称为“球状末端左弯尖”）

将球状末端工作尖背面或侧面垂直贴合根分叉入口，进行短而重叠的水平向和垂直向运动清理入口，同时将工作尖伸入根分叉顶部（图10.65）。

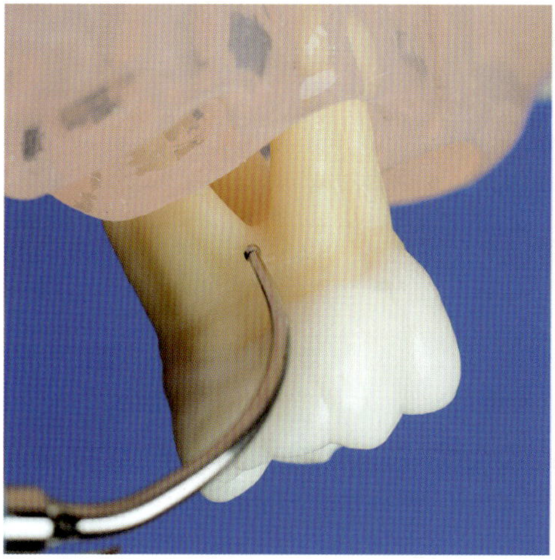

图10.65 球状末端左弯尖贴合3（FDI 16）近中根分叉入口。

保持球状末端贴合根分叉顶部，通过短而往返运动来清理顶部（图10.66）。

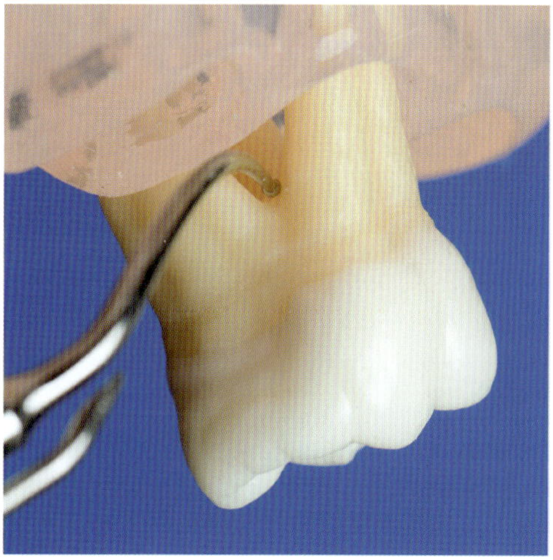

图10.66 3（FDI 16）近中根分叉顶部。

从根分叉顶部开始，使球状末端垂直向（上下）模式在腭根（图10.67a）和近颊根（图10.67b）内表面运动，进行清理。

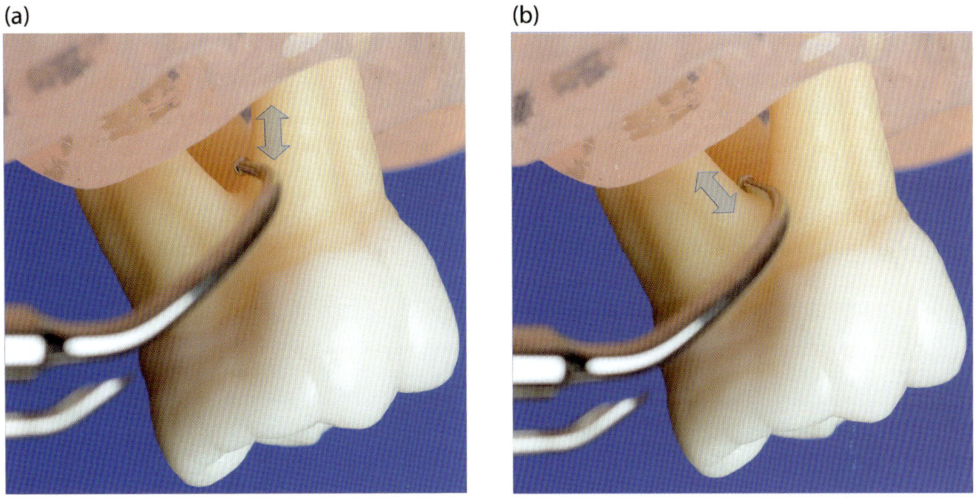

图10.67 3（FDI 16）近中根分叉。（a）腭根内表面。（b）近颊根内表面。

对于近颊根，可以将工作尖正面转向近颊根，以便凸起的球状末端更好地贴合牙根内表面的凹陷区，从而在不损伤根面的情况下实现最佳清创效果（图10.68）。

图10.68 3（FDI 16）近中根分叉：工作尖正面贴合近颊根有助于凸起的球状末端与牙根内表面的凹陷区接触。

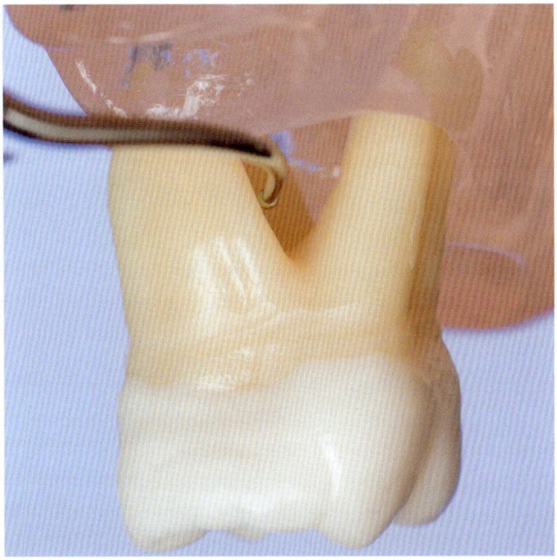

根分叉模块5

远中根分叉：尖头末端工作尖和球状末端工作尖

示例根分叉：3（FDI 16）远中根分叉

颊侧入路

使用工作尖：左弯尖头末端工作尖

将工作尖侧面的有效区域垂直贴合远中根分叉的入口，通过一系列短而重叠的水平向（或斜向）运动清理入口（图10.69），同时将工作尖侧面伸入根分叉顶部。

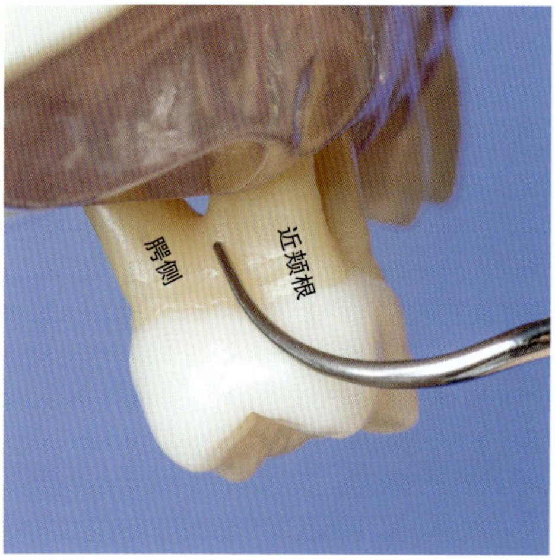

图10.69 细左弯尖头末端工作尖垂直贴合3（FDI 16）远中根分叉入口。

保持工作尖侧面与根分叉顶部成0°角贴合的情况下，通过短而往返运动来清理顶部（图10.70）。

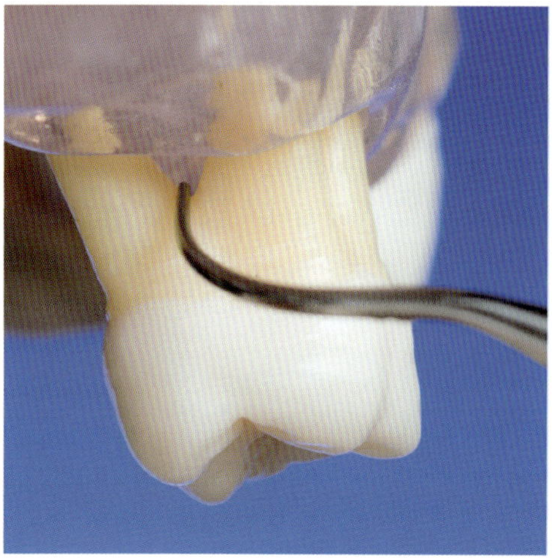

图10.70 3（FDI 16）远中根分叉顶部。

从根分叉顶部开始，用工作尖背面在腭根内表面进行斜向（或垂直向）运动（图10.71）。

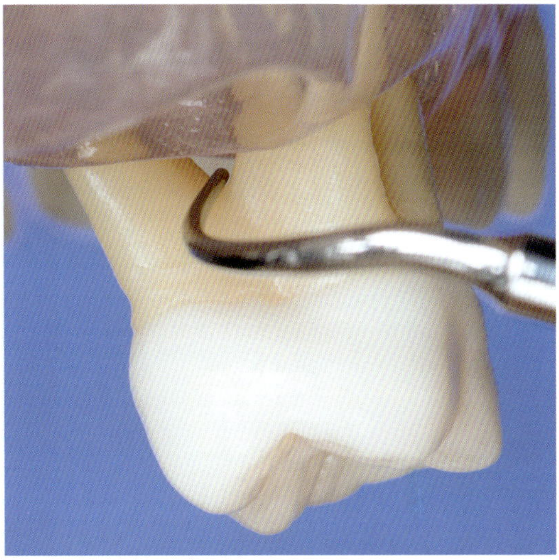

图10.71　3（FDI 16）远中根分叉：腭根内侧面。

将工作尖退回根分叉顶部，使其侧面贴合远中根内表面，进行垂直划动。避免将工作尖正面贴合远中根内表面，因为工作尖尖端可能卡入根面（图10.72）。

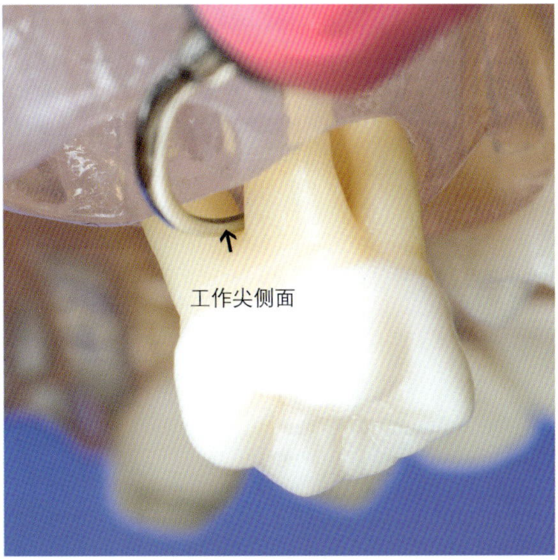

图10.72　3（FDI 16）远中根分叉：远颊根内侧面。

示例根分叉：3（FDI 16）远中根分叉

颊侧入路

使用工作尖：右弯根分叉球状末端工作尖

与颊侧和近中根分叉的刮治一样，使用根分叉球状末端工作尖刮治远中根分叉的序列与左弯尖头末端工作尖相同，但球状末端的改良贴合优化了其与根面的接触。根据操作入路（颊侧或腭侧）和解剖结构选择左弯或右弯尖。在此展示的是3（FDI 16）远中根分叉，颊侧入路，使用右弯根分叉球状末端工作尖（图10.73）。

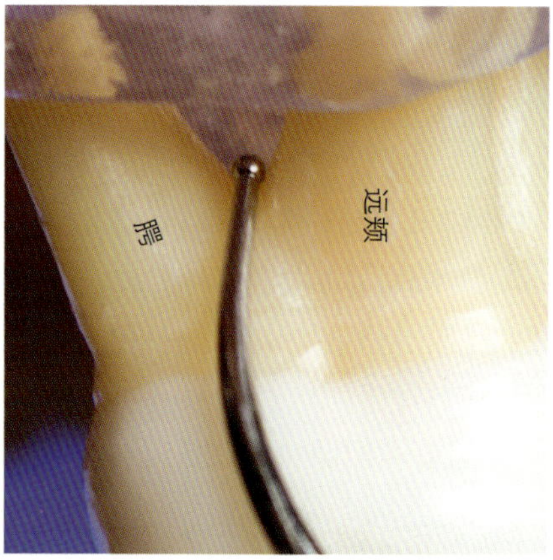

图10.73 右弯根分叉球状末端工作尖贴合3（FDI 16）远中根分叉入口。

种植体周的器械操作

第3章和第6章探讨了种植体清创的工作尖选择。无论使用何种尖端设计的工作尖，种植体的有效超声清创在操作技术和序列上都类似于天然牙。

在保持工作尖垂直贴合种植体的情况下，通过正确的划动和移行，完成种植体所有表面的清创（图10.74）。

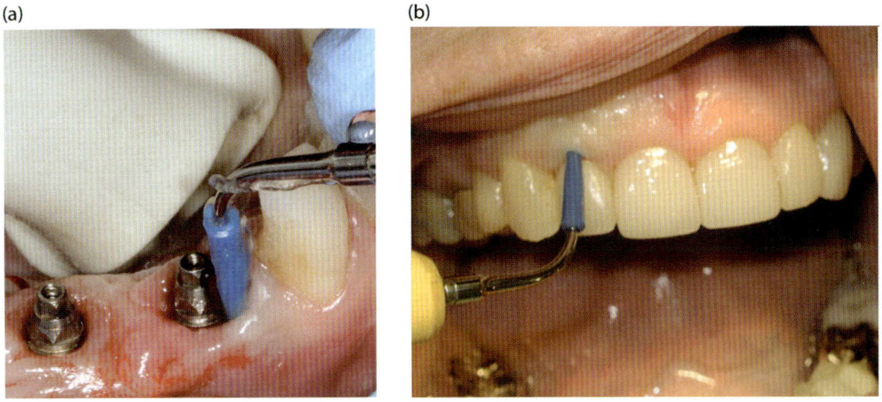

图10.74　种植体专用工作尖与未修复基台（a）和修复后基台（b）的理想垂直贴合。［（b）来源：Lisa Copeland，RDH］

有些修复体的轮廓可能使工作尖无法接触到种植体的所有表面并保持0°～15°角。使用塑料或碳纤维种植体专用工作尖则允许工作尖与种植体表面间更大的成角范围，方便工作尖建立入路且不会严重损坏种植体（Unursaikhan等，2012）（图10.75）。

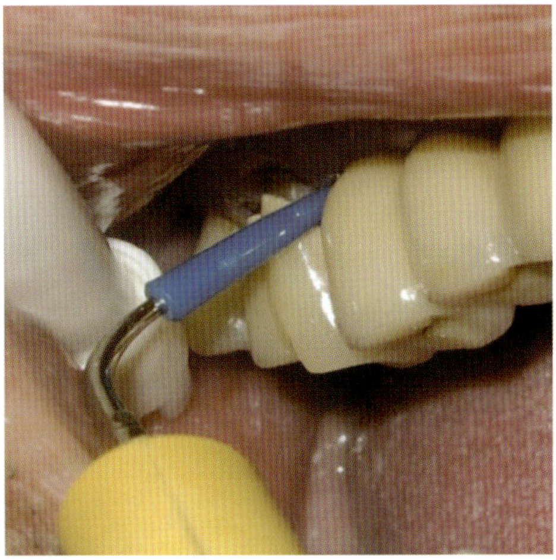

图10.75　种植体专用塑料工作尖改良贴合修复体较凸的基台。为了进入龈下空间不得不使用这种角度，但这种方法仅限于使用塑料或碳纤维种植体专用工作尖时。（来源：Lisa Copeland，RDH）

龈上器械操作

采用超声洁治去除龈上沉积物比龈下刮治要容易得多，因为超声洁治时工作尖的贴合、角度和划动不受周围组织的妨碍，且临床医生也可以直视所有操作牙面。

尽管临床医生可能会凭直觉采用传统的斜向贴合技术进行龈上超声洁治，但笔者仍然推荐使用垂直技术，理由如第8章所述（已假定根据沉积物类型和解剖结构选择适合的工作尖及功率）。

将工作尖垂直贴合龈上沉积物的任意边缘。使工作尖在所有牙冠表面进行正确的划动和移行，直到看不到也探不到龈上沉积物（图10.76）。

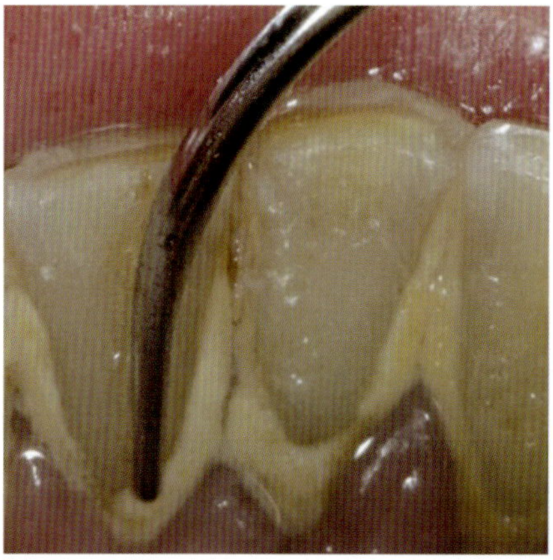

图10.76 23（FDI 32）舌侧面：标准直尖垂直贴合龈上沉积物的边缘。

由于直接入路和垂直贴合使工作尖的所有面都易于使用，因此可以用工作尖凸起的背面贴合牙冠舌侧的凹陷，以改善贴合度并提高沉积物的清除效率（图10.77）。

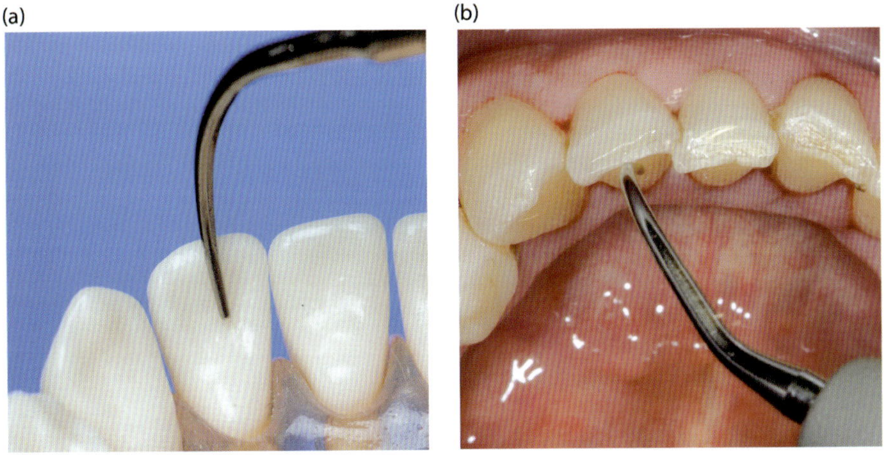

图10.77　23（FDI 32）舌侧面：细右弯尖头末端工作尖的凸形背面垂直贴合舌侧窝的凹面。（a）舌面观。（b）殆面观。

第11章 超声牙周刮治病例解析

本章目标
通过临床病例介绍，对之前章节的内容进行整合，并展示在牙周病学临床实践中，如何应用循证医学理论进行以病例为基础的临床决策。

病例A：超声牙周基础治疗和支持治疗

病例描述

患者为白人男性，53岁。因“口腔检查和护理”来诊。由于经济拮据，患者至少7年没有进行任何口腔治疗或护理。妻子对他的牙齿外观感到担忧，因此来诊。

病史

- 患者身高5.7英尺（1.7m），体重190磅（86.2kg）。身体质量指数（BMI）：29.8（超重）
- 患者17岁开始吸烟，现平均吸烟量约半包（10支）/日
- 患者3年前被诊断为高血压，服用血管紧张素受体阻滞剂缬沙坦（160mg/d）
- 患者的血压控制已改善，血压平均值为133/80mmHg（每3个月复诊）

临床检查

患者治疗前口内照见图11.1。

- 龈上、龈下多位点见中-重度牙石沉积
- 多位点，尤其是后牙舌侧及腭侧区段，见与炎症程度一致的软组织改变（外形和颜色）
- 广泛的探诊出血
- 多牙位见釉质龋和根面龋
- 多牙位见根面暴露
- 30（FDI 46）修复体折断

Ultrasonic Periodontal Debridement: Theory and Technique, Second Edition. Marie D. George, Dani Botbyl, Timothy G. Donley, and Philip M. Preshaw.

Companion Website: www.wiley.com/go/george/ultrasonic

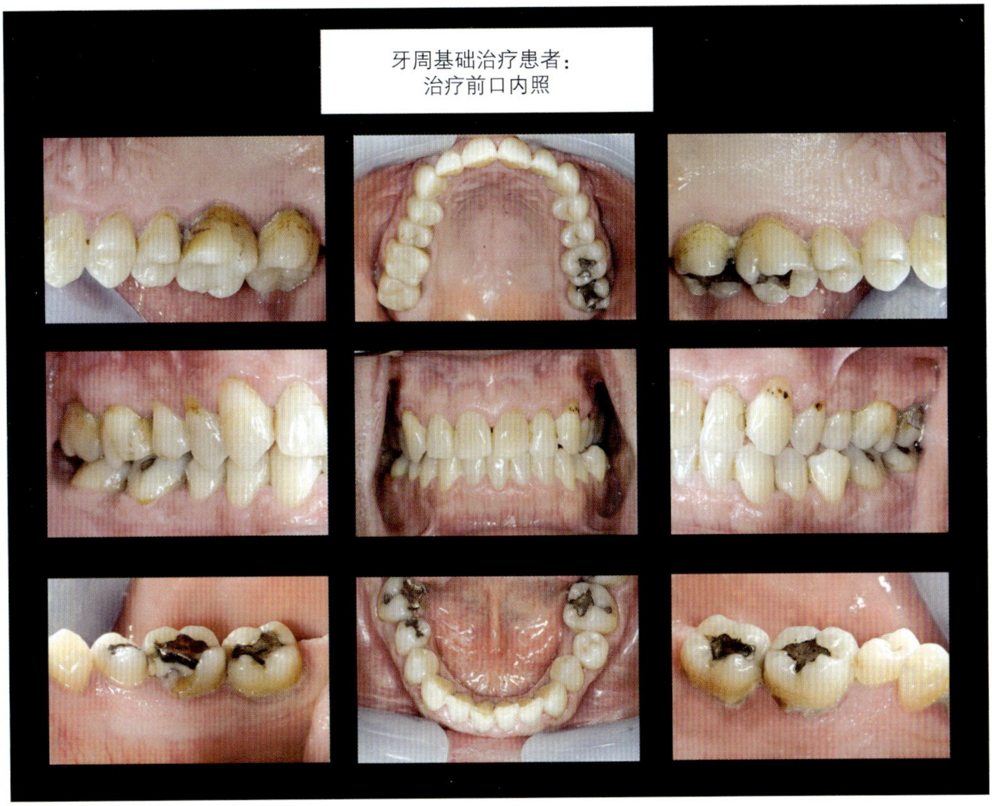

图11.1　治疗前口内照。

- 左侧后牙区段错殆，伴牙列拥挤、口腔卫生清洁难度大

患者治疗前牙周检查表见图11.2。

影像学检查

患者治疗前全口X线片见图11.3。

- 2-3（FDI 17-16）间、14-15（FDI 26-27）间和18（FDI 37）远中可见中度骨丧失伴垂直型骨吸收。其他后牙区可见轻度水平型骨丧失
- 多数牙的邻间隙和第二磨牙的远中面可见龈下牙石沉积
- 5（FDI 14）可见近中根面凹陷

风险因素评估及诊断

- 牙周病风险因素包括：吸烟、缺少定期护理、超重（BMI：29.8）
- 诊断：广泛型Ⅲ期B级牙周炎（因吸烟调整）
- 尽管患者存在诸多风险因素，既往还

牙周检查表

患者姓名：牙周基础治疗患者
患者ID：1108
检查日期：治疗前

MOB																
PD		3 4 4	4 2 3	3 1 3	3 1 3	3 2 4	3 2 3	3 2 3	3 2 3	3 2 3	3 1 3	3 2 3	3 2 4	4 2 5	5 2 3	
GM		2	1	1	2	1 0					1			1		
CAL		3 6 4	4 3 3	3 2 3	3 3 3	3 3 4	3 2 3	3 2 3	3 2 3	3 2 3	3 2 3	3 2 3	3 2 4	4 3 5	5 2 3	
MGJ																
Bcl																
FG																
Ling																
PD		4 2 5	5 2 4	4 2 4	4 2 4	4 2 3	2 2 3	2 2 3	3 2 3	3 2 2	2 2 3	3 2 3	3 2 3	5 3 5	5 3 3	
GM		2 1	1											1		
CAL		4 4 6	5 3 4	4 2 4	4 2 4	4 2 3	2 2 3	2 2 3	3 2 3	3 2 2	2 2 3	3 2 3	3 2 3	5 4 5	5 3 3	
MGJ																
Tooth	1	2	3	4	5	6	7	8	9	10	11	12	13	14	15	16

MOB																
PD		4 2 5	4 2 5	4 2 5	5 2 3	3 2 3	3 2 3	3 1 3	3 1 3	3 1 3	3 1 3	3 2 3	3 3 5	5 3 5	5 3 5	
GM		1	1													
CAL		4 2 6	4 3 5	4 2 5	5 2 3	3 2 3	3 2 3	3 1 3	3 1 3	3 1 3	3 1 3	3 2 3	3 4 5	5 3 5	5 3 5	
MGJ																
Ling																
FG																
Bcl																
PD		3 2 4	5 2 5	5 3 2	4 1 3	3 1 2	3 2 3	3 2 3	5 2 3	3 1 3	3 2 3	3 1 3	3 1 3	3 2 5	4 2 7	
GM			1													
CAL		3 2 4	5 2 6	5 3 2	4 1 3	3 1 2	3 2 3	3 2 3	5 2 3	3 1 3	3 2 3	3 1 3	3 1 5	3 2 5	4 2 7	
MGJ																
Tooth	32	31	30	29	28	27	26	25	24	23	22	21	20	19	18	17

图11.2 治疗前牙周检查表。MOB：松动度；PD：探诊深度；GM：龈缘位置；CAL：临床附着丧失；MGJ：龈膜联合；Bcl：唇颊侧；FG：根分叉病变；Ling：舌腭侧；Tooth：牙位。

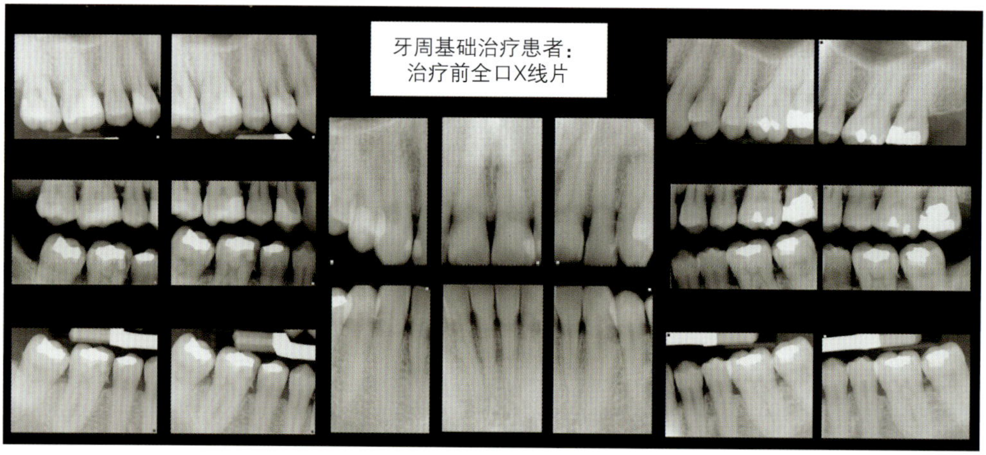

图11.3 治疗前全口X线片。

缺少牙周护理，并有全身性病因，但他没有发生广泛、严重的牙周支持组织丧失，值得关注

治疗计划

- 分两次进行全口非手术牙周刮治
- 3（FDI 16）、5（FDI 14）、15（FDI 27）和30（FDI 46）全瓷冠修复

治疗步骤

第一次：

- 右侧上下颌后牙和下颌前牙的超声洁刮治
- –36mg 2%利多卡因（含0.018mg肾上腺素）行下牙槽神经阻滞麻醉
- –72mg 4%阿替卡因（含0.009mg肾上腺素）行局部浸润麻醉

第二次：

- 上颌前牙和左侧上下颌后牙的超声洁刮治
- 对已完成治疗的区段进行超声牙周支持治疗
- –36mg 2%利多卡因（含0.018mg肾上腺素）行下牙槽神经阻滞麻醉
- –85mg 2.5%利多卡因/2.5%普鲁卡因凝胶麻药行上颌后牙的龈下麻醉

讨论

原计划间隔一周分两次进行彻底的牙周基础治疗，但患者没有按时复诊。尽管多次联系患者及时复诊，但由于日程冲突，最后他的第二次治疗推迟了3个月。复诊时，其先前治疗的区段也到了再评估和支持维护治疗的时候，因此在第二次治疗中完成了这些区段的牙周维护和剩余区段的牙周基础治疗。

A. 超声基础治疗

中–重度牙石患者需要分两次进行牙周基础治疗。首先选用标准直径、只有一个弯曲的直形工作尖，以中–高档功率去除前牙区（图11.4）和后牙区（图11.5）的大块牙石。

由于本病例的医生惯用右手，所以他从22（FDI 33）（图11.4a）的中线开始进行下颌前牙舌侧区段的洁治，序列移行，直到27（FDI 43）远中。需要注意的是，在龈下刮治前去除大块龈上牙石时，只需将振荡的工作尖置于龈上牙石的边缘即可（图11.4b，c）。

图11.5展示了各后牙区段的洁治。在右侧上颌后牙颊侧和左侧下颌后牙舌侧区段采用的是矩形标准直径工作尖（图11.5a，b），这种工作尖较右侧下颌后牙舌侧牙面所用的圆柱形标准工作尖相比，在不提高功率的情况下，能更好地去除大块牙石（图11.5c）。需要

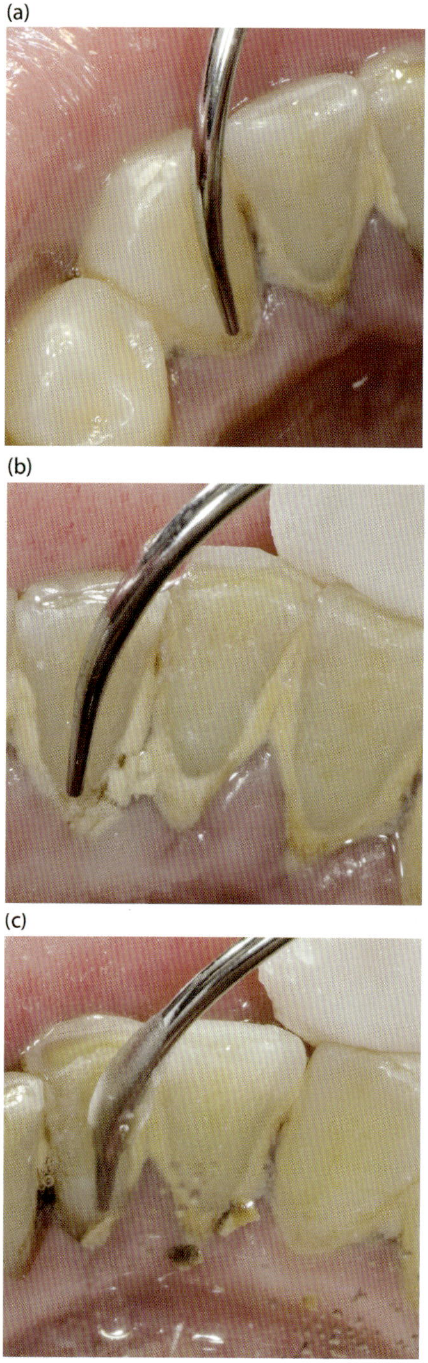

图11.4 圆柱形标准直径工作尖以0° 角垂直贴合22（FDI 33）（a）、24（FDI 31）（b）、25（FDI 41）（c）舌侧面。

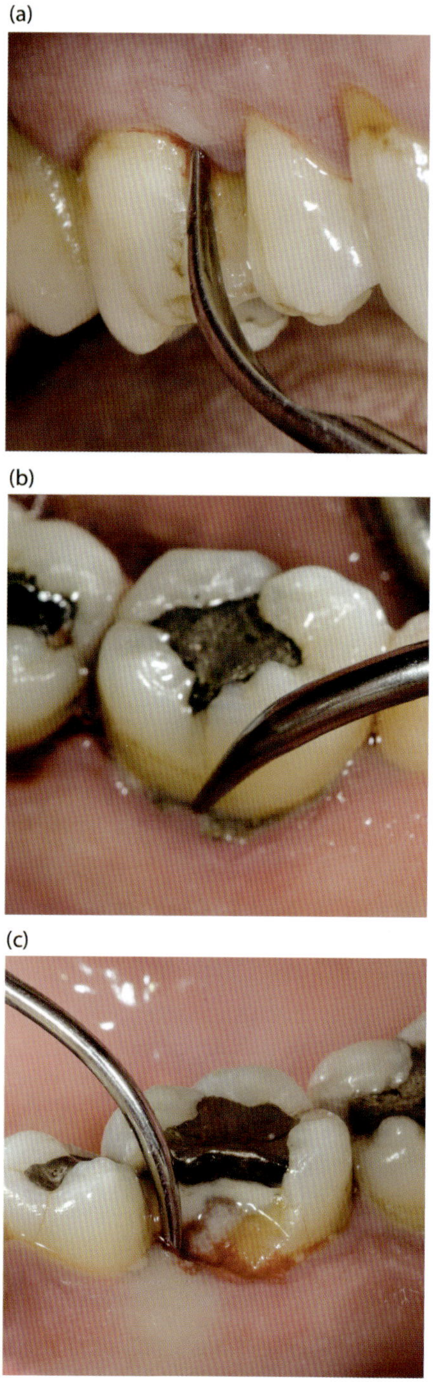

图11.5 （a）矩形标准直径工作尖完全贴合3（FDI 16）近中面。（b）工作尖尖端敲击19（FDI 36）舌侧龈缘的大块牙石。（c）工作尖能很好贴合于30（FDI 46）近舌面并深入其牙周袋。

注意的是，在开始龈下刮治之前，要先采用敲击的手法（图11.5b），击碎下颌磨牙舌侧龈缘的大块牙石。

图11.6展示的是“第10章”中的内容：通过序列移行推进工作尖，完成右侧下颌后牙颊侧区段的洁治。

去除大块牙石后，在彻底清除或减少后牙和前牙区段牙石时，需更换细直径工作尖，并将功率调到中等，以去除残余牙石并彻底清除根面生物膜（图11.7～图11.9）。需注意的是，中等功率比低功率更适合生物膜的清除，因为中等功率可最大化激发空穴效应，而不会对根面进行过度清创（见第5章）。

从殆面观可以很好地帮助我们选择“正确”的位点特异性弯曲工作尖（右弯或左弯），也就是适合治疗位点的工作尖（图11.7a）：工作尖的反角弯向牙体时，工作尖的有效区域可垂直贴合牙面、工作尖的尖端可远离牙面。

图11.7a中的右弯尖除了用于右侧下颌后牙颊侧区段的刮治，也同样适用于右侧上颌后牙腭侧面的刮治。当工作尖划过3（FDI 16）近舌（ML）线角时，

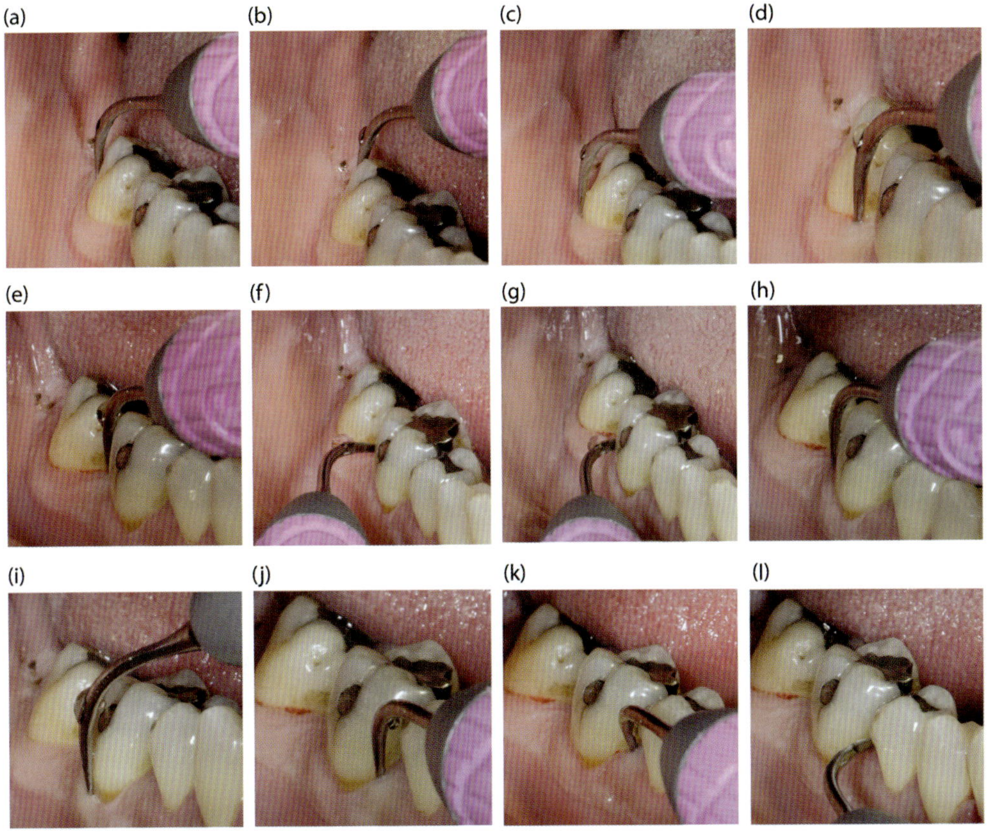

图11.6 （a～l）工作尖的正确贴合和推进。工作尖从31（FDI 47）（a）远颊线角的垂直贴合开始，按序列操作顺序推进，在30（FDI 46）近中面以工作尖背面的水平贴合结束。

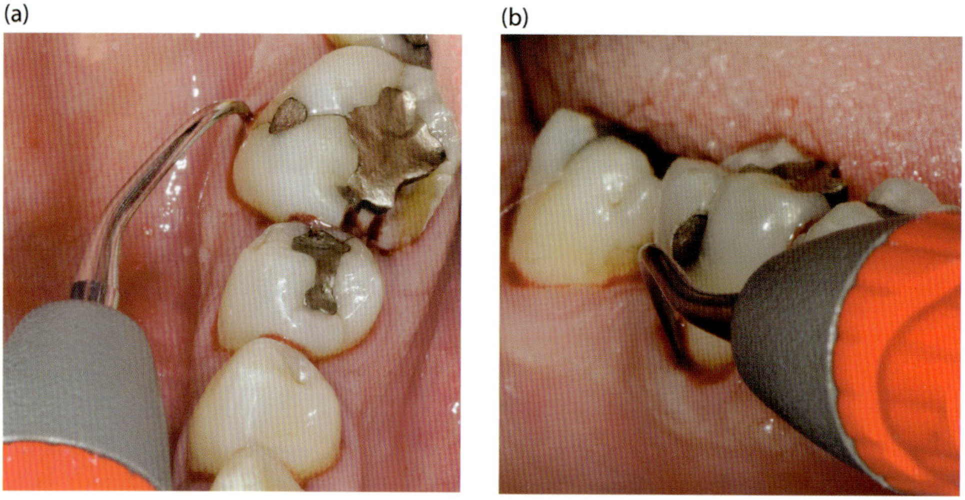

图11.7 右弯尖0°角垂直贴合30（FDI 46）颊侧面。（a）𬌗面观。（b）颊面观。

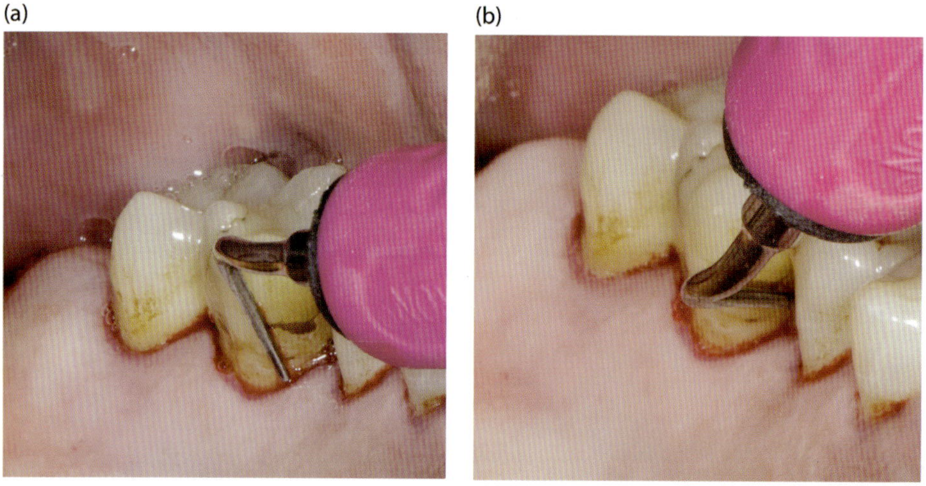

图11.8 （a，b）从12：00位置的右利手操作者视角，观察右弯尖与右侧上颌后牙腭侧面的贴合。

保持其背面贴合该牙的近中面（图11.8a）。在划过近中面的过程中，始终采用斜向划动的手法向龈下和近中移动。随后，将工作尖移行为水平贴合进入邻间隙（图11.8b）做垂直划动，此时工作尖背面仍能保持与近中面贴合。

对于下颌前牙区唇侧区段的牙周刮治，左弯（或直形）细工作尖或超细工作尖均适用。在本病例中，医生选用的是直形细工作尖。

由于该患者下颌前牙舌侧区段的牙石量最多，我们通过比较该区段牙周基础治疗前和术后即刻的口内照来展示超声洁刮治的效果（图11.10）。

(a) (b) (c)

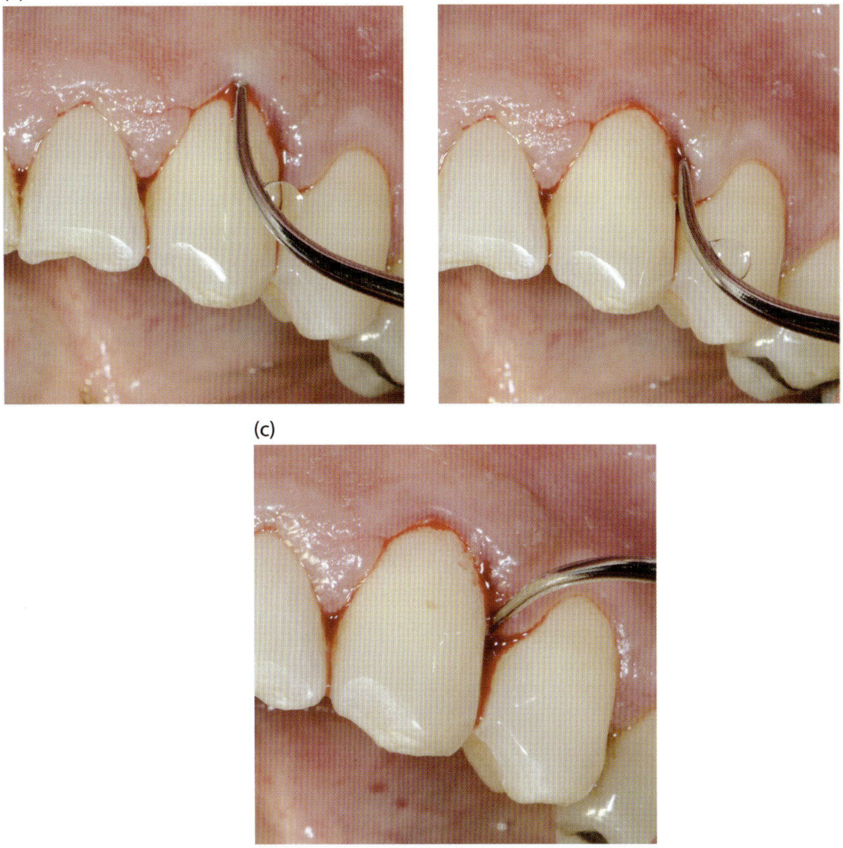

图11.9　直形细工作尖自27（FDI 43）唇侧中线（a），向远中面（b）和远中邻间隙（c）推进（12：00位置的右利手操作者视角）。

(a) (b)

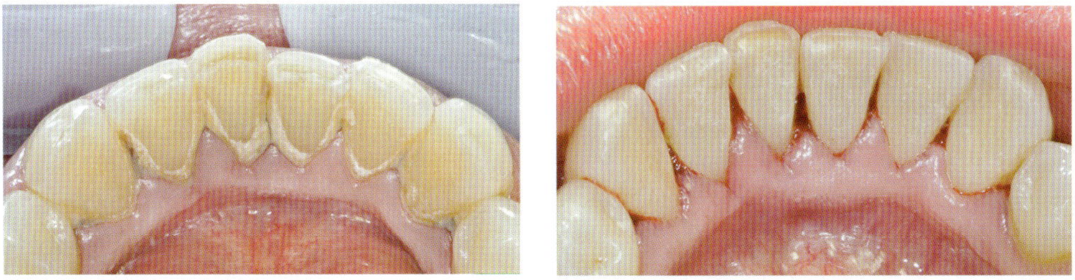

图11.10　下颌前牙舌侧区段非手术超声洁刮治术前（a）和术后即刻（b）对比。

B. 超声基础治疗后再评估

超声基础治疗后3个月的探诊深度与基础治疗前的探诊深度比较（图11.11），以及超声支持治疗前的口内照（图11.12）。

牙周检查表

患者姓名：牙周基础治疗患者
患者ID：
检查日期：基础治疗后再评估

MOB																
PD		3 3 3	3 2 4	3 1 3	3 1 3	3 2 2	2 2 3	3 2 3	3 2 3	3 2 3	3 1 3	3 2 3	3 2 3	3 2 4	5 2 2	
GM		2	1	1	2	1 0					1	1	1	1		
CAL		3 5 3	3 3 4	3 2 3	3 3 3	3 3 2	2 2 3	3 2 3	3 2 3	3 2 3	3 2 3	3 3 3	3 3 3	3 3 4	5 2 2	
MGJ																
Bcl																
FG																
Ling																
PD		4 2 5	5 2 4	4 2 3	3 2 3	3 2 3	2 2 2	2 2 2	2 2 2	2 2 2	2 2 3	3 2 3	3 2 3	4 3 4	5 3 3	
GM		2 1	1											1		
CAL		4 4 6	5 3 4	4 2 3	3 2 3	3 2 3	2 2 2	2 2 2	2 2 2	2 2 2	2 2 3	3 2 3	3 2 3	4 4 4	5 3 3	
MGJ																
Tooth	1	2	3	4	5	6	7	8	9	10	11	12	13	14	15	16

MOB																
PD		3 2 3	4 2 4	4 2 4	4 2 3	3 2 2	3 2 2	2 1 2	2 1 2	2 1 3	3 1 3	3 2 3	3 3 4	4 3 4	4 3 5	
GM		1												1		
CAL		4 2 3	4 2 4	4 2 4	4 2 3	3 2 2	2 2 2	2 1 2	2 1 2	2 1 3	3 1 3	3 2 3	3 3 4	4 4 4	4 4 5	
MGJ																
Ling																
FG																
Bcl																
PD		3 2 3	4 2 4	4 2 2	3 1 3	2 1 2	2 1 2	2 2 2	3 2 2	2 1 2	2 1 2	3 2 3	3 2 3	3 2 4	4 2 6	
GM																
CAL		3 2 3	4 2 4	4 2 2	3 1 3	2 1 2	2 1 2	2 2 2	3 2 2	2 1 2	2 1 2	3 2 3	3 2 3	3 2 4	4 2 6	
MGJ																
Tooth	32	31	30	29	28	27	26	25	24	23	22	21	20	19	18	17

图11.11 再评估时的牙周检查表。

临床检查

- 可见多数区域的炎症消退
- 可见探诊深度的减少使后牙区域更容易清洁
- 根据个别区域软垢和色素的堆积情况可以判断这些区域的日常清洁并不到位

C. 超声支持治疗（SPT）

尽管某些区域存在明显的牙石和色素沉积（图11.12），但这些轻–中等量的牙石可以在清除操作设置下清除生物膜的同时一并去除。因此，临床医生可以在中等功率设置下使用细弯尖或超细直尖一并进行牙周支持治疗。

为了减少工作尖的更换频率，提高

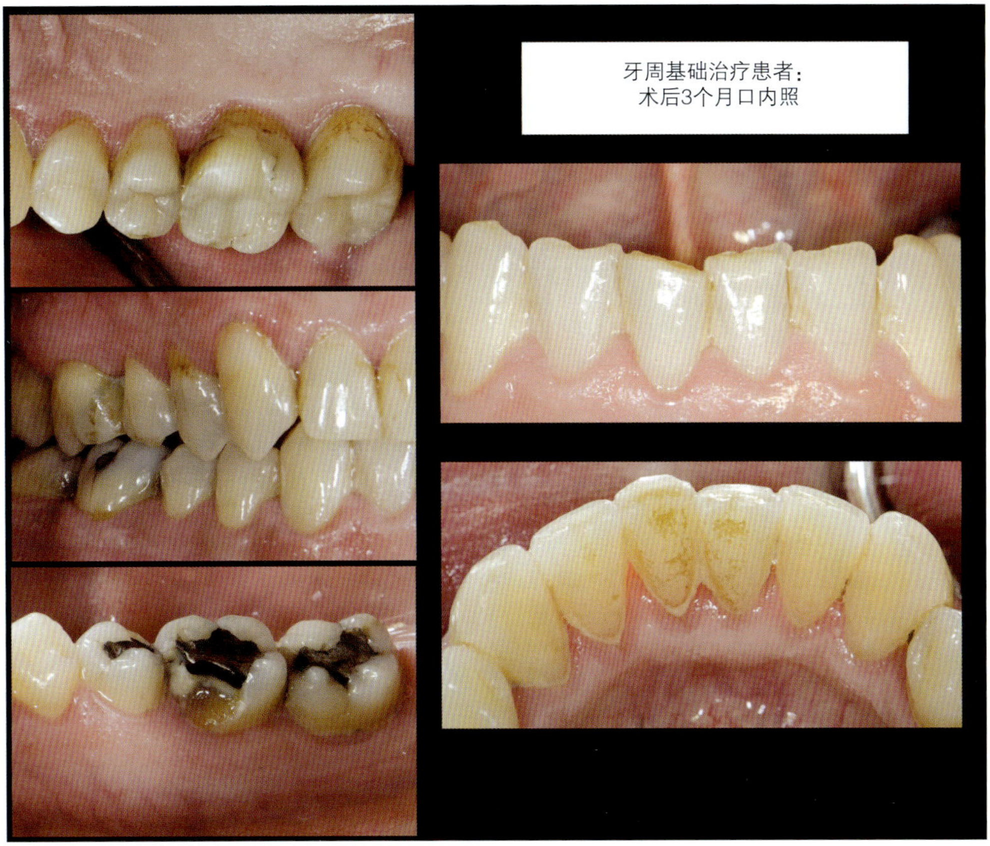

图11.12　基础治疗后再评估时1、5和6这3个区段的口内情况。

超声支持治疗的效率，首先使用细左弯尖清洁右侧上颌后牙颊侧区段和右侧下颌后牙舌侧区段（图11.13a）。然后，更换为细右弯尖清洁右侧下颌后牙颊侧区段（图11.13b）和右侧上颌后牙腭侧区段。

在更换右弯尖之前，医生转至下前牙区的相应操作体位，然后利用右弯尖的曲度优势清除下颌前牙舌面窝的色素和少量牙石。注意，将工作尖凸起的背面与舌窝凹面贴合，最大限度增加二者的接触，从而提高这一区域的牙石清除效率（图11.14）。

当医生在下颌前牙区段刮治体位做好准备后，将右弯尖更换为超细直径直形工作尖进行该区段的支持治疗。选择超细直径而非细直径直形工作尖的原因是，更细的直径更便于进入下颌前牙区段浅的龈沟和紧密接触区周围，同时在中等功率时仍能产生足够的振幅，有效清除菌斑生物膜及轻-中度的牙石和色素沉积（图11.15）。

(a) (b)

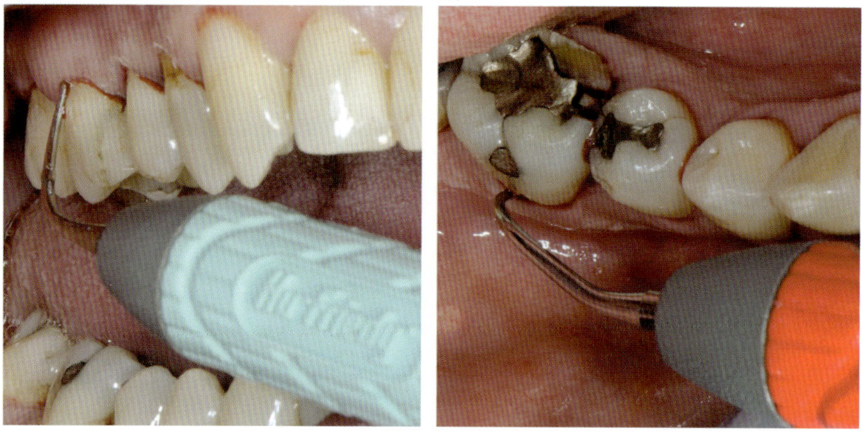

图11.13 （a）细左弯尖正确应用并贴合右侧上颌后牙颊侧区段。（b）细右弯尖正确应用并贴合右侧下颌后牙颊侧区段。

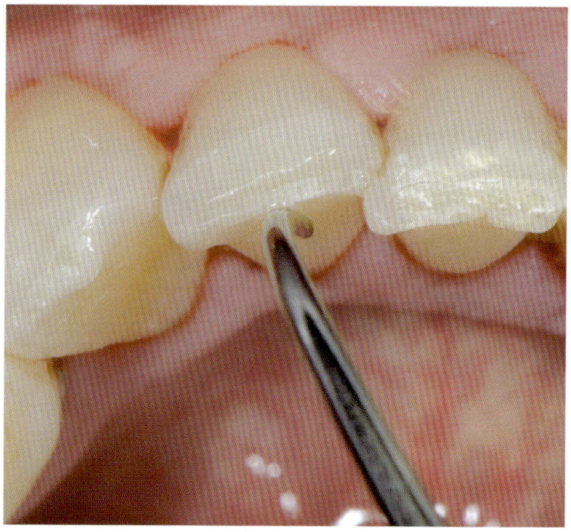

图11.14 右弯尖在下颌前牙舌侧区段的应用。注意工作尖凸起的背面如何与23（FDI 32）舌窝凹面贴合。

本病例阐述了：

- 超声治疗的技巧与序列原则在临床实践中的应用
- 分两个阶段进行超声治疗
- 在每个治疗阶段恰当地选择工作尖及参数设置
- 仅使用超声治疗实现牙面沉积物的彻底清除
- 为了执行高效的超声治疗，需要使用多种工作尖

病例B：超声预防性洁治（成人预防）

病例描述

患者为白人男性，24岁，因“定期（每6～9个月）口腔检查和清洁”来诊。

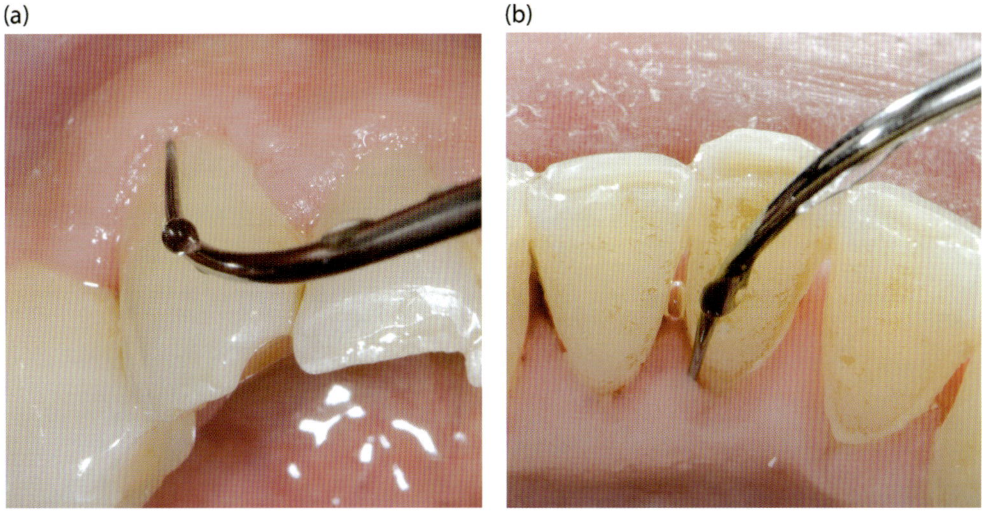

图11.15　超细直径工作尖在22（FDI 33）唇侧龈沟（a）和24（FDI 31）舌侧龈沟（b）的贴合。

病史

- 患者不吸烟，身高6英尺（1.83m），体重180磅（81.6kg），体重正常（BMI：24.4）
- 患者无服药史，所有第三磨牙在其18岁时已拔除

临床检查

- 全口探诊深度≤3mm
- 后牙个别区域可见很少量的软垢和龈上牙石
- 多个区域可见探诊出血

患者牙周检查表见图11.16。

影像学检查

图11.17可见：

- 未见骨吸收影像
- 未见钙化物沉积影像

诊断

- 广泛型牙龈炎

治疗计划

- 预防性洁治（成人预防）
- 处方：每日自行使用CPP-ACP（酪蛋白磷酸肽钙磷复合体）进行再矿化治疗

牙周检查表

患者姓名：预防性洁治患者
患者ID：4012
检查日期：治疗前

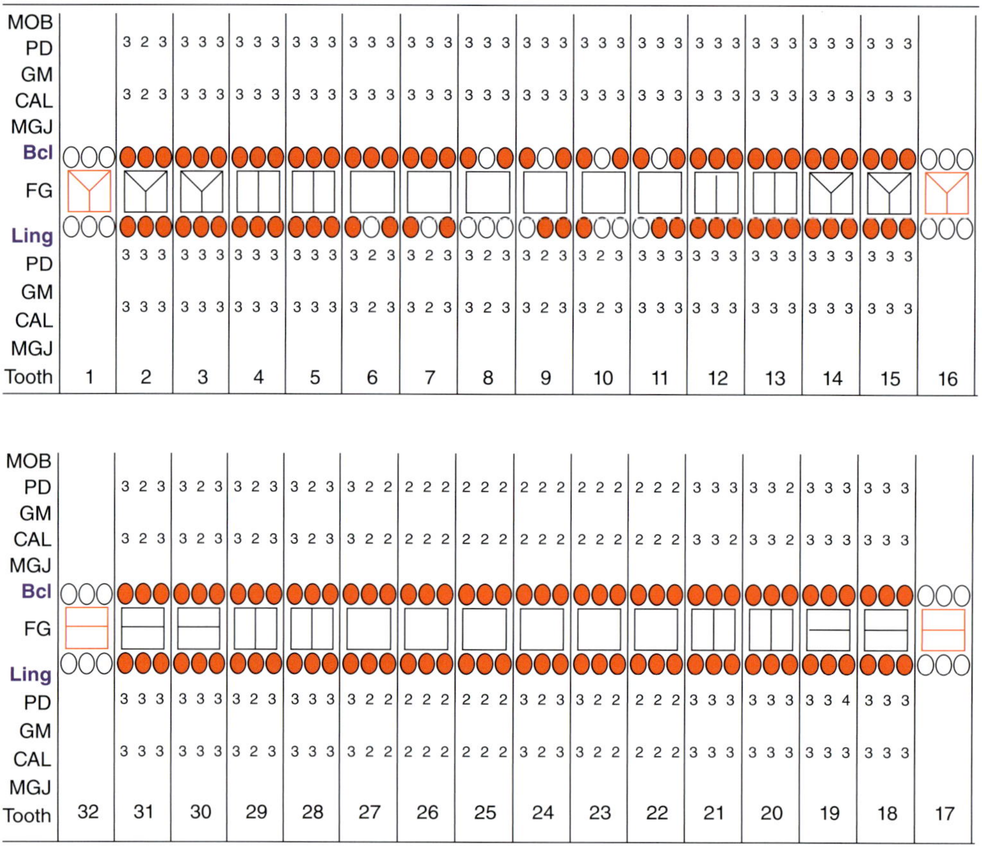

图11.16 预防性洁治（成人预防）患者的牙周检查表。

牙周治疗处理

- 成人预防：全口超声洁治和牙面抛光

讨论

尽管患者的探诊深度在正常范围内，但是普遍存在炎症和探诊出血。由于没有出现附着丧失，因此去除生物膜和牙石被视为预防性措施，根据ADA CDT代码（美国牙科协会“通用牙科术语”）命名为“成人预防”。

虽然超声治疗越来越多地被应用于牙周基础治疗和支持治疗，但是手工刮治（使用手工器械）仍然是一些临床医生对探诊深度正常的患者进行预防治疗的首选。

不论牙周组织破坏是否已经发生，

炎症都是由菌斑生物膜导致的。鉴于超声治疗的空穴效应和微声流效应在破坏菌斑生物膜方面的优势，以及细直径工作尖进入较浅或狭窄龈沟的便利性，不推荐在预防性洁治时使用手工器械。

本病例所有区域的洁治均在中等功率下使用超细直径直形工作尖完成。由于探诊深度都在正常范围，工作尖只接触牙冠（通常没有过度的起伏）。所以，直形工作尖即使在后牙区域也能充分贴合牙面，破坏和减少菌斑生物膜。图11.18展示了工作尖从18（FDI 37）远颊侧开始插入，与左侧下颌磨牙的良好贴合。

超细直径工作尖能轻而易举地清理浅的龈沟，并且可在不明显挤压组织的情况下进入紧密邻接区，极大方便了超声预防性洁治（超声预防）。这在该患者的上颌前牙腭侧区段最为明显。

超细直径使得工作尖在几乎不挤压

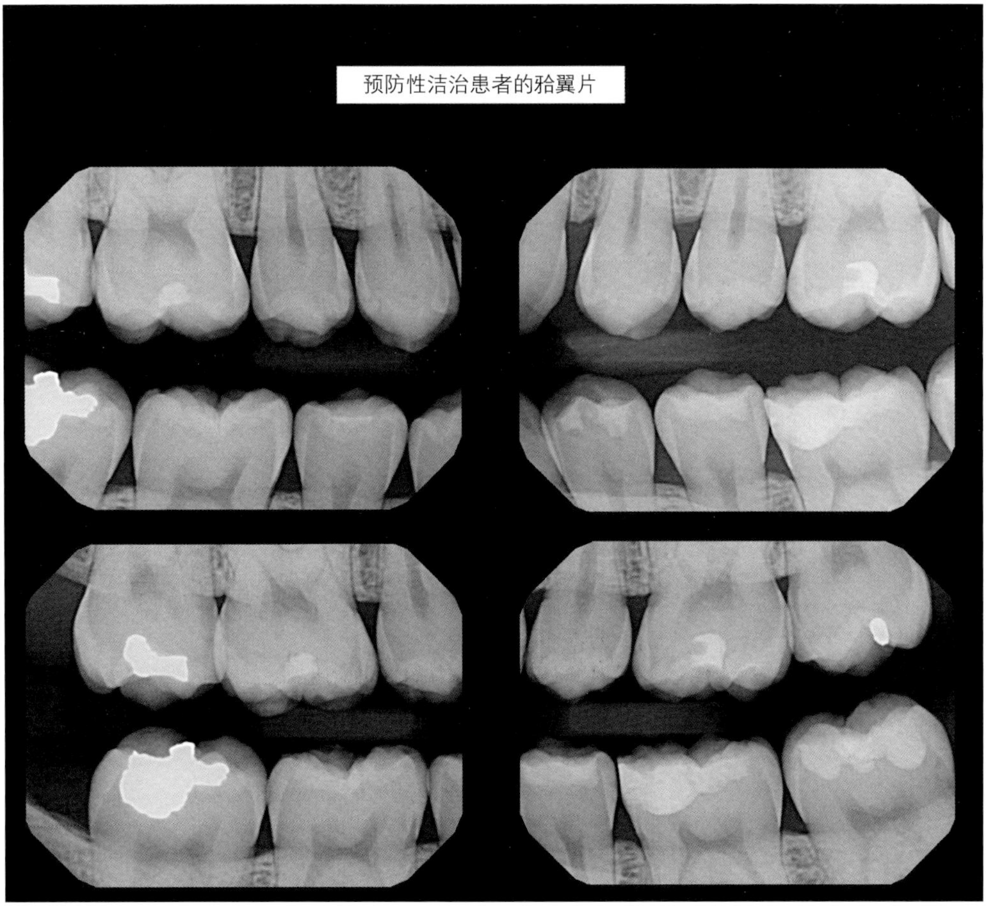

图11.17　预防性洁治（成人预防）患者的殆翼片。

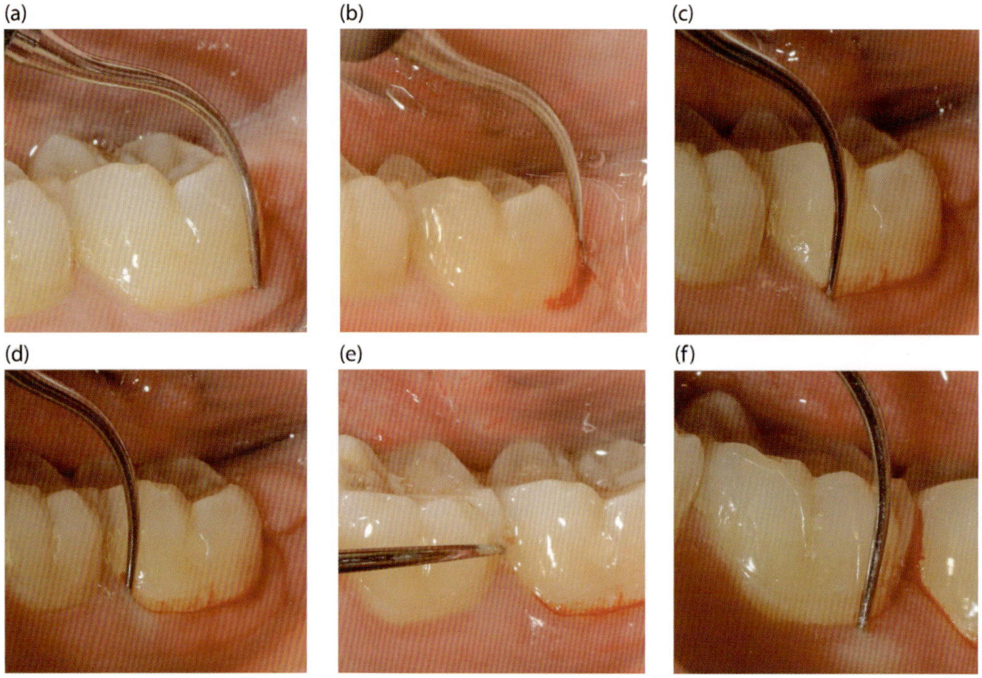

图11.18 超细直径直形工作尖分别贴合18（FDI 37）远颊线角（a）、远中面（b）、近颊线角（c）、近中面（d）。当移行到近中邻间隙完成洁治后，将工作尖推进至19（FDI 36）远中邻间隙（e），然后恢复与颊侧面的垂直贴合（f），继续洁治。

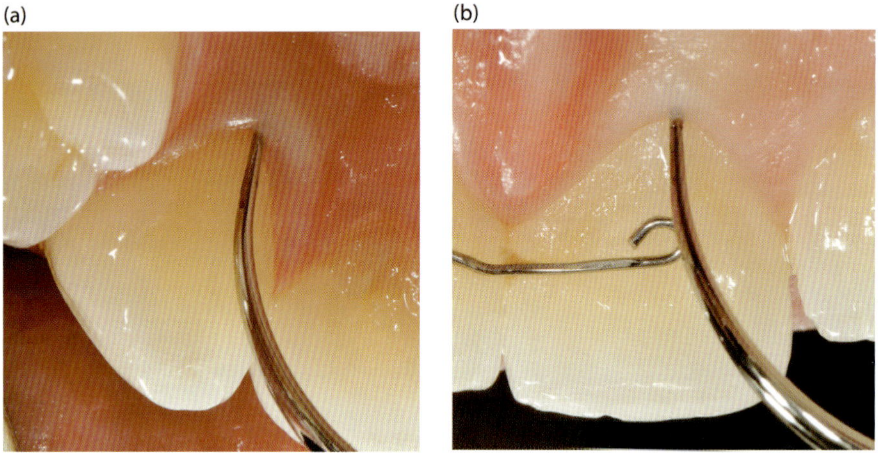

图11.19 （a，b）超细直径工作尖贴合上尖牙及上中切牙的腭侧中线。

组织的情况下，实现在游离龈和牙面之间轻松滑行（图11.19）。

超细直径也便于工作尖进入邻间隙（图11.20）。

紧密接触区在没有镰形刮治器辅助的情况下，只有使用超细工作尖才能

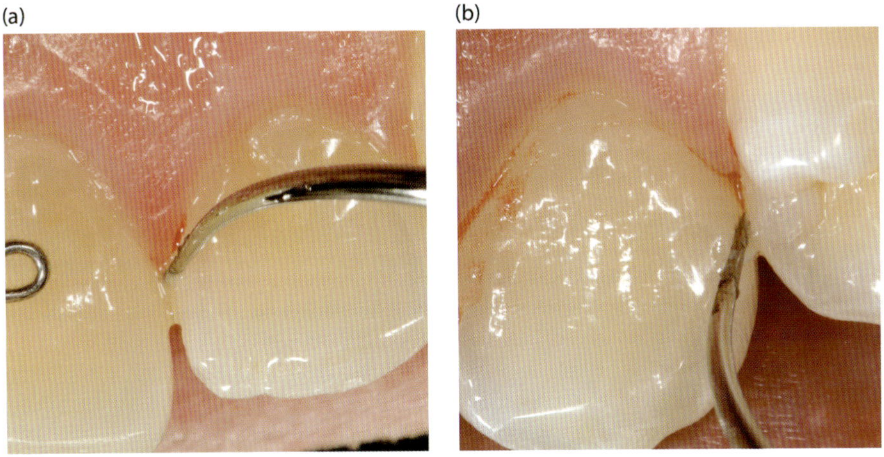

图11.20　（a，b）超细工作尖贴合上侧切牙与尖牙的邻间隙。

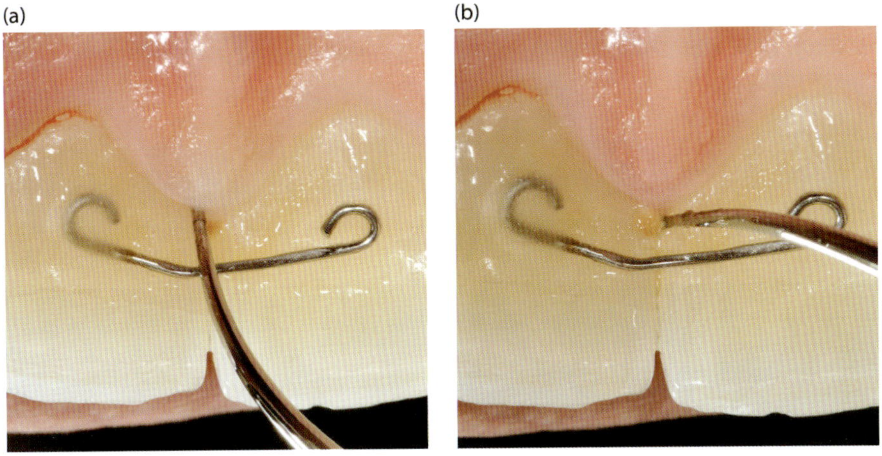

图11.21　（a，b）超细直径工作尖可进入紧密接触区。

彻底清除（图11.21）。

鉴于本病例的沉积物仅为菌斑生物膜和轻度牙石，因此只需使用一种工作尖进行一次治疗（清除生物膜）即可。

本病例阐述了：

- 超声治疗在预防性洁治中的应用
- 超细直径工作尖进入浅龈沟和紧密接触区的高效性
- 仅需改变一次术者体位就能高效完成预防性洁治

病例C：超声牙周手术治疗

病例描述

患者为白人男性，47岁，由私人口

腔诊所转诊要求牙周治疗。他已于3月完成牙周基础治疗。在同年6月进行牙周支持治疗时，再评估显示需要对他右上象限的牙进行手术治疗。

病史

- 患者的身高5.1英尺（1.78m），体重190磅（86.2kg）。身体质量指数（BMI）：27.3（超重）
- 主要生命体征
  - 血压：119/75mmHg
  - 脉搏：65次/分钟（正常）
- 患者自述近5年吸烟量略小于半包（＜10支）/日
- 患者目前服药控制高血压和抑郁症，医生每3个月为其评估血压控制情况
- 患者5～7年前因憩室炎接受过手术治疗
- 患者通过饮食和运动控制2型糖尿病；每日监测血糖2次；血糖控制在130～170mg/dL。最近一次（1个月前）HbA1c（糖化血红蛋白）检测值为6.8%
- 其他：患者自述手臂活动受限；左耳听力异常
- 服药史
  - NSAID（非甾体抗炎药），1次/日（清晨服用）
  - 氢氯噻嗪，1次/日（控制高血压）
  - SSRI（选择性5-羟色胺再摄取抑制剂），1次/日（治疗抑郁）

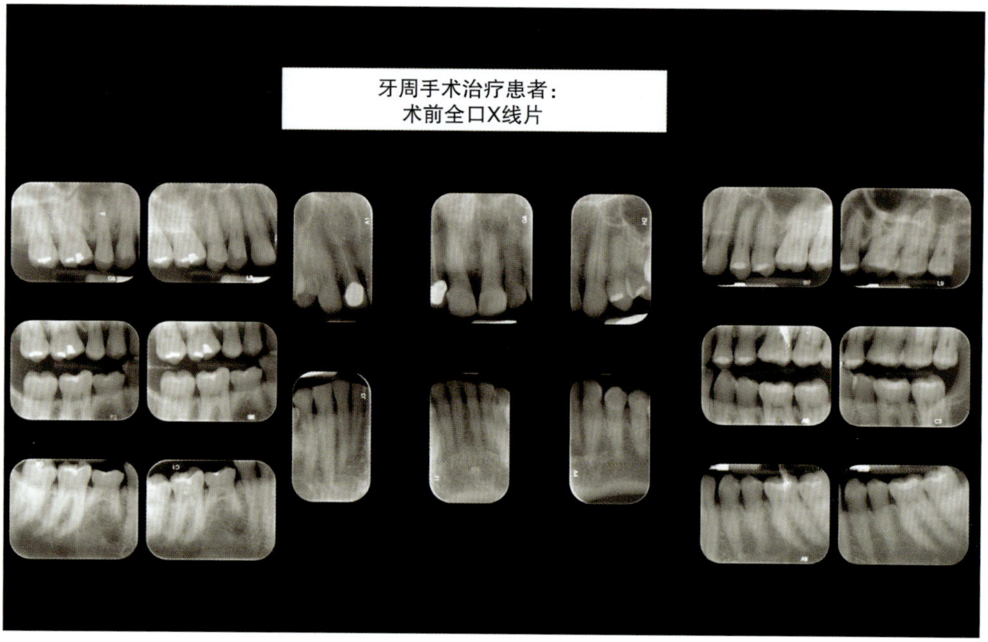

图11.22　牙周手术治疗患者的术前全口X线片。

- 辛伐他汀，1次/日（降低胆固醇）
- 氯硝西泮，3次/日（治疗焦虑）
- 过敏史：青霉素

临床检查

- 初诊探诊深度（图11.23）和影像学检查均显示上颌后牙区和个别上颌前牙区存在深牙周袋
- 牙周基础治疗后3个月（图11.24），部分区域仍存在持续的炎症，且探诊深度无明显减小。这些持续存在的（对基础治疗无明显反应的）牙周袋深度和形态表明：必须手术才能进行彻底清创
- 个别邻接区可见软垢沉积
- 个别区域BOP（+）

影像学检查

患者术前全口X线片见图11.22。

- 上颌后牙区和7（FDI 12）可见重度水平骨吸收，且7（FDI 12）见根管充填影像
- 10（FDI 22）远中、31（FDI 47）近中、18（FDI 37）近中可见钙化物沉积影像
- 29（FDI 45）为滞留乳牙
- 7（FDI 12）修复体冠边缘不理想

风险因素评估及诊断

- 牙周病的风险因素：吸烟和糖尿病。已向患者告知体重超标与牙周病风险增加间的潜在联系
- 已告知患者心血管疾病、糖尿病和慢性牙周病之间可能有潜在的相互作用
- 诊断：广泛型Ⅲ期B级牙周炎（因吸烟和糖尿病史调整）

超声手术治疗

鉴于患者右上象限非手术治疗效果有限，且考虑到牙周袋的深度和形态，在患者知情同意的基础上，医生对该区域实施翻瓣清创及骨再生术。

- 采用216mg 4%阿替卡因（含0.054mg肾上腺素），也就是3支1.8mL含1：100000肾上腺素的4%阿替卡因，行术区浸润麻醉
- 翻起全厚黏骨膜瓣，暴露根面和牙槽嵴顶。使用挖匙刮除肉芽组织并对根面进行超声清创。修整牙槽嵴顶，恢复其生理外形。在3（FDI 16）近中用#2圆钻穿通皮质骨，大量无菌水冲洗。将重组冻干脱矿骨基质置于3（FDI 16）近中的垂直骨缺损区。用5–0 vicryl线（薇乔线）进行间断缝合将瓣复位。口头及书面告知“术后注意事项”，处以维柯丁（对乙酰氨基酚和氢可酮）止痛

牙周手术治疗患者　　　　基础治疗前的牙周检查表

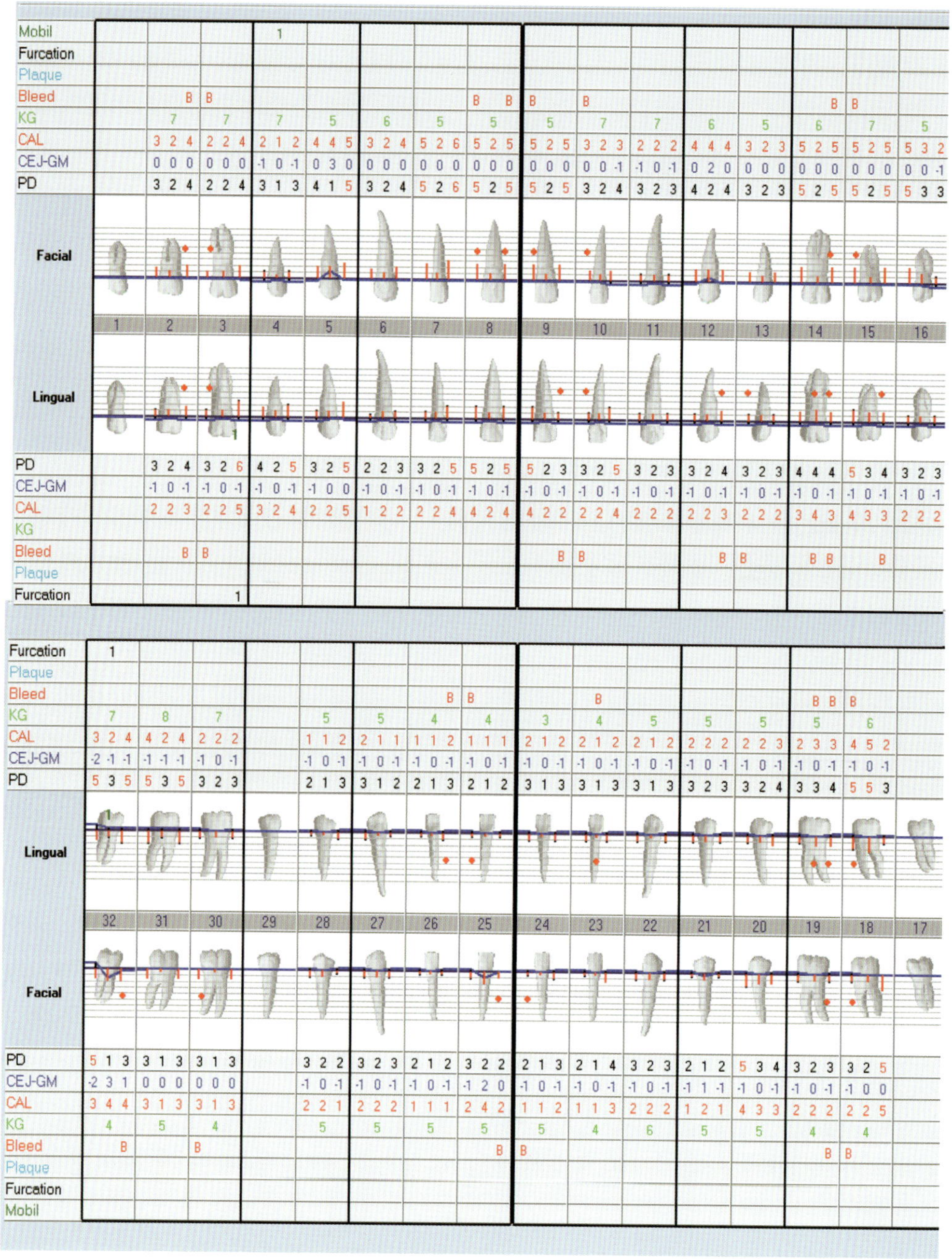

图11.23　牙周手术治疗患者基础治疗前的牙周检查表。

牙周手术治疗患者　　　　基础治疗术后3个月再评估

	1	2	3	4	5	6	7	8	9	10	11	12	13	14	15	16
Mobil																
Furcation																
Plaque																
Bleed								B						B	B	
KG																
CAL		3 2 3	4 1 3	2 1 4	4 2 4	2 1 4	2 1 5	2 2 4	3 2 3	5 2 5	3 2 3	3 2 3	3 2 3	5 2 4	5 2 4	5 3 3
CEJ-GM																
PD		3 2 3	4 1 3	2 1 4	4 2 4	2 1 4	2 1 5	2 2 4	3 2 3	5 2 5	3 2 3	3 2 3	3 2 3	5 2 4	5 2 4	5 3 3
Facial	M															
Lingual	M															
PD		2 2 3	4 2 6	2 1 5	2 1 3	2 1 2	3 2 5	3 2 5	3 3 3	3 3 3	3 2 3	3 2 3	2 2 3	3 2 2	2 1 3	3 2 3
CEJ-GM																
CAL		2 2 3	4 2 6	2 1 5	2 1 3	2 1 2	3 2 5	3 2 5	3 3 3	3 3 3	3 2 3	3 2 3	2 2 3	3 2 2	2 1 3	3 2 3
KG																
Bleed		B B B	B													
Plaque																
Furcation																

	32	31	30	T	28	27	26	25	24	23	22	21	20	19	18	17
Furcation																
Plaque																
Bleed			B											B		
KG																
CAL		4 3 4	3 2 3	3 2 4	4 2 2	2 2 2	2 1 2	2 1 3	3 2 3	2 1 3	2 1 3	2 1 3	2 1 3	2 1 3	3 3 3	
CEJ-GM																
PD		4 3 4	3 2 3	3 2 4	4 2 2	2 2 2	2 1 2	2 1 3	3 2 3	2 1 3	2 1 3	2 1 3	2 1 3	2 1 3	3 3 3	
Lingual	M															M
Facial	M															M
PD		3 2 3	3 2 2	3 2 2	2 1 3	2 1 2	3 2 3	2 1 2	2 1 3	3 2 3	3 2 2	2 2 3	4 3 3	3 3 3	3 2 3	
CEJ-GM																
CAL		3 2 3	3 2 2	3 2 2	2 1 3	2 1 2	3 2 3	2 1 2	2 1 3	3 2 3	3 2 2	2 2 3	4 3 3	3 3 3	3 2 3	
KG																
Bleed																
Plaque																
Furcation																
Mobil																

图11.24　牙周手术治疗患者基础治疗后3个月的牙周检查表。

讨论

翻瓣后，使用右弯尖、左弯尖和直形根分叉球状末端工作尖在中等功率下对暴露的根面进行清创。本病例的手术翻瓣使我们有机会观察到根面的解剖形态，并比较闭合式清创（图11.25）和开放式清创时工作尖的贴合性。

手术入路暴露了近中根面的外形和残留牙石（图11.26）。

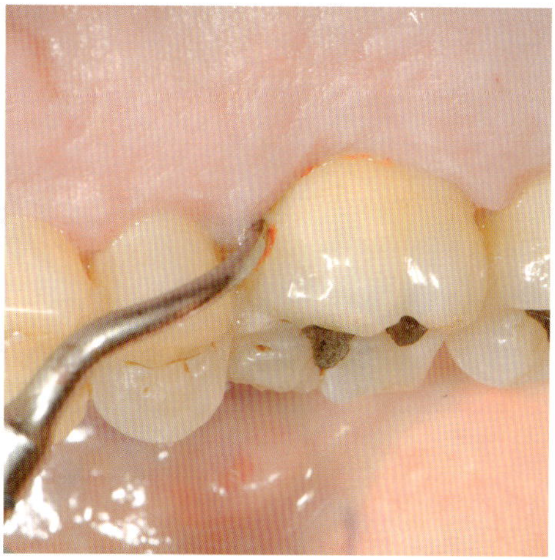

图11.25 闭合式清创时，右弯尖与3（FDI 16）近中腭侧根面的贴合，可以看出该工作尖的长度和弯形十分便于对邻接区这个6mm深袋袋底的根面进行清理（图11.26）。

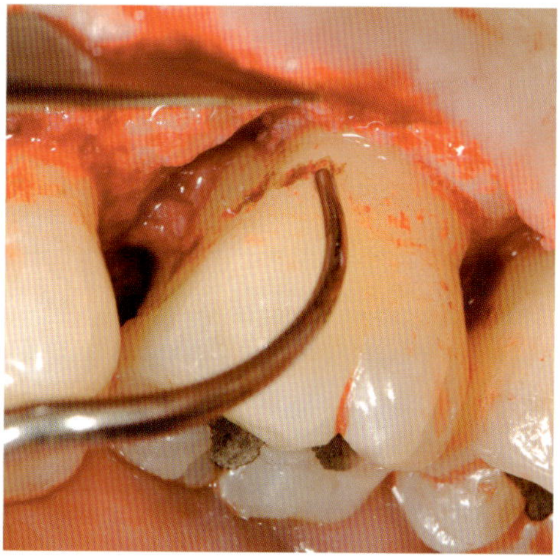

图11.26 腭侧观察3（FDI 16）的手术暴露情况，注意近中根面的凹陷以及近中面和腭侧面残留的牙石。

(a)

(b)

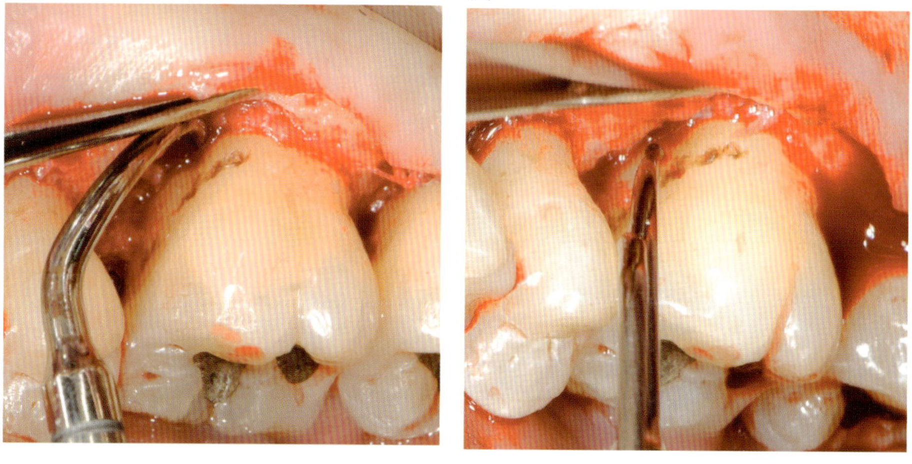

图11.27 右弯尖背面（a）和直形根分叉球状末端工作尖（b）贴合3（FDI 16）近中根分叉的凹陷处。

使用右弯尖背面（图11.27a）和直形根分叉球状末端工作尖（图11.27b）清理近中面的根分叉凹槽。注意观察不同工作尖的贴合方式。

将根分叉球状末端工作尖垂直贴合近中根面，能从各个角度划动，有效清除牙根近中根面上的残余牙石（图11.28）。

为彻底清理近中根面，右弯尖的曲度提供了其与根面的适配度，以确保对根面凹陷菌斑生物膜的清除（图11.29）。

弯形工作尖能够自然地适配牙根近中面的凹陷，这可以在5（FDI 14）（牙根近中面有明显的凹陷）的近中面观察到（图11.30和图11.31）。

左弯尖绕过近颊线角时，需要保持垂直贴合，以便工作尖背面能够贴合近中根面（图11.30）。

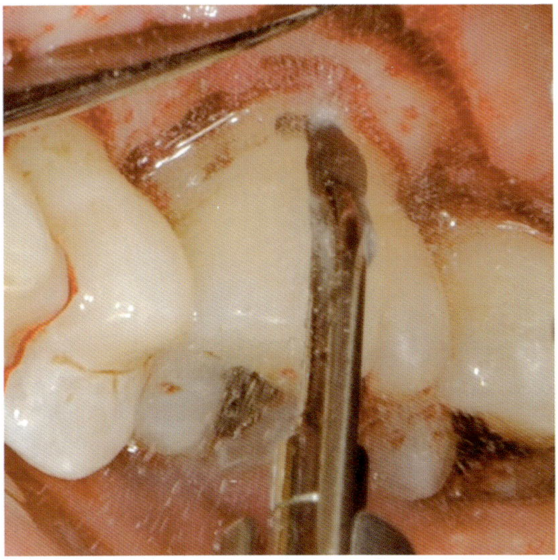

图11.28　用根分叉球状末端工作尖去除3（FDI 16）牙根近中面（译者注：这里是指16的腭根近中面）上的残余牙石。

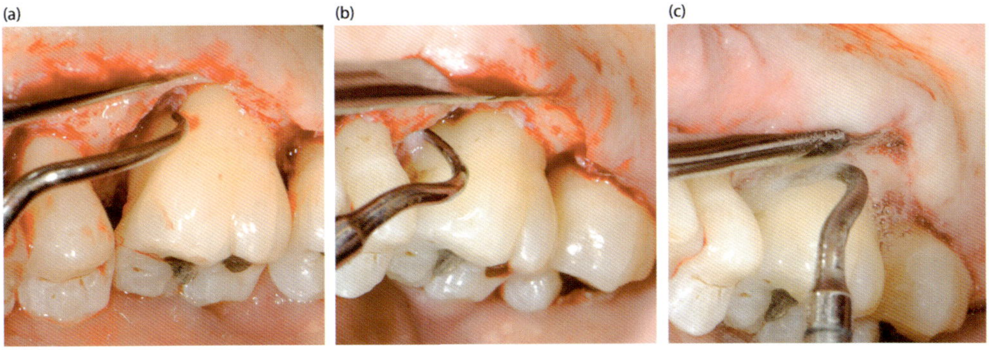

图11.29　（a～c）右弯尖与3（FDI 16）近中根面各点的贴合。

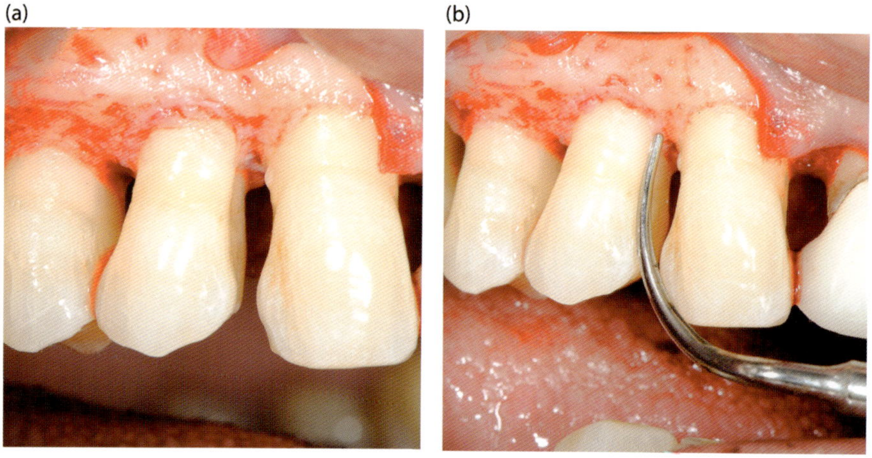

图11.30 （a）手术翻起颊侧龈瓣，充分暴露5（FDI 14）牙根近中面的凹陷。（b）左弯尖凸出的背面贴合暴露的牙根近中面的凹陷。

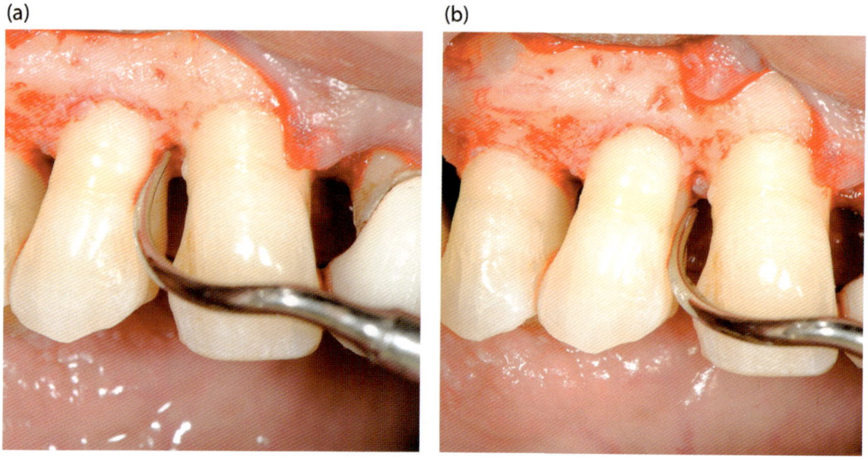

图11.31 注意，斜向划动向根向（a）和舌向（b）推进通过近中面时，工作尖背面与根面的贴合度。

本病例阐述了：

- 超声治疗的技巧和治疗顺序在手术清创中的应用
- 在Ⅰ度根分叉病变中适时地使用根分叉超声工作尖
- 弯形工作尖具有适配根面凹陷的固有优势，使之可以最大限度地清除龈下菌斑生物膜